Über dieses Buch

Wenn wir heute Eltern werden, lernen wir auf die Körpersprache des Babys zu achten. Gleichzeitig stehen frischgebackene Mütter vor gewaltigen Veränderungen, die ihren Körper sowie ihr ganzes Leben betreffen. Aus dem breiten Spektrum an Yogatechniken zur Harmonisierung von Körper, Geist und Seele präsentiert dieses Buch eine einzigartige Auswahl an einfachen Übungen, die Müttern und ihren Babys helfen, ihren ganz eigenen Weg gemeinsamer Aktivitäten von Geburt an bis ins dritte Jahr zu finden. Vorherige Erfahrung im Yoga ist nicht erforderlich. In spielerischer Verbundenheit erfahren Babys und Kleinkinder mit ihren Müttern durch Yoga Freude an Körperbewegung, die nicht nur gesundheitsförderlich ist, sondern gleichzeitig eine Grundlage für ein fundiertes Selbstvertrauen schafft.

Bei Birthlight* geht es um die Freude im Sein, das ultimative Ziel des Yoga, und die Aufgabe, diese Freude in den Bereichen Schwangerschaft, Geburt und Babys – von der Empfängnis an bis zur frühen Kindheit – zu fördern. Ob sie voller Glückseligkeit schlafen oder laut und untröstlich schreien: Babys sind unsere besten Yogalehrer. Sie inspirieren uns zu Ausgeglichenheit, innerer Ruhe und Gelassenheit. Baby-Yoga, wie es innovativ und wegweisend von Birthlight entwickelt wurde, ist ein umfangreiches Programm, bestehend aus sanf-ten Körperberührungen, adaptierten Yogahaltungen, Bewegungen zur Entwicklungsförderung und fröhlichen interaktiven Übungen zur Bereicherung der Kommunikation. Die vielen Kombinationen werden jedem Mutter-Kind-Paar gerecht. Unabhängig von unterschiedlichen Erziehungsstilen ist es für Birthlight wichtig, sowohl die Eigenheiten des Babys zu achten als auch seine individuellen Rhythmen und Bedürfnisse zu akzeptieren und anzunehmen.

Wie Yoga, so ist auch Baby-Yoga jedem zugänglich. Sanftes und schrittweises Üben führt zu einer gesünderen Lebensweise. Yoga trägt zu mehr Ruhe, Behaglichkeit, Kreativität und Spaß in den täglichen Interaktionen zwischen Eltern und Baby bei. Der Anblick eines glücklichen Babys erfüllt uns mit Staunen und Freude.

* Birthlight ist eine Stiftung, die von der medizinischen Anthropologin, Yogatherapeutin und Autorin Dr. Françoise Barbira Freedman in Cambridge gegründet wurde. Die Organisation betrachtet Schwangerschaft, Geburt und die ersten Lebensjahre von einem holistischen Standpunkt aus und fördert so mithilfe von Yoga und speziellen Atemtechniken das Wohlbefinden von Mutter und Kind. Die Übungen vereinen westliches anatomisches und physiologisches Wissen mit den Erkenntnissen traditioneller Yogapraxis und ayurvedischer Lehre. Der Name „Birthlight" findet seinen Ursprung in einem Wortspiel, das einerseits auf „leicht gebären" (birthing lightly), andererseits auf das Licht, das die Geburt umgibt (birth light), anspielt.

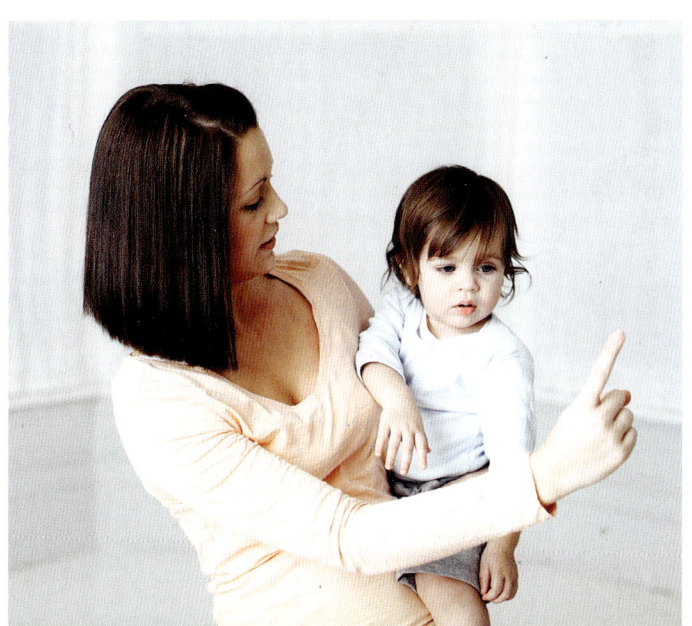

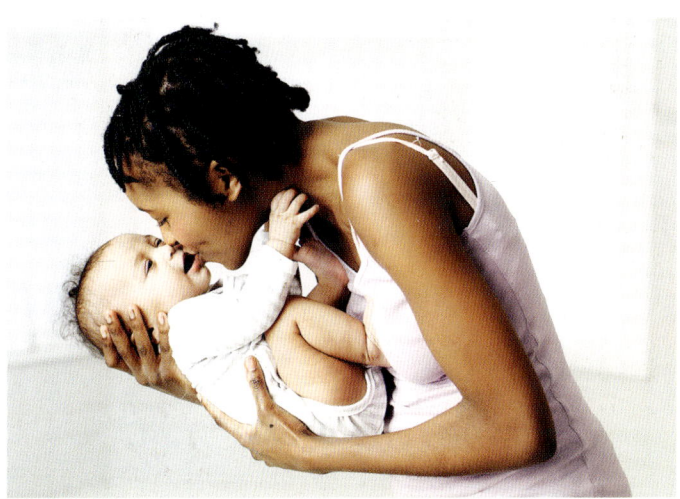

Alle Babys dieser Welt brauchen neben einer guten Ernährung auch eine liebevolle Berührung. Babymassage und -Yoga helfen uns, unsere Babys durch innigste Zuwendung zu nähren; in Erwiderung nährt – und möglicherweise heilt – es uns gleichermaßen selbst. Birthlight-Baby-Yoga ist denjenigen Menschen zu tiefstem Dank verpflichtet, die uns überall auf der Welt ihren traditionellen und liebevollen Umgang zu Babys gelehrt haben, ganz besonders den Großmüttern aus Indien und aus dem amazonischen Regenwald.

Einstieg

Die Bewegungsfähigkeit Ihres Babys hilft, den passenden Einstieg in die Übungen zu finden. Ist Ihr Baby noch nicht so beweglich, folgt man am besten den aufeinander aufbauenden Übungen von Anfang an. Anderenfalls können die Übungen ab Kapitel 5 die bereits erworbenen Fähigkeiten festigen und erweitern. Ihr Kind genießt und erfreut sich allerdings ebenfalls an den beruhigenden Massagegriffen und Entspannungsübungen, die für die jüngeren Babys aufgeführt sind.

In der westlichen Welt haben sich die von den indischen Traditionen adaptierten Bereiche der Babymassage und des Baby-Yoga zu unterschiedlichen Fachrichtungen entwickelt, die getrennt voneinander unterrichtet werden. Dieses Buch orientiert sich an traditioneller indischer Praxis, die Massage und Yoga – von Geburt an bis in die ersten Lebensjahre – auf ganzheitliche Weise zusammenbringt. Sollte für Sie Massage mit Ihrem Neugeborenen noch etwas ungewöhnlich sein, so können Sie Ihr Baby zu Anfang entspannt halten und sanft bewegen, damit Sie es besser kennenlernen.

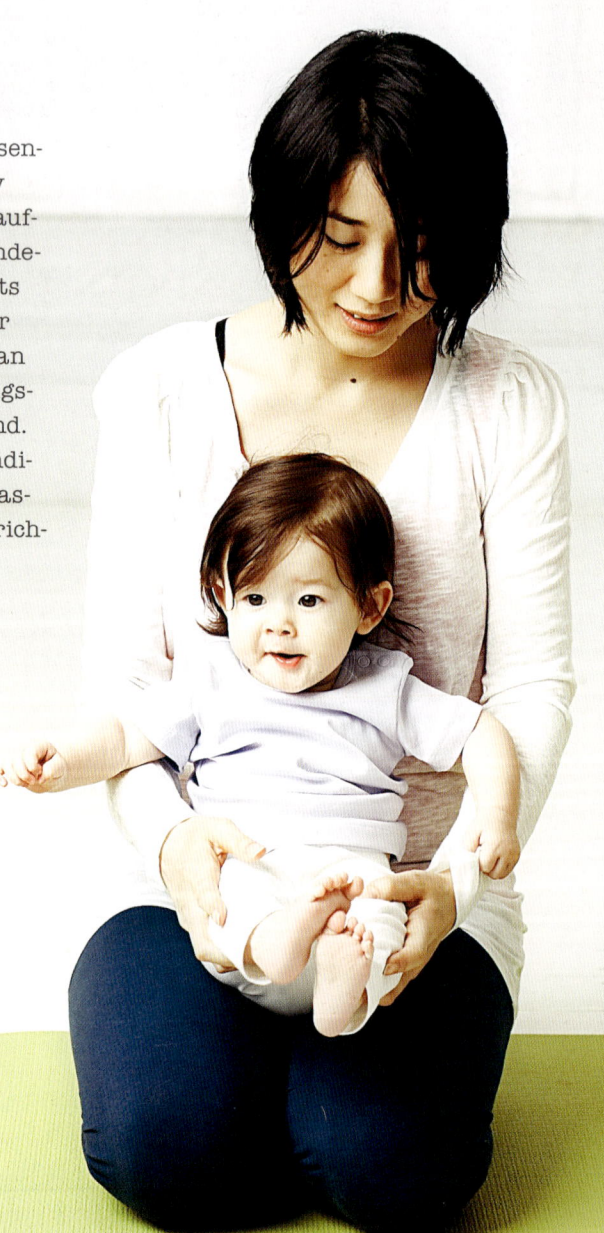

Für die Auswahl geeigneter Yogabewegungen ist das, was Ihr Baby schon kann und als angenehm empfindet, von größerer Bedeutung als das eigentliche Alter. Sofern man nicht mit einem Neugeborenen anfängt, bestimmt man zunächst die aktuellen Fähigkeiten seines Babys durch Beobachtung. Bevor man geeignete Massage- oder Yogabewegungen ausprobiert, ist es wichtig, ein entsprechendes Umfeld zu schaffen und eine einfühlende Kontaktaufnahme zu pflegen, um positive Assoziationen zu erzeugen. Jedes Kapitel enthält eine ähnliche Auswahl an Bewegungen: Hüftsequenzen, Dehnungen in Bauchlage, Übungen zur Mobilitätssteigerung, Rollbewegungen, Gleichgewichtsübungen, Hebebewegungen, Umkehrhaltungen und Entspannungsübungen, die für ältere Babys und Kleinkin-

der stufenweise dynamischer werden. Bieten Sie Ihrem Baby nicht zu viel auf einmal an, sondern beobachten Sie seine Bereitwilligkeit, neue Übungen ganz langsam, eine nach der anderen, gern anzunehmen.

Das Kapitel zum postnatalen Yoga bezieht das Baby in die eigene Yogapraxis mit ein. Babys fangen schon sehr früh in ihrem Leben an, durch Beobachtung und Nachmachen zu lernen. Selbst in einfachster Form ist das persönliche Yoga der Mutter für das Baby eine unendliche Quelle der Freude und Inspiration und stellt somit ein gesundes Gleichgewicht zwischen den eigenen Aktivitäten und den Bedürfnissen des Babys her. Babys fangen an, die Yoga-Praxis ihrer Mütter auch für sich selbst als etwas Besonderes zu akzeptieren, zu verstehen und zu respektieren.

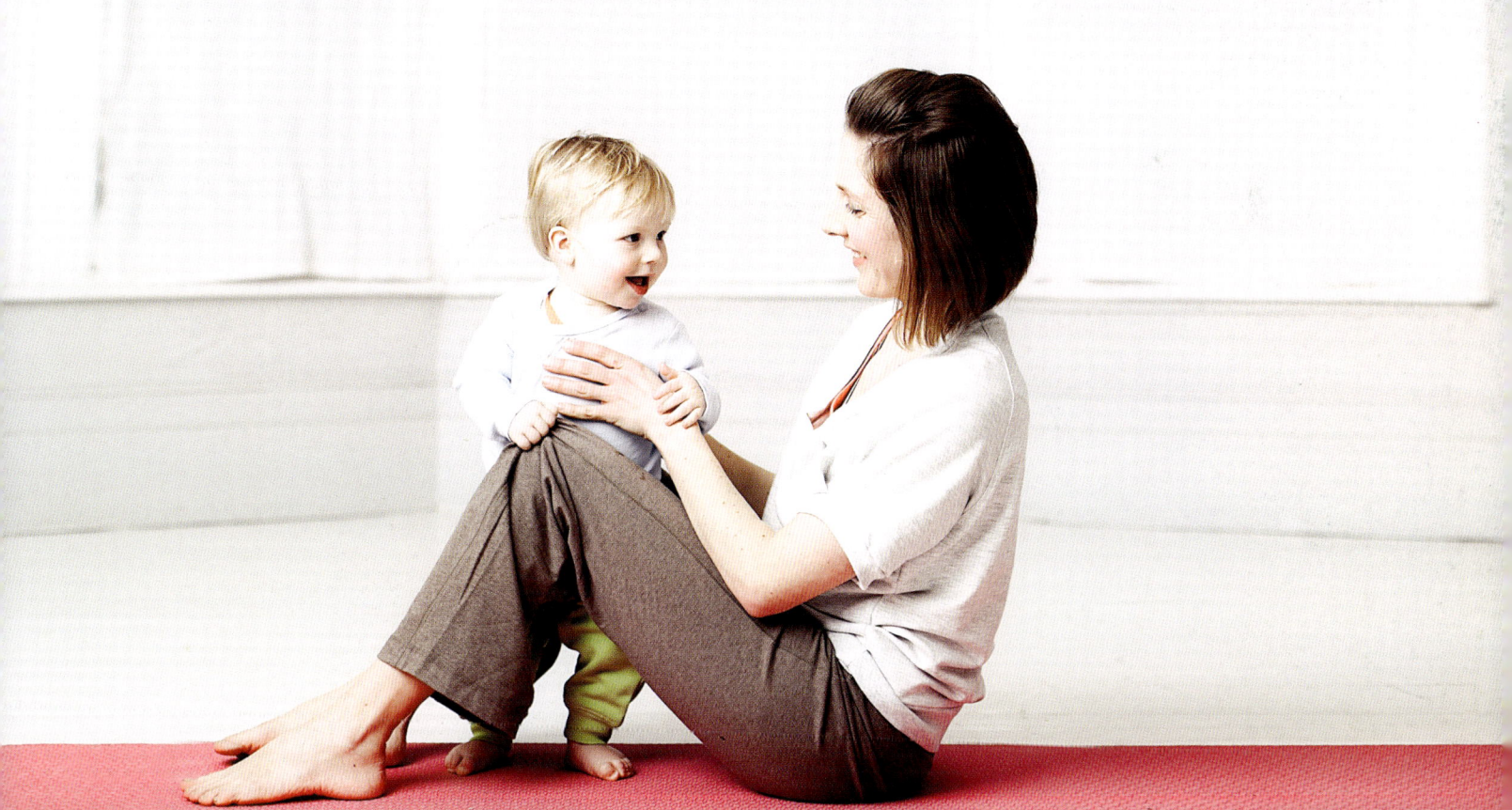

Die Mütter...

Alle in diesem Buch abgebildeten Mütter sind mit ihren eigenen Babys dargestellt. Einige von ihnen hatten schon an Kursen in Babymassage oder Baby-Yoga teilgenommen, andere haben es ganz neu erlernt. Der Großteil hatte bereits während der Schwangerschaft mit Yoga begonnen und Interesse an der Fortführung entwickelt, war sich jedoch über die Vereinbarkeit postnataler Rückbildungsübungen mit Babymassage und -Yoga noch unsicher. An welchem Punkt in diesem Spektrum die Mutter auch steht: Von Müttern, die zum ersten Mal Yoga praktizieren bis zu den Yogaerfahrenen oder Yogalehrern, die im Buch abgebildet sind, wird hier bestärkend betont, dass die dargestellten Übungen für alle Mutter-Kind-Paare, unabhängig von Fitnessniveau und Fähigkeiten, sehr geeignet sind.

So wie ein ganz normaler Tag mit Babys und Kleinkindern zu Hause abläuft, folgte auch unser Fotoshooting den abwechselnden Phasen von Aktivität und Ruhezeit, Aufgeregtheit und Frustration, Konflikten und bahnbrechenden Errungenschaften. Es war wahrlich wundervoll zu erkennen, dass es für jede Laune und Situation passende Massage- oder Yogaübungen gab. Die Mütter schienen am Ende dieses Tages viel mehr zu lächeln als noch bei ihrer Ankunft. Selbst kurze Sequenzen gaben ihnen neue Interaktionsmöglichkeiten mit ihren Babys.

Möglicherweise haben die Babys und Kleinkinder vor allem daran Gefallen gefunden, einen Rahmen zu bekommen, in dem sie ihre neuen Fähigkeiten vorführen können. Einfache Bewegungen aus dem Baby-Yoga haben sich als sehr wertvoll erwiesen, Babys bei der Entwicklung der Mobilität effektiv zu unterstützen. Eines der Babys hat sich das erste Mal umgedreht. Ein anderes Baby beeindruckte uns, indem es krabbelnd loszog – nur einige Minuten nachdem die Mutter beteuerte, dass es seit Wochen viel Zeit statisch im Vierfüßlerstand verbracht habe, ohne sich von dort aus fortzubewegen. Alle Anwesenden konnten sich gemeinsam darüber freuen.

Stimulieren wir unsere Babys zu wenig oder überfordern wir sie sogar mit visuellen und auditorischen Reizen, welche die potenzielle Kommunikation durch die Körpersprache, die wir sonst mit ihnen teilen könnten, einschränken? Eine einfache Yogamatte ist ein offener Raum, in dem Babys uns zeigen können, wie sie wachsen und lernen.Dabei können sie uns gleichermaßen lenken, sie darin bestmöglich zu unterstützen.

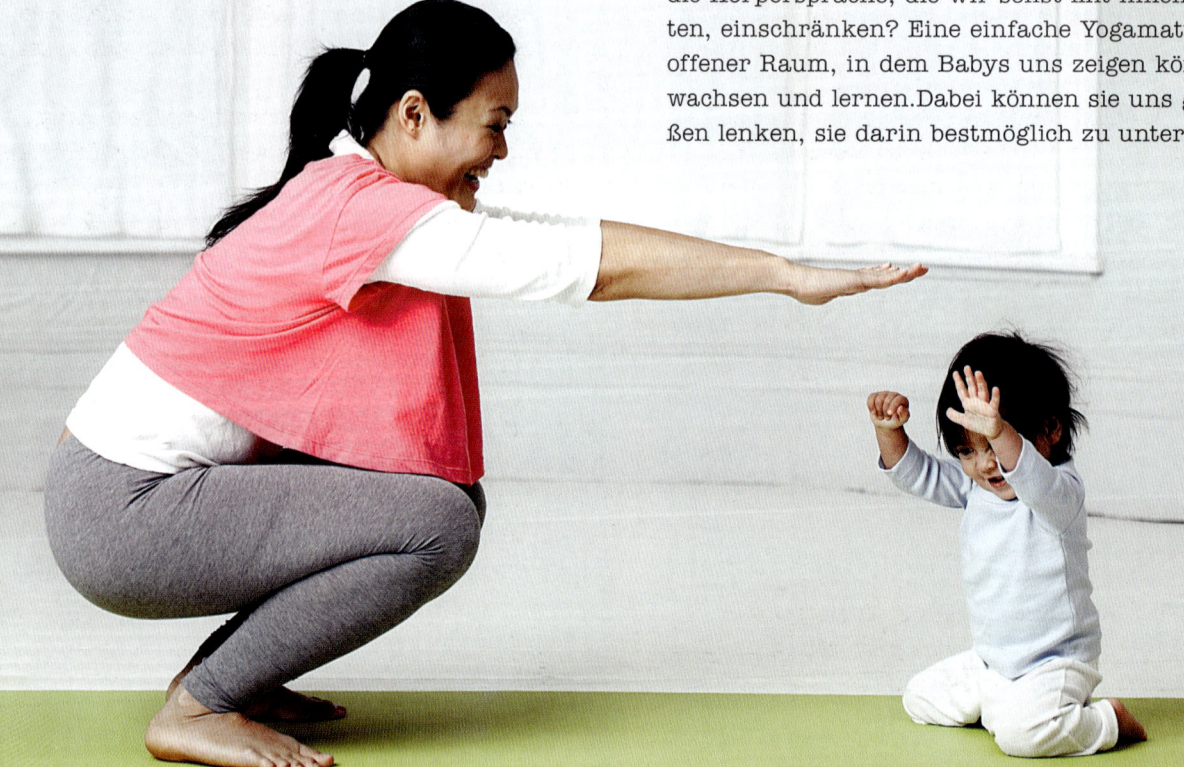

Warum Babymassage und Baby-Yoga?

In einer Zeit, in der wissenschaftliche Forschungsergebnisse zunehmend die erhebliche Bedeutung von Berührung und Bewegung für eine gesunde Entwicklung des Gehirns belegen, bieten Massage und Yoga ideale Möglichkeiten, um dem Baby seine Liebe und Zuneigung auszudrücken. Der Tastsinn entwickelt sich bereits in der vierten Woche im Mutterleib, hingegen dauert es vom Zeitpunkt der Geburt an zwei Jahre, um jene Gehirnverbindungen zu bilden, die rationale und mitfühlende Reaktionen ermöglichen. Diese Verknüpfungen sind in hohem Maße von Lebenserfahrungen abhängig. Durch Berührung erreicht man Verbundenheit und Kommunikation, Stimulation und Entspannung, Linderung und Heilung. Babys sind auf die einfühlsame Interaktion mit den ihnen nahestehenden Erwachsenen angewiesen, um für ihre Entdeckungsreisen ein Gefühl von Sicherheit und Freiheit zu bekommen. In städtischen, industrialisierten Regionen werden Babys häufig, vom Körper ihrer Eltern separiert und in Wiegen, Tragetaschen oder Sitzen untergebracht. Baby-Yoga ist daher in erster Linie ein Weg, um aktive Nähe wieder herzustellen, eine strukturierte Methode, um dynamisch eine Verbindung zu ermöglichen – zunächst auf sehr sanfte Art, dann allmählich aus dem breiteren Spektrum an Bewegungen heraus, ganz nach den Bedürfnissen des Babys. Die Förderung des Vestibulärsystems, des Teils unseres Gehirns, der unsere räumliche Wahrnehmung koordiniert, bildet die Grundlage für eine gute Haltung, einen ausgeprägten Gleichgewichtssinn, Beweglichkeit und Agilität.

Körperliche Auswirkungen

Die Verdauung ist bei Neugeborenen ein sehr wichtiger und empfindlicher Prozess, den man am besten durch die Kombination von Berührung und sanfter Bewegung unterstützen kann. Gibt es auch kein Wundermittel gegen Koliken, so können entspanntes Gehen und bestimmte Haltegriffe den Eltern doch helfen, ihre untröstlichen Babys – und sich selbst – wirksam zu beruhigen. Blähungen und Verstopfung sind häufige Beschwerden, die sehr gut auf Massage und Yoga ansprechen und den betroffenen Babys damit echte Erleichterung bringen. Das breite Spektrum an beruhigenden und abwechslungsreichen Bewegungen ist zudem eine Stütze für viele Mütter, die sich außerhalb der Mahlzeiten im Dilemma zwischen „häufigem Füttern" und „Schreienlassen" ihrer Babys befinden.

Erleichterte Verdauung und adäquate körperliche Stimulation verbessern den Schlaf, was dann wiederum beim Baby Wachstum und Zufriedenheit fördert, die sich meist in unwiderstehlichem Charme ausdrückt. Massage vertieft und reguliert bekanntlich die Atmung und verbessert die Blutzirkulation, was ebenfalls tieferen und längeren Schlaf bewirkt sowie ein allgemeins Wohlbefinden.

Falls sich bei Ihnen Schlafentzug und hoffnungslose Erschöpfung eingestellt haben, die Sie (selbst beim Lesen dieses Buches) zur Verzweiflung bringen, lassen Sie sich bitte nicht entmutigen. Eine Vielzahl einfacher Übungen kann hier helfen, die Abwärtsspirale umzukehren und in eine sich ausweitende positive Spirale der Freude und des Wohlbefindens umzuwandeln. Die physische Auswirkung eines bequemeren Haltegriffs, einer Fußmassage oder einer einfachen Hüftübung kann die Stimmung des Babys positiv beeinflussen. Lächelt das Baby, wird es durch die anfeuernde Reaktion der Eltern bestätigt, dass alles gut ist, was dann wiederum sein Gefühl innerer Sicherheit verstärkt.

Physiologische Bedeutung

Während der Schwangerschaft und um die Geburt herum sondert der Körper der Mutter das häufig mit Entspannung, Verbundenheit und Fürsorge assoziierte Hormon Oxytocin aus. Babymassage und Baby-Yoga sind insofern förderlich, als dass sie sowohl die auftretenden positiven Effekte dieses Hormons verstärken als auch durch die liebevolle Berührung die Regulierung von Stresshormonen wie Kortisol unterstützen. Vor allem nach einer kräftezehrenden Geburt muss der Aufbau dieser magischen, tiefen Verbindung zwischen Mutter und Kind nach und nach wachsen – und je mehr Massage und Yoga man mit dem Baby genießt, umso größer sind die gekoppelten sensorischen Auswirkungen, die zu mehr Nähe und Verbundenheit führen.

Beim Yoga geht es darum, ein Bewusstsein für sich selbst zu entwickeln. Die Wahrnehmung dessen, in welcher Form sich Stress äußert und wie dieser unbeabsichtigt auf unser Baby übergeht, bildet die Grundlage für die gemeinsame Eltern-Kind-Entspannung. Ist man sich erst mal bewusst, dass es in bestimmten Situationen – zum Beispiel wenn man das Essen kocht oder das Haus verlassen möchte – eher zu Unruhe kommt, kann man das Baby durch Techniken der Sofortentspannung sehr gut beruhigen. Angewandt in Situationen der Trennung und Wiedervereinigung, die zwischen Mutter und Baby während des Heranwachsens in kleinerer Form immer wieder vorkommen, können positive Berührung und Yoga ein Gefühl von Sicherheit und Kontinuität geben. Während Müttern oft geraten wird, ihre Babys nicht zu massieren, wenn sie von negativen Emotionen wie Wut oder Sorge geplagt werden, ermutigt der Birthlight-Ansatz dazu, auf eine positive Transformation in Gemeinsamkeit mit dem Baby zu vertrauen. Einfache Übungen wie Entspannung im Gehen, sanftes, rhythmisches Wiegen und Massage zu herzerleichternden Reimen bieten die Möglichkeit zu körperlichem Zusammenspiel mit dem Baby. Das Gewahrwerden der Liebe kann durch das Wunder des kleinen „Gegenübers" so wiederhergestellt werden.

Sicherlich ist es nicht immer ganz so einfach wie es klingt, aber auf jeden Fall ist es einen Versuch wert. Je mehr Selbstvertrauen Sie in Bezug auf Ihr Baby entwickeln, umso eher sehen Sie sich selbst als eine wundervolle Mutter, die von ihrem Baby – selbst bei schlechter Laune – über alles geliebt wird. Gemeinsames Üben mit Ihrem Kind gibt Ihnen obendrein wichtige Energie.

Können Sie sich in Ihr Baby hineinversetzen? Massage und Yoga steigern Ihr Einfühlungsvermögen durch die Beobachtung des Babys und seiner Vorlieben für ruhigere oder dynamischere Aktivitäten. Regelmäßiges Üben schafft einen Rahmen für das Baby, um das Niveau bestimmter Zustände – wie körperliche und emotionale Erregtheit, Aufmerksamkeit und Konzentration sowie Interesse an oder eher Rückzug von der Außenwelt – allmählich selbst besser regulieren zu können.

Die Yogamatte wird in der Entwicklungsphase vom Baby zum Kleinkind durch ein komplexes Zusammenspiel von Berührung, Bewegung, Sprache und Phantasie zu einem neutralen Ort, an dem Emotionen zum Ausdruck kommen können, Grenzen verhandelt werden und anhaltendes Vertrauen aufgebaut wird.

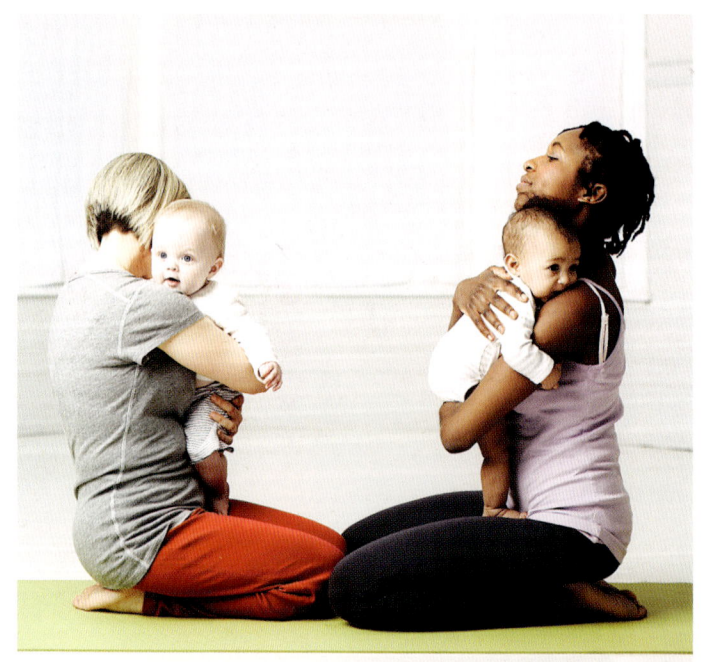

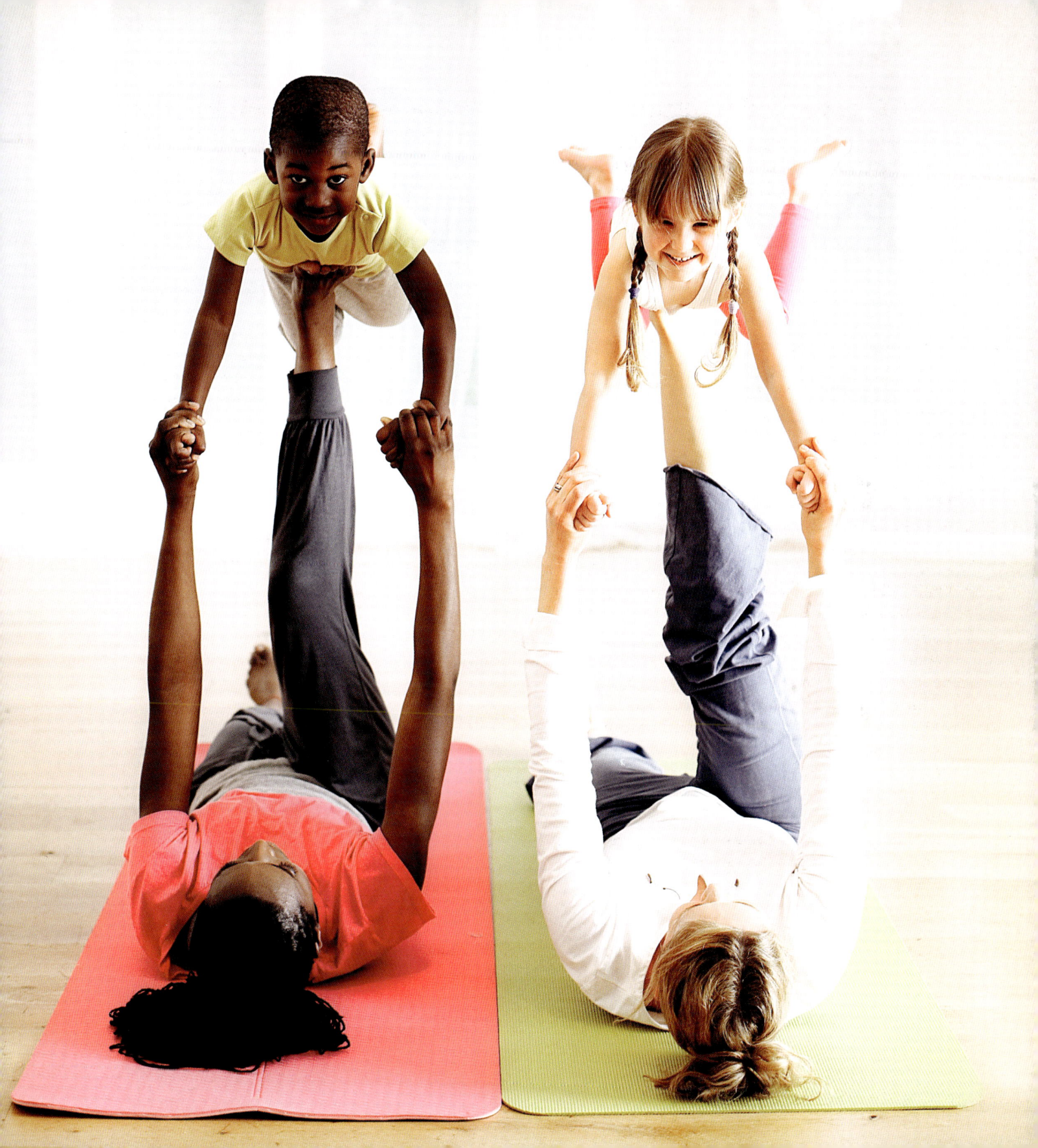

Babymassage und Baby-Yoga: Wo und wann?

In diesem Buch ist es die Matte, die den Raum für Yoga schafft, In Indien hingegen haben die Mütter eher selten Matten. Auch für unsere Yogaübungen ist keine Ausrüstung erforderlich. Ist man sich der Bereitschaft und Behaglichkeit des Babys sicher – die Temperatur ist hier der wichtigste Aspekt –, kann man beginnen. Sollte ein bestimmter Abschnitt der Übungsreihe dem Baby nicht zusagen, vermeiden Sie ihn für einige Tage, führen ihn aber später wieder in die Sequenz ein.

Akzeptanz und Geduld gilt es hierfür zu kultivieren, um unvorhersehbaren Ereignissen und den unvermeidbaren häufigen Unterbrechungen am Beginn der gemeinsamen Yoga-Praxis zu begegnen.

Signale verstehen

Bevor man mit den Übungen anfängt sollte man überprüfen, wie empfänglich das Baby für Berührung und Bewegung ist. Diese positiven und negativen Signale zu respektieren, hat oberste Priorität.

Babys **bejahen** Massage und Yoga durch zustimmende Körpersignale, wenn sie offen und interessiert in einem wachen, aufmerksamen Zustand sind, der sich durch offenes Staunen, Greifen nach Gegenständen, freudiges Gurren, Lächeln sowie harmonische Arm- und Beinbewegungen manifestiert. Dies ist ein idealer Ausgangspunkt, um mit der Massage zu beginnen.

Ein „Nein" zur Massage oder zum Yoga äußert sich durch entsprechende ablehnende Körpersignale: Babys wenden sich ab, schreien, gähnen oder bekommen Schluckauf, sie runzeln die Stirn und verziehen das Gesicht. Werden diese Zeichen nicht beachtet, senden sie möglicherweise stärkere Signale wie Treten und Wegziehen, Nach-hinten-Biegen des Rückens, blassere oder rötere Gesichtsfarbe und natürlich lauteres Schreien. Überdies zeigen Babys ihre Ablehnung möglicherweise indem sie ihren Arm so vor ihrem Gesicht ausstrecken als wollten sie „Stop" sagen, ihre Hände und Füße steif vom Körper weg spreizen oder auch durch plötzliches abwechselndes Beugen und Anspannen der Arme und Beine.

Ein Umschwung von Gelassenheit zu Unberechenbarkeit drückt ebenfalls **Ablehnung** aus. Und wenn sich das Baby einfach nur zurückzieht – ohne irgendeine

Zeitlicher Rahmen

Wenn Sie viel Zeit haben und Ihr Baby sehr aufnahmefähig ist, ist eine längere Übungseinheit möglich. Aber auch eine kürzere Session kann Spaß machen: Eine ein- bis dreiminütige Sofortübung bietet immer eine gute Gelegenheit zur Verbesserung der Interaktion mit Ihrem Baby oder Kleinkind.

Kurze Übungseinheit, fünf bis zehn Minuten: Diese ist ideal für Babys unter vier Monaten, zu Hause vor dem Bad, möglicherweise aber auch, wenn man tagsüber unterwegs ist. Eine Matte, ein spezielles Tuch oder ein Fell können das Umfeld schaffen. Anfang und Ende der Übung können Sie durch wiederkehrende Zeichen eigener Wahl, etwa ein bestimmtes Lied oder eine Geste, signalisieren.

Lange Übungseinheit, zehn bis 30 Minuten: Diese sollte vorzugsweise zu Hause praktiziert werden und ist vom zeitlichen Rahmen her perfekt, um Massage, Bewegungsübungen und Entspannung für Babys ab vier Monaten in eine Übungsreihe zu integrieren. Wie ein Ritual fördern ein gleicher, wiedererkennbarer Ort und klare Signale die regelmäßige Yoga-Praxis.

Reaktion –, so ist dies eine extreme Form der Ablehnung, die man akzeptieren sollte.

Sollte Ihr Baby nicht besonders enthusiastisch wirken, jedoch keine der aufgelisteten Abwehrsignale zeigen, starten Sie am besten ganz allmählich und unter dem Vorbehalt, frühzeitig wieder aufzuhören. Babys sind zwar klar und eindeutig in ihrem Verhalten, aber auch ungeschützt. Als verantwortliche Eltern müssen wir lernen, ihre Signale zu deuten.

Sind Sie bereit?

Machen Sie eine Checkliste für sich selbst. Haben Sie es bequem? Zeigen Sie Ihrem Baby durch Augenkontakt, einen entspannten Gesichtsausdruck und eine sanfte Stimme und langsamere Sprechweise, dass Sie auf gemeinsames Yoga eingestimmt sind? Erzählen Sie Ihrem Baby, dass Sie gerade den Raum für Ihr gemeinsames Yoga vorbereiten oder zentrieren Sie sich mit drei tiefen bewussten Atemzügen. All dies sind Möglichkeiten sich vollständig auf die gemeinsame Yogazeit einzustimmen. Viele Babys haben einen ausgeprägten Sinn für Humor und freuen sich daher über kleine Überraschungen und Späße innerhalb Ihrer Yogaübung, sobald man eine entspannte, regelmäßige Routine etabliert hat. Wurde aus irgendeinem Grund die Regelmäßigkeit Ihrer gemeinsamen Yogapraxis durch eine Pause von mehr als einigen Tagen unterbrochen, kehren Sie wieder zu den Übungen zurück, an denen Ihr Baby vor dieser längeren Unterbrechung Spaß hatte.

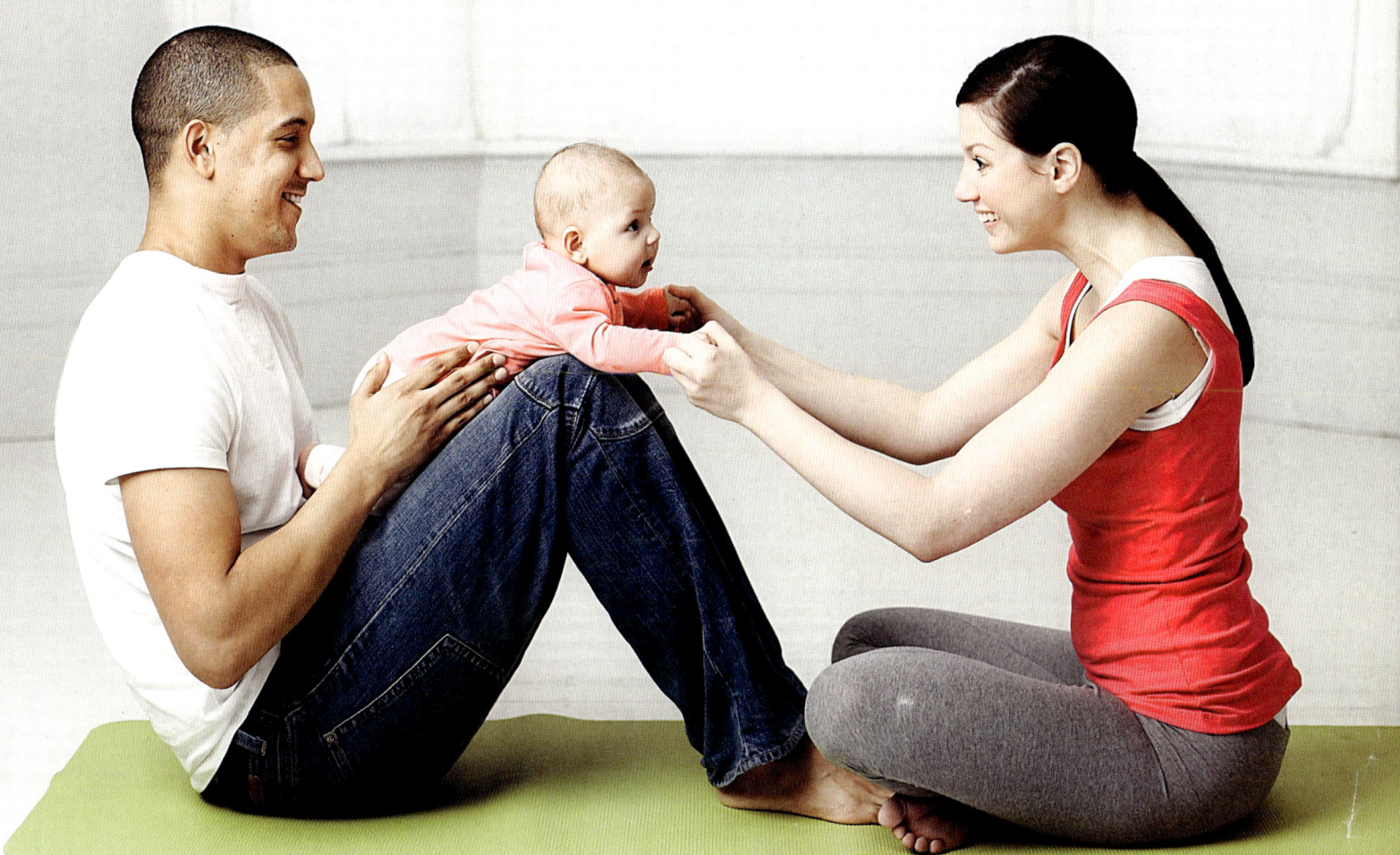

Einstimmung

Bestimmt haben Sie schon einmal bemerkt, dass Ihr Baby ruhiger wurde, sobald Sie sich ruhig und entspannt fühlten. Musik kann zu dieser Gelassenheit führen. Wählen Sie Musik aus, die Sie entspannend finden, und singen Sie im Idealfall dazu mit. Es ist der rhythmische Aspekt von Musik und Sprache, der Babys in den Bann zieht – Stimmen die sanfter, in langsamerem Rhythmus und in höherer Tonlage als gewöhnlich mit ihnen kommunizieren. Babys reagieren schon sehr früh auf Klangvariationen und Emotionen in

Ihrer Stimme und können Reimen folgen, lange bevor sie sprechen lernen. Durch Wiederholungen fangen sie an, Worte mit Handlungen zu assoziieren. Erzählen Sie Ihrem Baby also, was Sie gerade tun oder singen Sie einen einfachen Reim. Ihr Baby wird sich für Sie immer deutlicher spürbar in die „Unterhaltung" einbringen. Überstürzen Sie hierbei bitte nichts, da die Fähigkeit, externe Stimuli zu verarbeiten, sich bei Babys erst nach und nach entwickelt, um ein Reizüberflutung zu vermeiden.

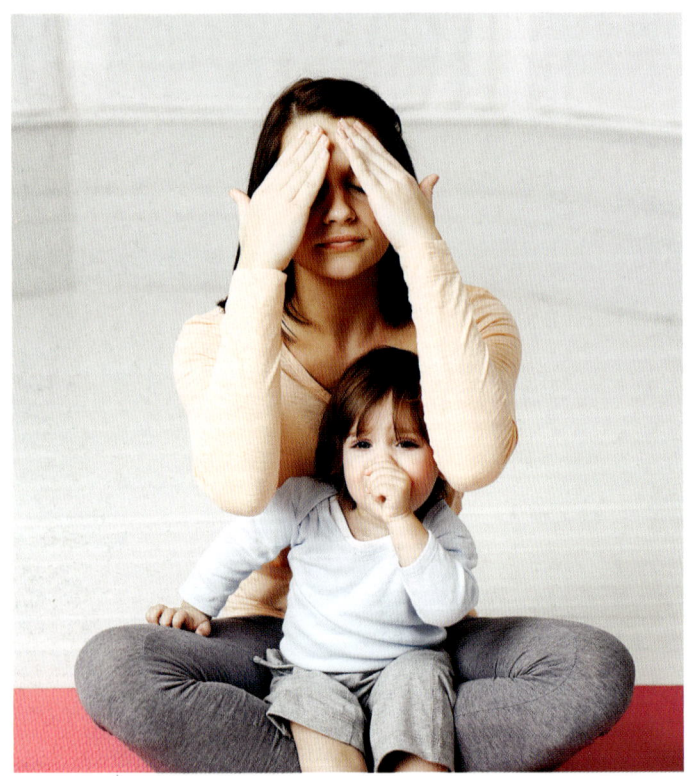

1 Beginnen Sie damit, Ihre Stirn mit den drei mittleren Fingern beider Hände zu massieren.

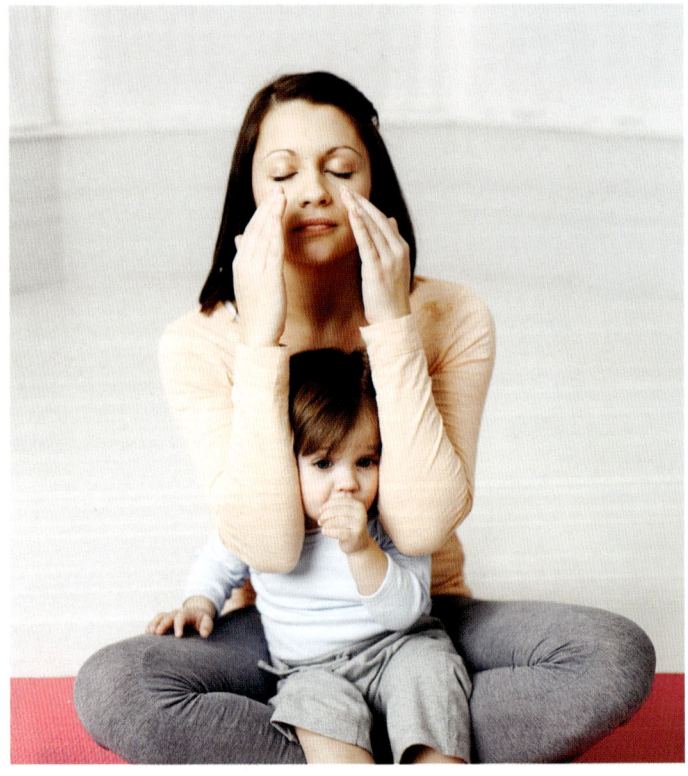

2 Ziehen Sie eine Linie von den Nasenflügeln (auf halber Höhe) weg, oberhalb der Wangenknochen entlang.

Ein entspanntes Umfeld

Es ist wichtig, einen Raum zu schaffen, in dem man sich ganz auf das Baby konzentrieren kann – egal, was außerhalb geschieht. Einige Sekunden mit dem Fuß stampfen oder die Hände ausschütteln befreit von Spannungen und Sorge. Machen Sie Fäuste und sagen „Ha" beim Wiederöffnen. Fragen Sie sich, ob Sie emotional aufgeschlossen sind und die Bereitschaft spüren, sich im Einklang mit dem Baby auf die Aktivität einzulassen. Sind Sie entspannt genug, um sich auf das Baby einzustimmen und gelassen genug, um seine emotionalen Zustände aufzufangen? Fragen Sie sich: „Bin ich bereit zu beobachten, zuzuhören und von meinem Baby zu lernen?"

Haben Sie es bequem? Sollte das Sitzen auf dem Boden für Sie nicht die richtige Position sein, können Sie die Massage am Tisch sitzend durchführen, alternativ aber auch ein Sofa oder ein niedriges Bett dafür auswählen.

Ihr Baby liebt Ihren natürlichen Geruch, verzichten Sie also auf Parfüm. Ziehen Sie Ihre Schuhe aus und zentrieren Sie sich mithilfe dreier tiefer Atemzüge. Öffnen und schließen Sie Ihre Augen dreimal, entspannen Sie den Unterkiefer und lassen Sie Ihre Schultern einige Male vor- und rückwärts rotieren. Legen Sie ihre Hände auf Ihr Herz und spüren Sie die Verbundenheit zu allem, was Sie lieben.

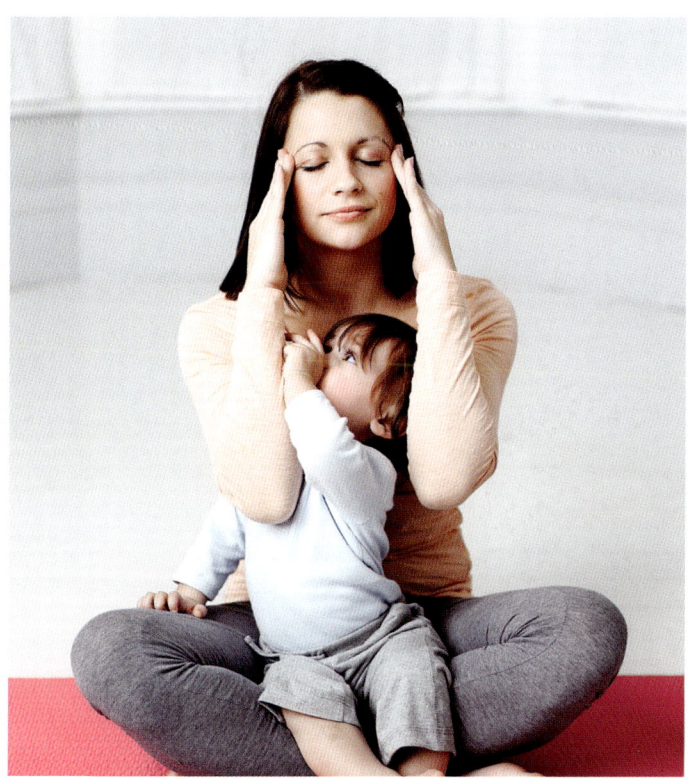

3 Fahren Sie mit kleinen kreisförmigen Bewegungen der Finger an den Schläfen fort; dort, wo sich oberhalb des Kieferknochens die kleine Vertiefung befindet.

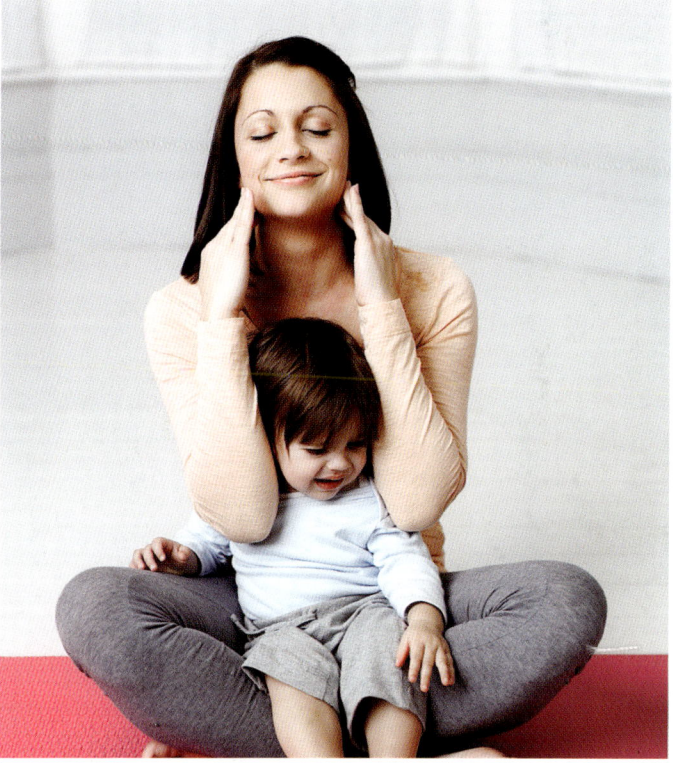

4 Lassen Sie Ihre Hände zum Unterkiefer gleiten. Erspüren Sie mit einer sanften Streichbewegung Ihre Drüsen und lösen Sie Spannungen im Unterkiefer. Häufig bringt diese Bewegung ein Lächeln hervor.

Grundhaltegriffe

Der Übergang von der geborgenen Enge im Mutterleib in eine Welt ohne diese natürliche Begrenzung ist ein einschneidendes Erlebnis und die Ursache dafür, dass die meisten Babys eine feste und dennoch entspannte Position, in der Kopf und Rücken gestützt werden, als sehr angenehm empfinden: Diese sichere Eingebundenheit der Gliedmaßen stellt das Geborgenheitsgefühl des Fötus im Mutterleib wieder her.

Wiegebewegungen sind eine naheliegende und einfache Methode, um dem Baby im Arm ein Gefühl von Sicherheit und Zufriedenheit zu geben. Entspannte Haltegriffe erzielen denselben Effekt und unterstützen die Babys obendrein dabei, die Wirbelsäule mehr und

mehr zu strecken. Egal, wie Ihre Gefühle gegenüber Ihrem Baby sind: Früher und ausgedehnter enger Kontakt fördert die Entwicklung einer anhaltenden tiefen Verbindung. Sie werden mehr und mehr die Verfassung Ihres Babys erkennen können; es mag wachsam und dennoch empfindlich reagieren, möglicherweise ein stärkeres Bedürfnis nach Schlaf empfinden als nach Anregung, um es in einen wacheren Zustand zu bringen.

Üben Sie diese Haltegriffe, bis Ihnen der Übergang in möglichst wenigen Bewegungen leicht fällt. Sanfte Streichbewegungen in einem dieser Grundhaltegriffe können eine sehr beruhigende Wirkung haben.

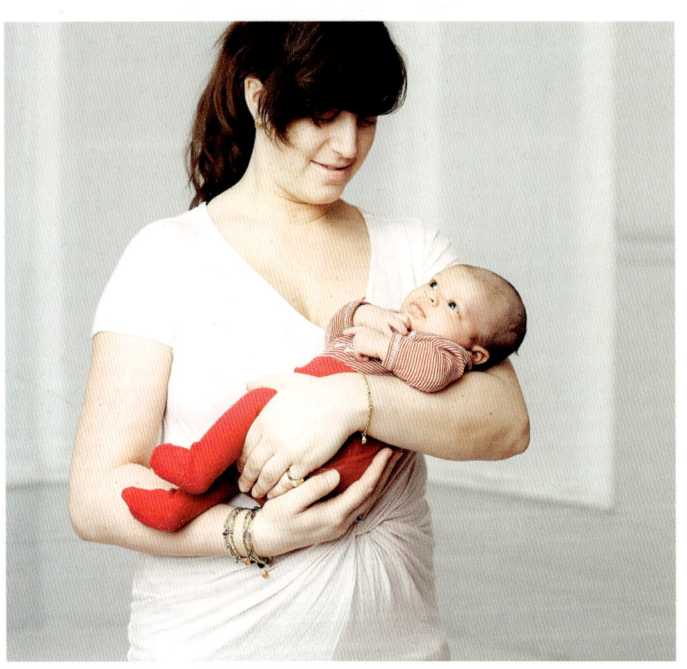

Wiegegriff

Mit leicht gebeugten Ellbogen halten Sie Ihr Baby in der Armbeuge an Ihrem Körper, eine Hand um die Oberschenkel des Babys, die andere Hand stützt Po und Rücken. Wiegegriff und Wiege-Schaukel-Bewegung – gleichmäßige sanfte Bewegungen Ihres Körpers von einer Seite zur anderen, nicht nur der Arme – sind für Babys ein Quell der Freude.

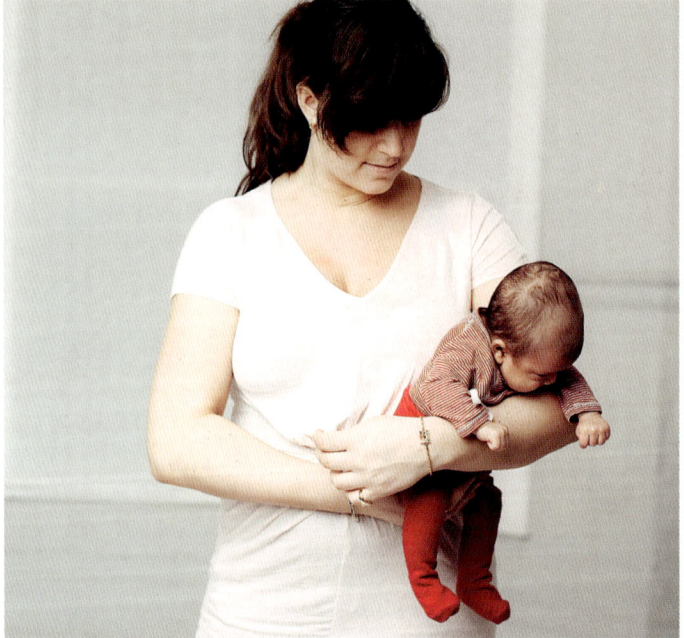

Sicherheitsgriff

Nehmen Sie einen Arm als „Geländer", gegen das sich das Baby lehnen kann, und die andere Hand als „Sitz-Hand", um den Po zu stützen. Bei größeren Babys modifiziert man den „Geländerarm", indem man das Baby unter den Achselhöhlen mit Daumen und Zeigefinger in einem sicheren Spaltegriff hält. Das gibt Ihnen mehr Bewegungsfreiheit.

Schulterhaltegriff

Bei diesem beruhigenden Haltegriff – oft ein Favorit der Väter – ist es wichtig, dass der Brustkorb Ihres Babys an Ihrer Brust oder Schulter anliegt, damit der Kopf im natürlichen Gleichgewicht ist. Bei einem ganz jungen Baby sollte man den Kopf zusätzlich halten, um Stütze zu bieten.

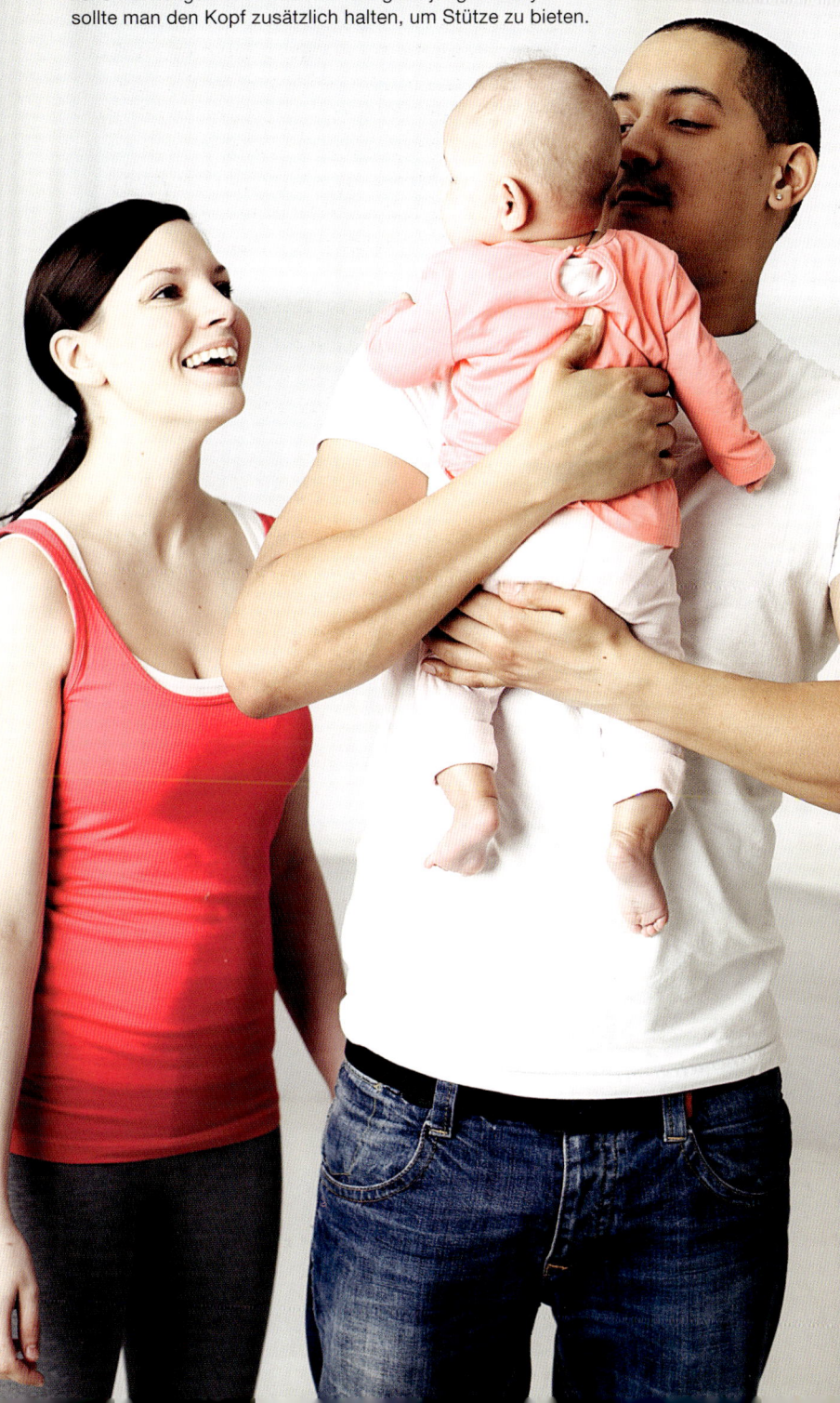

Entspannter Haltegriff auf einer Seite

Haben Sie diese drei Haltegriffe bisher gut gemeistert und fühlen sich bei der Körperausrichtung Ihres Babys sicher, können Sie es nun ganz unbesorgt mit nur einem Arm halten. Setzen Sie Ihr Baby auf Ihre Hüfte, wobei Sie es zwischen den Beinen halten und Ihr Arm Ihrem Baby dabei über die Schulter geht. Um zum Wiegegriff zurückzukehren, schieben Sie Ihr Baby in eine horizontale Lage quer über Ihren Körper und stützen seinen Po und Rücken dabei mit der anderen Hand.

Beruhigender Haltegriff

Rollen Sie Ihr Baby vorsichtig aus dem Wiegegriff in eine Position, in der der Rücken des Babys zu Ihnen zeigt, und bewegen Sie Ihre Hand, die zwischen den Beinen des Babys liegt, weiter in Richtung Bauch, um dort sanfte Streichbewegungen auszuführen. Ihre andere Hand sollte dabei Schulter und Arm des Babys umhüllen. Dieser Haltegriff ist ideal für Babys, die nach den Mahlzeiten Schmerzen empfinden oder zu Schluckauf oder Reflux tendieren. Langsames und gleichmäßiges rhythmisches Gehen kann das Baby in diesem Haltegriff sehr gut in den Schlaf bringen.

„Bäuerchen" machen

Viele Menschen weltweit bringen ihre Babys dazu, „ihr Bäuerchen" ganz im Alleingang zu machen, indem sie es in eine vertikale Lage bringen. Versuchen Sie, auch bei einem Neugeborenen, Ihr Baby auf Ihren Oberschenkel zu setzen, und stützen Sie dabei mit Ihren Händen Vorder- und Rückseite Ihres Babys. Platzieren Sie Ihre vordere Hand im oberen Brustbereich des Babys und halten Sie dabei sein Gesicht, von einem Ohr zum anderen, zwischen Ihrem Daumen und Zeigefinger. Sollte Ihr Baby das „Bäuerchen" nicht ohne Ihre Hilfe hinbekommen, können Sie sanft den Rücken hoch streichen.

Geborgene Haltegriffe

Ein Gefühl der geborgenen Umschlossenheit hilft den meisten Babys durch Phasen starker Müdigkeit oder Untröstlichkeit. Während das Pucken – enges Einwickeln von Babys in Tücher –, wie es in einigen Teilen der Welt praktiziert wird, umstritten bleibt, sind die im Folgenden dargestellten Haltegriffe keine kontroverse Methode, um dem Baby dieses Geborgenheitsgefühl zu geben. Diese umhüllenden Haltegriffe sind besonders zur Beruhigung sensibler Babys, die sich leicht aufwühlen lassen und deren Schreien zusehends eskaliert, sehr hilfreich. Während sie Ihrem Baby auf diese Art ein Sicherheitsgefühl vermitteln, werden Sie selbst ebenfalls ruhiger und gelassener und es wird sich bei Ihnen eher das Gefühl einstellen können, dass es Ihnen gelingt, die Bedürfnisse Ihres Babys zu befriedigen.

Schaukelwiege

Sitzen Sie bequem im Schneidersitz – die Beine sind gekreuzt – und halten dabei Ihr Baby wie in einem Kokon sicher in Ihren Armen. Seine Füße werden dabei zusammengehalten. Schaukeln Sie Ihr Baby nun in behutsamen Wiegebewegungen auf und ab und reden Sie ihm unterdessen die ganze Zeit über sanft zu. Ihr Baby wird merken, dass alles gut ist.

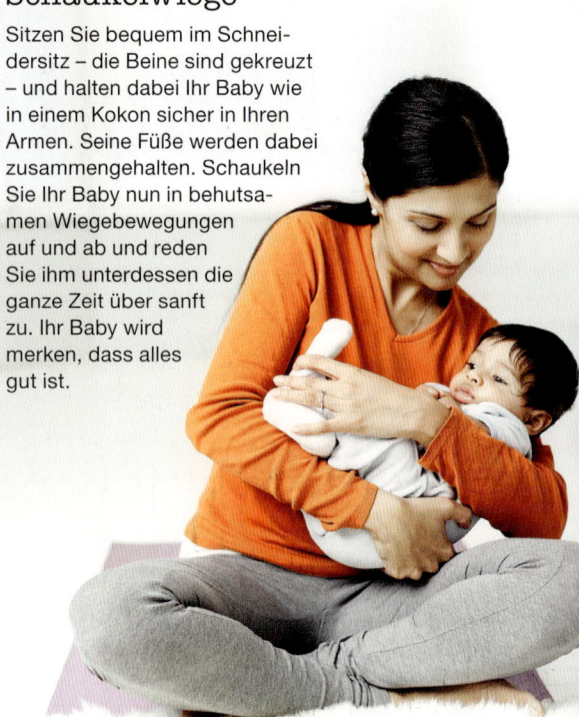

Haltegriff für Geborgenheit

Versuchen Sie diese Haltung nach schmerzlichen Erfahrungen, nach Beendigung eines Schreianfalls oder aber auch zu jedem anderen Zeitpunkt, zu dem Ihr Baby besonders viel Trost und Zuwendung braucht. Legen Sie Ihr Baby sicher über Ihre im Schneidersitz gekreuzten Beine, legen Sie Ihren Arm leicht gegen die äußere Körperseite des Babys und halten Sie seine Schulter sanft, wobei Sie den Kopf des Babys mit der anderen Hand umfassen.

Haben Sie Ihr Baby auf diese Art beruhigt, können Sie zur Sofortentspannung übergehen.

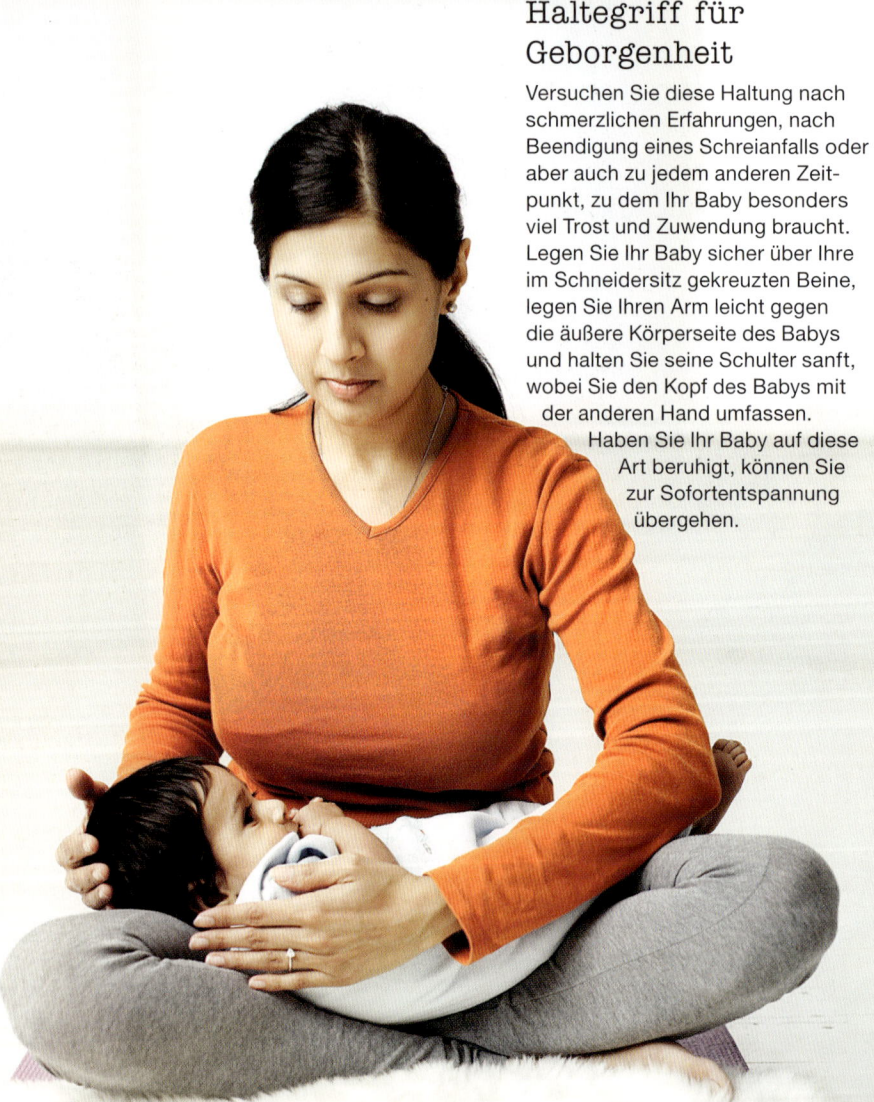

Sofortentspannung im Haltegriff

Mit Ihrem Baby auf dem Schoß legen Sie Ihr Kinn auf seinen Kopf während Sie seine Füße einige Minuten lang festhalten, bevor Sie wieder loslassen. Wiederholen Sie den Vorgang zwei- oder dreimal, bis ihr Baby sich entspannt. Sie könnten, falls Sie es vorziehen, auch eine Hand auf seinen Kopf legen, während die andere seine Füße hält, oder alternativ diese Praktik mit dem Baby in Rückenlage ausführen.

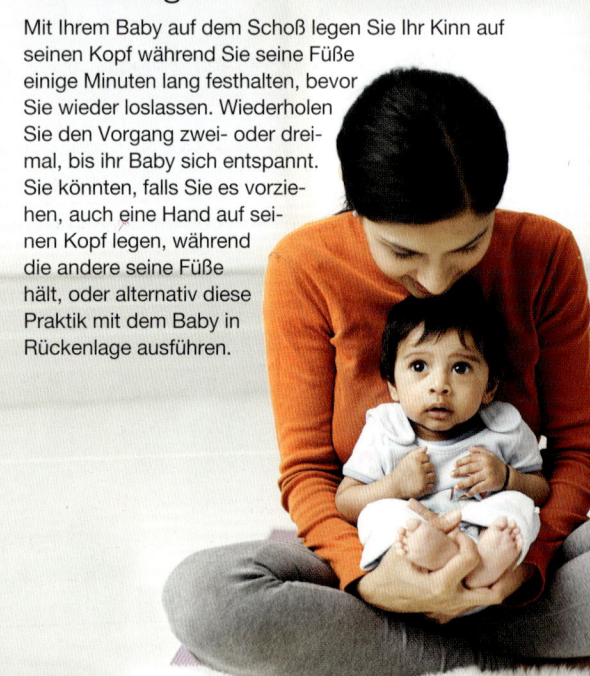

1 Babymassage

Sobald Sie sich bei diesen Haltegriffen gut und sicher fühlen, können Sie damit beginnen, ganz allmählich Massagetechniken in das Programm Ihres Babys einzubauen. Vom anfänglichen Handkontakt beim Halten des bekleideten Babys ausgehend, steigern Sie sich zu Streichbewegungen, die allmählich in eine Körpermassage mit Öl führen. Sollte Ihr Baby sich nicht gern ausziehen lassen, können Sie alternativ auch mit Fußmassage oder mit den „trockenen" Massagetechniken, die bei der ersten Hüftsequenz zu sehen sind (Seite 38), beginnen. Um Vertrauen aufzubauen, sollte man in jedem Fall zunächst die Füße und Beine massieren, bevor man auf den ganzen Körper übergeht. Mit ungefähr sechs Wochen, sind die meisten Babys bereit und können eine komplette Massage, die über einen zweiwöchigen Zeitraum langsam eingeführt wurde, genießen.

Babymassage basiert auf zwei einfachen Techniken: Wir beginnen mit langen Streichbewegungen durch langsame, feste und durchgehende Bewegungen der Handflächen, der Effleurage-Technik. Selbst die jüngsten Babys mögen feste Berührung. Eine Grundregel ist, dass man vergleichsweise stärkeren Druck bei der Bewegung in Richtung Herz ausübt und weniger Druck bei der Rückbewegung. Nehmen Sie sich Zeit, um einen leichten Rhythmus zu finden, und versuchen Sie eine Hand in ständigem Kontakt zum Körper Ihres Babys zu halten. Bei der zweiten Technik, der Friktion (Reibung), wird in kleinen kreisförmigen Bewegungen mit den Daumen- und Fingerkuppen vorwiegend an kleineren Körperstellen massiert – besonders an den Füßen, den Händen und im Gesicht. Beginnen Sie hier mit leichten Bewegungen und lassen Sie diese – je nach Vorliebe Ihres Babys – allmählich tiefer und tiefer werden. Sie und Ihr Baby entdecken gemeinsam, wie ihm die Massage am liebsten ist. Beobachten Sie Signale (Seite 14), um zu erkennen, wann und an welchen Körperstellen Ihr Baby auf die Massage anspricht oder eher ablehnend reagiert. Passen Sie Ihre Massage an seine Stimmung und Bedürfnisse an. Zügigere Streichbewegungen bringen die Muskeln in Form, wogegen eine langsamere, sanftere Massage beruhigend und entspannend wirkt.

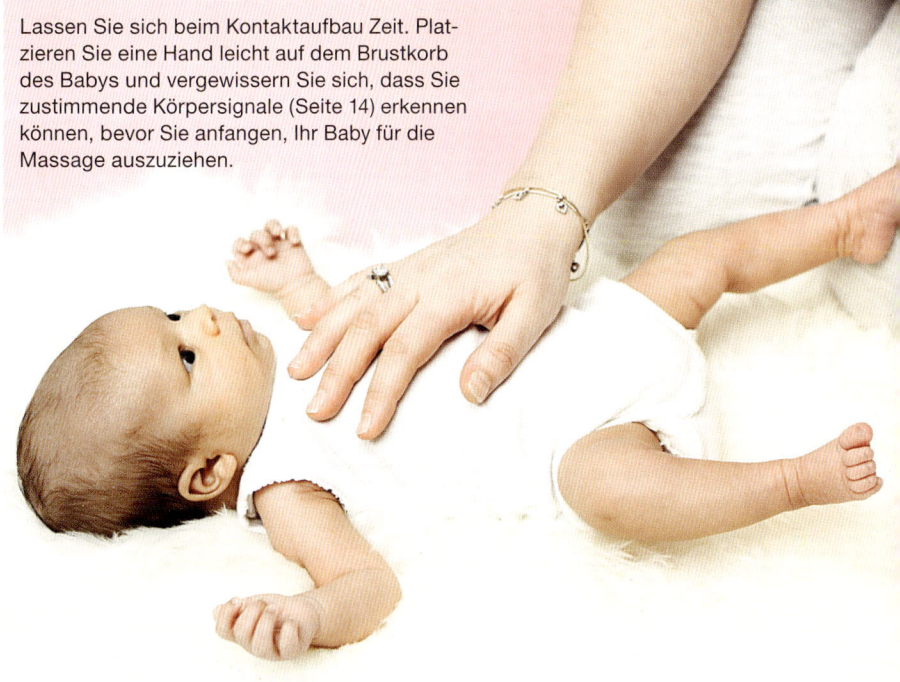

Lassen Sie sich beim Kontaktaufbau Zeit. Platzieren Sie eine Hand leicht auf dem Brustkorb des Babys und vergewissern Sie sich, dass Sie zustimmende Körpersignale (Seite 14) erkennen können, bevor Sie anfangen, Ihr Baby für die Massage auszuziehen.

Unterkörpermassage

Die meisten Babys empfinden es als angenehm, wenn man die Körpermassage mit langen Streichbewegungen an den Beinen hinunter und wieder hinauf beginnt und dann mit kleineren Massagestreichungen an den Füßen und um den Bauch herum fortfährt. Entspannen Sie sich und lenken Sie Ihre volle Aufmerksamkeit auf diese liebevolle Berührung Ihres Babys. Blenden Sie dabei jeden Selbstzweifel aus und vertrauen Sie darauf, dass Sie es gut machen.

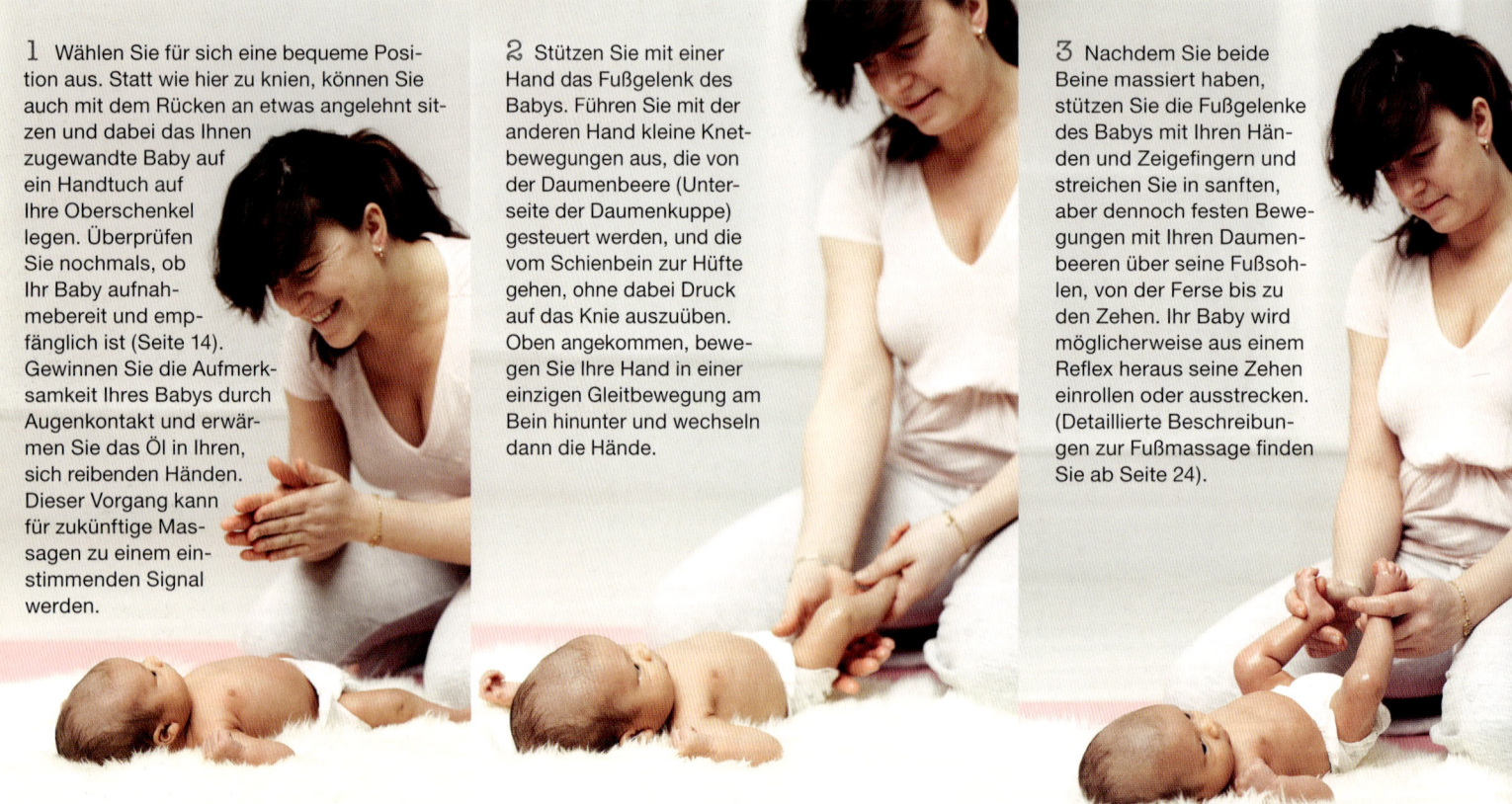

1 Wählen Sie für sich eine bequeme Position aus. Statt wie hier zu knien, können Sie auch mit dem Rücken an etwas angelehnt sitzen und dabei das Ihnen zugewandte Baby auf ein Handtuch auf Ihre Oberschenkel legen. Überprüfen Sie nochmals, ob Ihr Baby aufnahmebereit und empfänglich ist (Seite 14). Gewinnen Sie die Aufmerksamkeit Ihres Babys durch Augenkontakt und erwärmen Sie das Öl in Ihren, sich reibenden Händen. Dieser Vorgang kann für zukünftige Massagen zu einem einstimmenden Signal werden.

2 Stützen Sie mit einer Hand das Fußgelenk des Babys. Führen Sie mit der anderen Hand kleine Knetbewegungen aus, die von der Daumenbeere (Unterseite der Daumenkuppe) gesteuert werden, und die vom Schienbein zur Hüfte gehen, ohne dabei Druck auf das Knie auszuüben. Oben angekommen, bewegen Sie Ihre Hand in einer einzigen Gleitbewegung am Bein hinunter und wechseln dann die Hände.

3 Nachdem Sie beide Beine massiert haben, stützen Sie die Fußgelenke des Babys mit Ihren Händen und Zeigefingern und streichen Sie in sanften, aber dennoch festen Bewegungen mit Ihren Daumenbeeren über seine Fußsohlen, von der Ferse bis zu den Zehen. Ihr Baby wird möglicherweise aus einem Reflex heraus seine Zehen einrollen oder ausstrecken. (Detaillierte Beschreibungen zur Fußmassage finden Sie ab Seite 24).

Die Anwendung von Öl

Um Irritationen zu vermeiden und die Streichbewegungen angenehmer zu machen, verwenden Sie nur Bio- oder kalt gepresste Pflanzenöle (wie Sonnenblumenöl oder fraktioniertes Kokosnussöl). Vermeiden Sie sowohl synthetische, da diese auf Petroleum basieren, als auch ätherische (essenzielle) Öle – selbst Lavendelöl – aufgrund der möglichen Auswirkungen auf das Nerven- und Immunsystem des Babys. Verzichten Sie bei der Massage auch auf verschriebene Emollientien (spezielle Hautcremes), besonders wenn Sie in Richtung Herz oder entgegen der Haarwuchsrichtung arbeiten.

Generelle Hinweise

Vermeiden Sie eine Reizüberflutung Ihres Babys.
Bauen Sie graduell eine volle zehnminütige
Routine auf und vergewissern Sie sich in jeder
Phase, dass Ihr Baby diesen Schritt mit Freude
bewältigen kann.

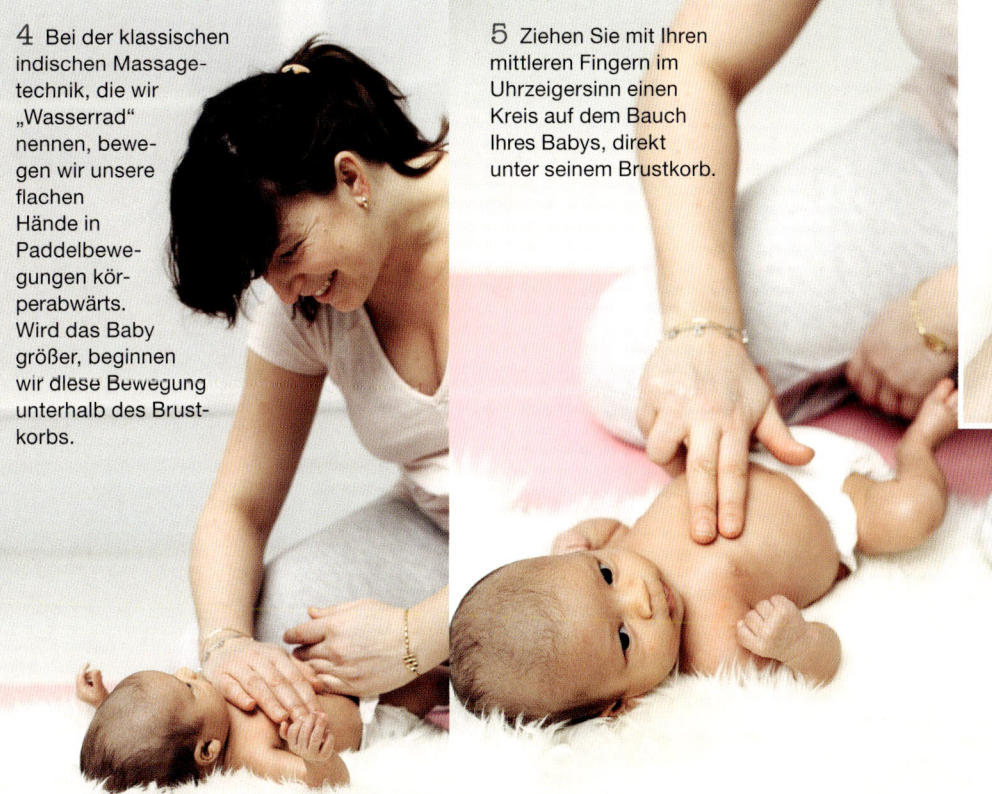

4 Bei der klassischen indischen Massage-technik, die wir „Wasserrad" nennen, bewegen wir unsere flachen Hände in Paddelbewegungen körperabwärts. Wird das Baby größer, beginnen wir diese Bewegung unterhalb des Brustkorbs.

5 Ziehen Sie mit Ihren mittleren Fingern im Uhrzeigersinn einen Kreis auf dem Bauch Ihres Babys, direkt unter seinem Brustkorb.

6 Lassen Sie Ihre Hände von den Seiten her unter den unteren Rücken des Babys gleiten, ohne dabei seinen Po anzuheben. Streichen Sie nun mit beiden Händen an der Rückseite der Beine bis zu den Fußgelenken hinunter und beenden Sie diesen Vorgang, in dem Sie diese sanft umgreifen. Diese Bewegungen sind angemessen für eine erste Massage. Es ist sinnvoll, diese Sequenz über einen Zeitraum von einigen Tagen zu üben, damit sie zu einer entspannten Routine für Sie und Ihr Baby wird.

Massieren Sie nicht, wenn...

... Ihr Baby schläft oder direkt nach seiner Mahlzeit (mindestens 30 Minuten warten, da Massage die Blutzufuhr in die Haut begünstigt und das Blut aber von den Verdauungsorganen benötigt wird.

... Ihr Baby fiebrig ist, Blutergüsse oder Schwellungen hat, an offenen Wunden oder einem Ausschlag leidet. Ebenso nicht nach kürzlich erfolgter Operation oder bis zu drei Tage nach Impfungen.

... bei Neugeborenen der Bauchnabel noch nicht verheilt ist und auch nur dann, wenn keine Anzeichen für Gelbsucht bestehen.

... bei „Klack"-Geräuschen oder Instabilität im Hüftbereich des Babys. Stellen Sie diese Dinge fest, ist immer eine ärztliche Untersuchung angeraten.

FußMassage

Die Anwendung von Reflexzonenmassage basiert auf der Theorie, dass Körperteile stimuliert werden können, indem man sich auf bestimmte Punkte am Fuß konzentriert. So kann eine Massage des gesamten Fußes positive Effekt auf den Rest des Körpers haben, beispielsweise die Verdauung fördern, den Solarplexus (das Sonnengeflecht) entspannen, das Zahnen erleichtern und Linderung herbeiführen, wenn Nase oder Ohren verstopft sind.

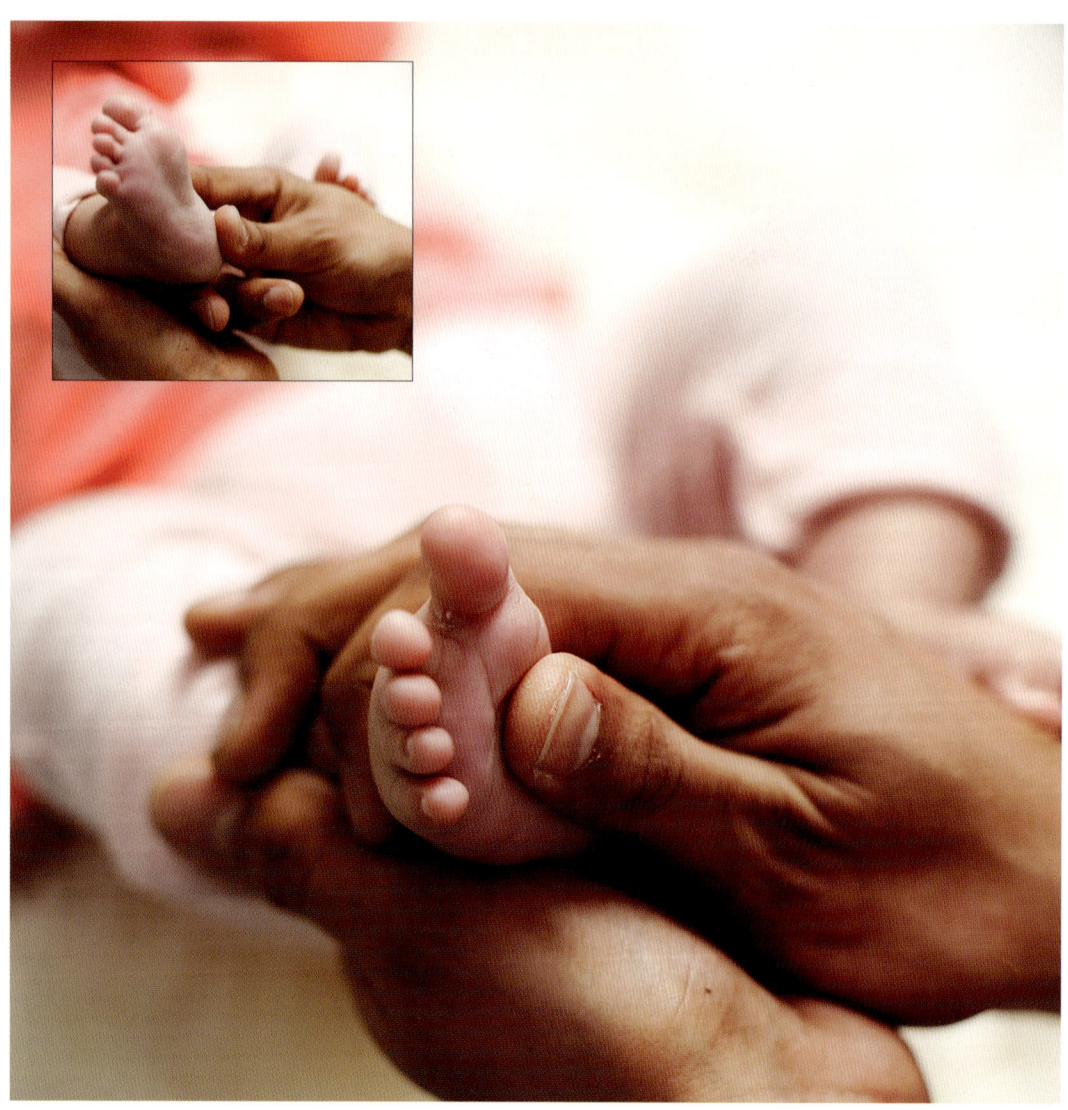

1 Stützen Sie das Fußgelenk mit einer Hand und bewegen Sie den Daumen der anderen Hand in kleinen, nach außen führenden Streichungen an der Fußsohle hoch. In der Fußmitte des Babys befindet sich ein weicher Punkt, der in östlichen Traditionen als „Sprudelnder Quell" bekannt ist. Drücken Sie diesen einige Sekunden lang sanft und setzen Sie dann Ihre Streichbewegungen nach oben fort. Lassen Sie Ihre Hand zurück zur Ferse gleiten und wiederholen Sie diesen Vorgang dreimal.

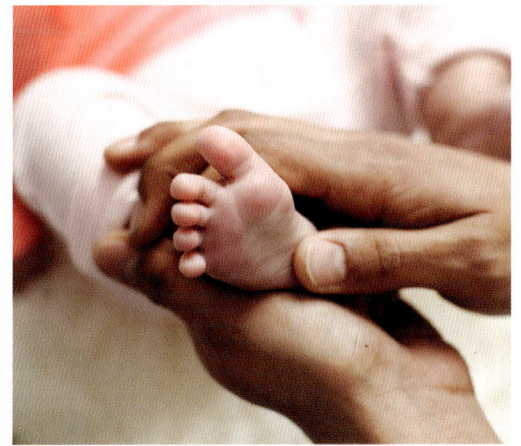
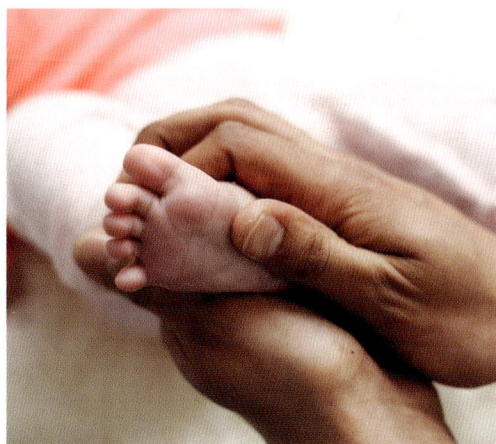

2 Bewegen Sie Ihre Daumenbeere an der Vertiefung oberhalb der Ferse von außen bis zum inneren Fußgewölbe. Wiederholen Sie diesen Vorgang dreimal. Diese Streichung ist gut für die Verdauung.

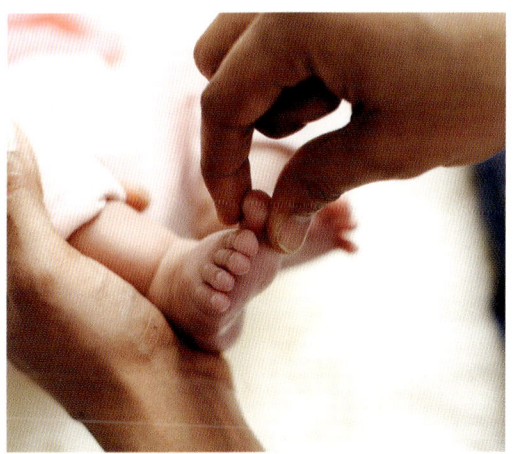
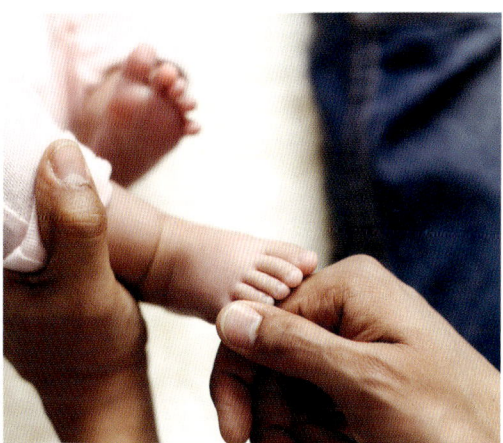

3 Rollen Sie den großen Zeh des Babys zwischen Ihrem Zeigefinger und Daumen von der Basis zur Spitze. An der Zehenspitze angekommen, üben Sie dort mit Ihren Fingern sanften Druck auf der Zehenkuppe aus. Wiederholen Sie diesen Vorgang anschließend an allen Zehen.

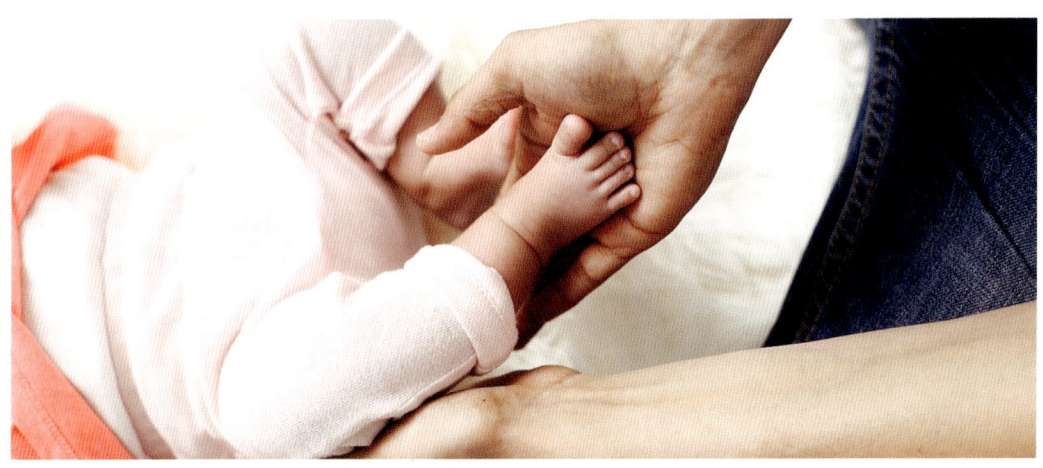

4 Halten Sie nun, nachdem Sie all diese Streichbewegungen durchgeführt haben, das Bein Ihres Babys auf ganz sanfte Art und lassen Sie seinen Fuß einige Sekunden in Ihrer Handfläche ausruhen. Atmen Sie tief und entspannen Sie sich dabei.

Oberkörpermassage

Nähern Sie sich dem Herzen Ihres Babys durch Berührung und lösen Sie durch die zärtliche Fürsorge und Liebe, die das Baby dabei empfindet, in seinem Gehirn die Ausschüttung von Glückshormonen aus. Stimmen Sie den Druck dabei immer behutsam auf die jeweiligen Reaktionen Ihres Babys ab und beginnen Sie zunächst mit sehr leichter Berührung. Respektieren Sie dabei zu jederzeit einen möglichen Widerstand und vergessen Sie nicht, Ihr Baby anzulächeln – besonders wenn es zögerlich wirkt.

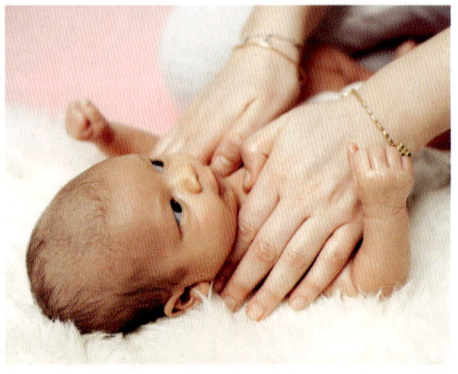

1 Platzieren Sie beide Hände flach auf dem Brustkorb des Babys. Überprüfen Sie erneut seine Bereitwilligkeit. Einige Babys brauchen länger, um eine Massage im Brustbereich freudig anzunehmen.

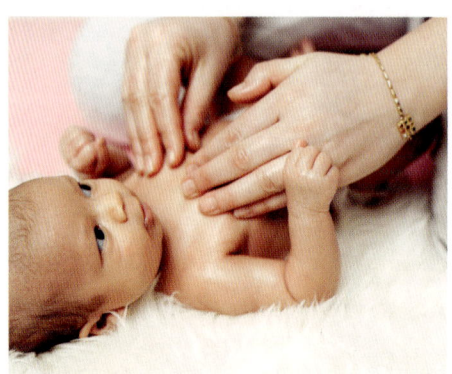

2 Probieren Sie beidhändig kleine, sanfte Streichbewegungen von der Brustmitte aufwärts in Richtung Hals aus. Ist dabei Ihr Baby zufrieden, können Sie fortfahren. Reagiert es mit Anspannung, gehen Sie zu Schritt 4 über.

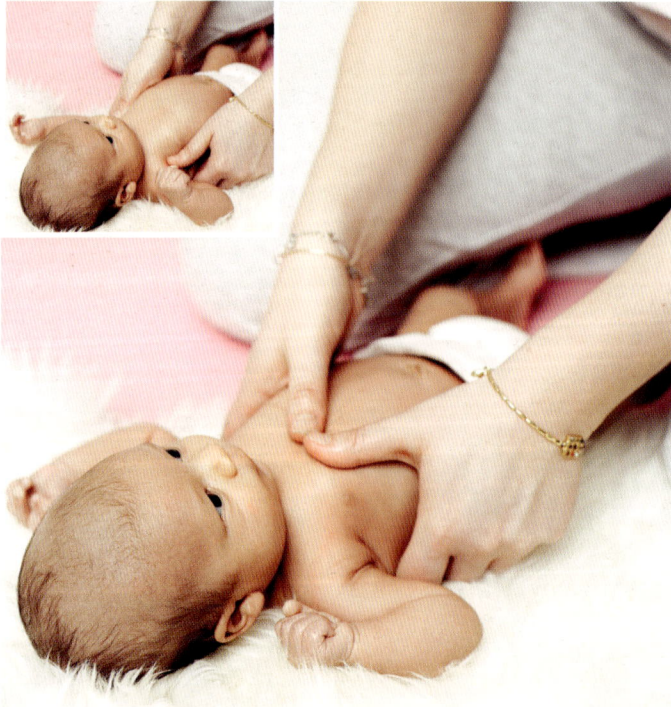

3 Ziehen Sie mit Ihren Daumenbeeren kleine Halbkreise in Richtung Hals Ihres Babys, zu den Seiten herunter und dann in die Mitte zurück.

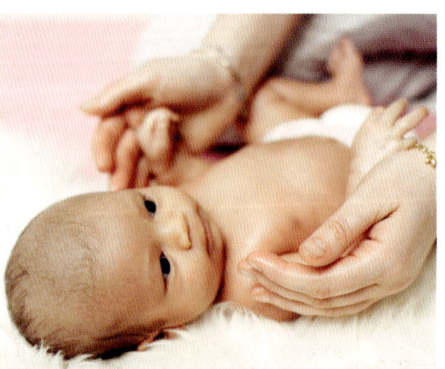

4 Legen Sie Ihre Hände auf die Schultern des Babys. Lassen Sie nun die Hände in einer langen, weichen Streichbewegung zu seinen Händen gleiten. Ist das Baby entspannt, öffnet es seine Handflächen vielleicht. Erzwingen Sie jedoch niemals diesen Vorgang.

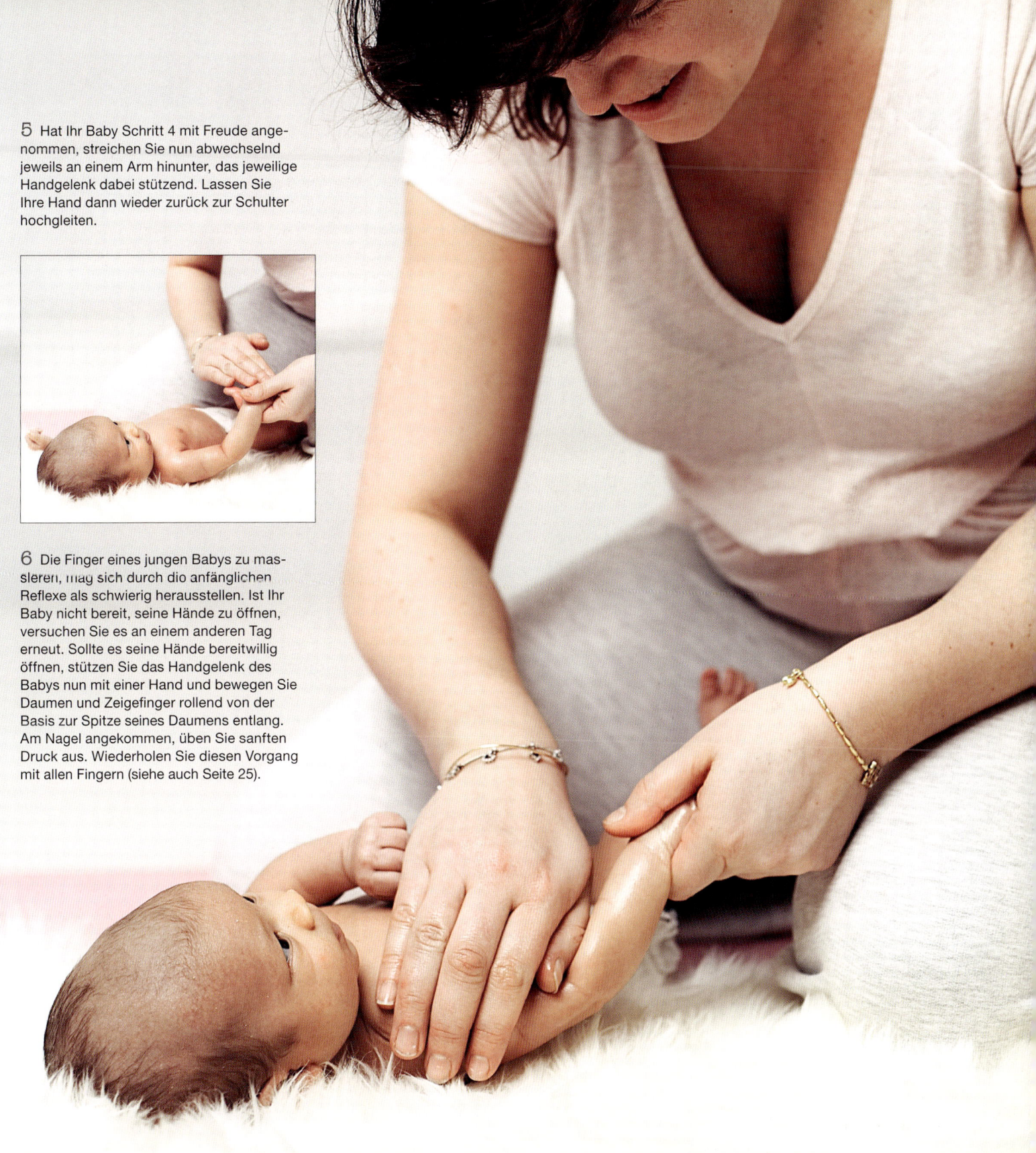

5 Hat Ihr Baby Schritt 4 mit Freude angenommen, streichen Sie nun abwechselnd jeweils an einem Arm hinunter, das jeweilige Handgelenk dabei stützend. Lassen Sie Ihre Hand dann wieder zurück zur Schulter hochgleiten.

6 Die Finger eines jungen Babys zu massieren, mag sich durch die anfänglichen Reflexe als schwierig herausstellen. Ist Ihr Baby nicht bereit, seine Hände zu öffnen, versuchen Sie es an einem anderen Tag erneut. Sollte es seine Hände bereitwillig öffnen, stützen Sie das Handgelenk des Babys nun mit einer Hand und bewegen Sie Daumen und Zeigefinger rollend von der Basis zur Spitze seines Daumens entlang. Am Nagel angekommen, üben Sie sanften Druck aus. Wiederholen Sie diesen Vorgang mit allen Fingern (siehe auch Seite 25).

Kopf- und Gesichtsmassage

Im Gesicht sind Babys extrem reizempfänglich. Sanfte und mehrfach wiederholte Bewegungen mit Ihren Fingern auf der Stirn ihres Babys bewirken Entspan-nungsreaktionen, die einen seligen Schlaf herbeiführen. Eine ruhige Atmung Ihrerseits, tut das Übrige dazu.

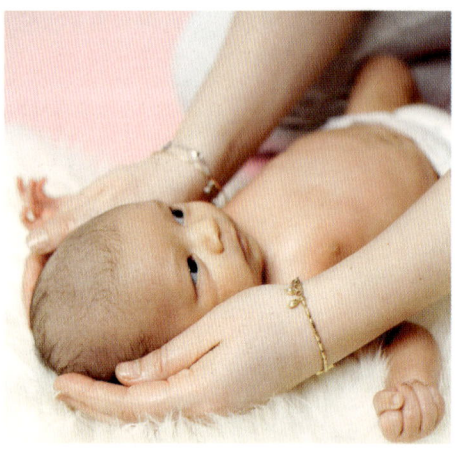

1 Umfassen Sie den Kopf des Babys mit beiden Händen. Vergewissern Sie sich, dass Ihr Baby glück-lich und zufrieden ist.

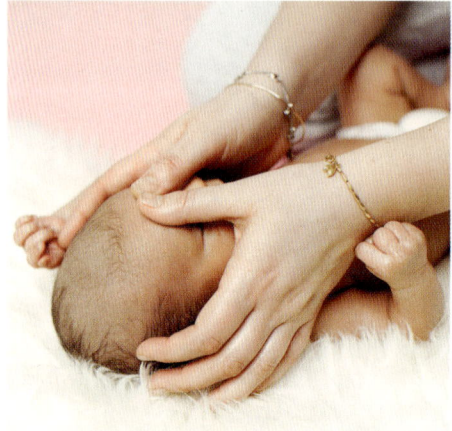

2 Machen Sie mit Ihren Daumenbee-ren kleine, kreisför-mige Bewegungen auf seiner Stirn, die Sie dann zu beiden Seiten des Kopfes hin ausweiten bis Sie sie hinter den Ohren beenden. Wiederholen Sie diesen Vorgang dreimal.

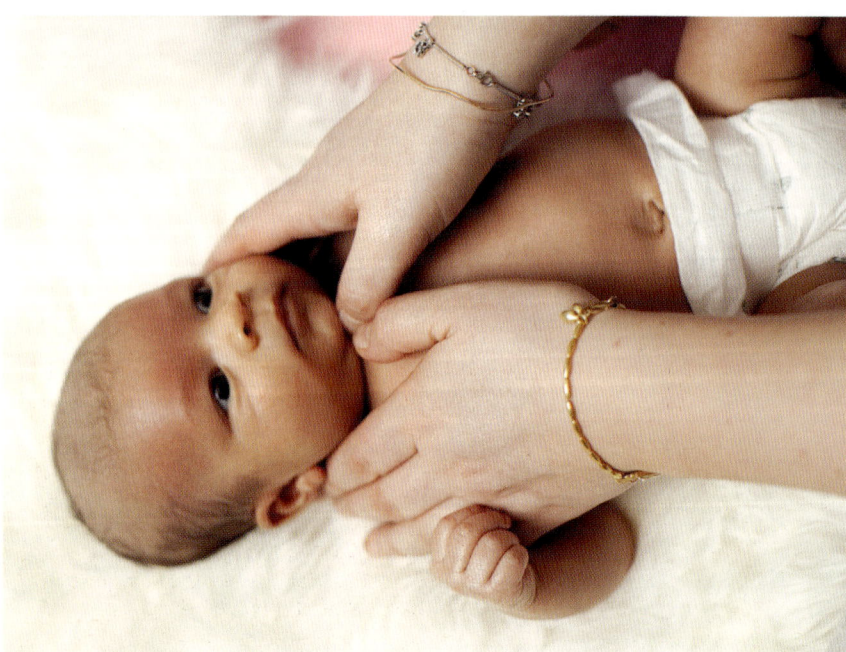

3 Streichen Sie das Kinn des Babys mit Ihren Daumen-beeren. Ist Ihr Baby dabei zufrieden streichen Sie nun an der Unterkante des Wangenknochens, entlang der Nasen-flügel nach außen hin, in Richtung der Ohren. Achtung. Eine Berührung der Wan-gen führt möglicher-weise dazu, dass Ihr Baby in Erwartung einer Mahlzeit seinen Mund öffnet.

Rückenmassage

Neugeborene sind möglicherweise erst zu einer Rückenmassage bereit, wenn sich Ihre Wirbelsäule während
des zweiten Monats aus der Krümmung (teilweise) aufgerichtet hat.

Achten Sie bei einem jungen Baby immer darauf,
dass seine Atemwege frei sind und sein Kopf zu einer
oder zur anderen Seite zeigt.

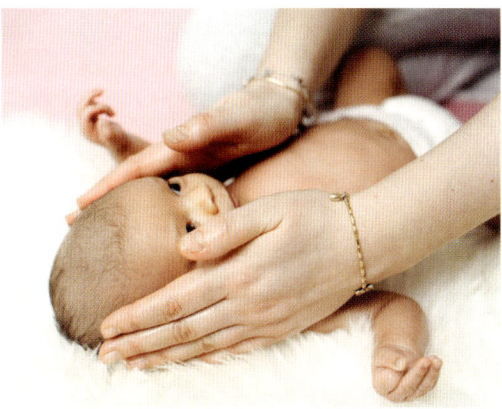 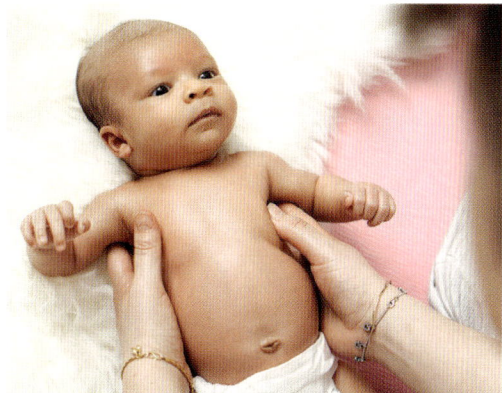

Beenden Sie die Massage Ihres
Neugeborenen mit einer langen
Streichbewegung entlangs des
Rückens. Beginnen Sie dabei mit
Ihren flachen Hände an den Seiten des Kopfes, gleiten Sie dann
unter den Schultern und Armen
entlang bis ganz nach unten über
den Po und die Beine. Wiederholen Sie diesen Vorgang dreimal.
Langsame und beruhigende
Streichungen signalisieren Ihrem
Baby das Ende der Massage und
können auf diese Weise eine ein-
schläfernde Wirkung haben.

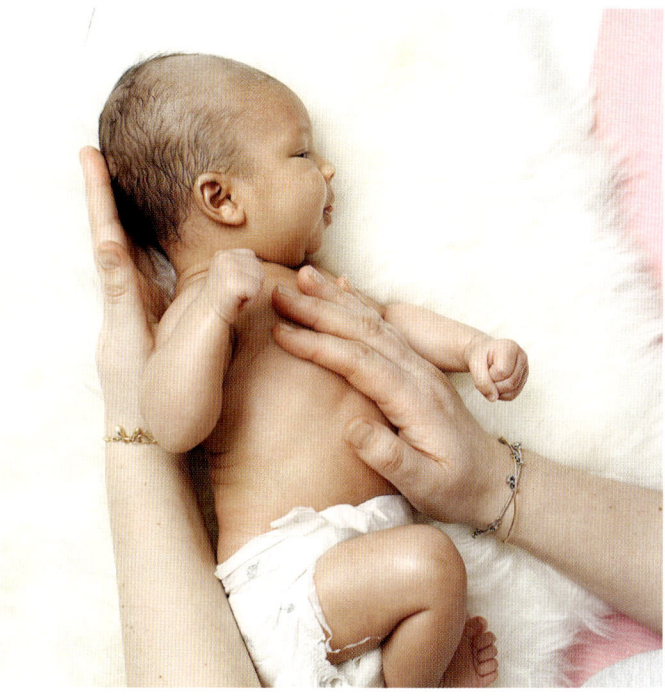

Alternativ können Sie mit dem
Baby in Seitenlage Ihre eine
Hand vom Oberkopf zum unteren
Rücken gleiten lassen, während
Sie sanft mit der anderen Hand
flach gegen seine Brust drucken.
Diese Praktik gibt dem Baby
Geborgenheit, die ein Sicherheits-
gefühl vermitteln kann, und ihm
das Einschlafen erleichtert.

Singen

Der Zeitpunkt ist ideal, um damit anzufangen, dem Baby etwas vor-
zusingen. Wählen Sie Ihr Lieblingskinderlied aus oder erfinden Sie
für Ihr Baby ein ganz neues Stück. Die kommenden Monate, ja sogar
Jahre, werden Sie für Ihr Baby ein absoluter „Star" sein, egal wie
schief Sie auch immer klingen mögen. Ihr Baby wird selbst die einfachsten Lieder lieben, die nachweislich und – ungeachtet der Fähigkeiten des Sängers – förderlich für die Gehirnentwicklung sind.

Lindernde Massage bei Blähungen, Koliken und Verstopfung

Medizinisch werden Koliken nicht als Krankheit betrachtet, ihre Ursache scheint ungeklärt. Koliken bereiten aber – wie auch Reflux und Erbrechen – sowohl dem Baby als auch seinen hilflosen Eltern Qualen und Stress. Diese Leiden, die eines Tages wieder von selbst verschwinden, können durch Massage gemildert werden, sodass Ihr Baby sich wohler fühlt. Der Erfolg ist dabei nicht nur eine Frage der Technik, auch Ängstlichkeit und Sorge werden zwangsläufig auf Ihr Baby übertragen. Können Sie sich aber entspannen – und die Massage Ihres Babys wird Ihnen selbst dabei helfen, Spannungen abzubauen –, werden Sie auch ihm wirksamer helfen können.

Achtung

Ziehen Sie Ihren Arzt oder einen anderen Angehörigen der Gesundheitsberufe zurate, um sich zu vergewissern, dass die Bauchschmerzen Ihres Babys tatsächlich nur durch Blähungen, Koliken oder Verstopfung verursacht werden.

Massieren Sie Ihr Baby nicht während eines Kolikanfalls. Der beste Zeitpunkt ist eine halbe bis eine Stunde bevor die Schmerzen üblicherweise einsetzen (meist passiert das am späten Nachmittag).

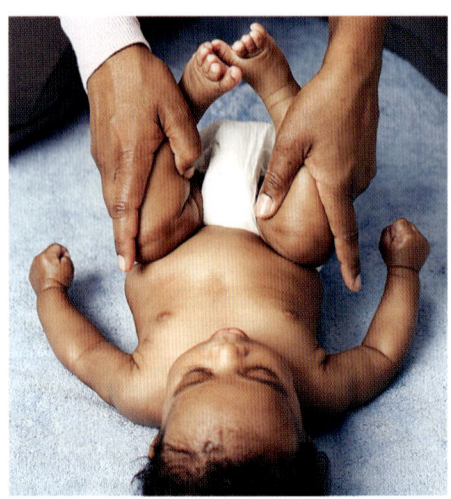 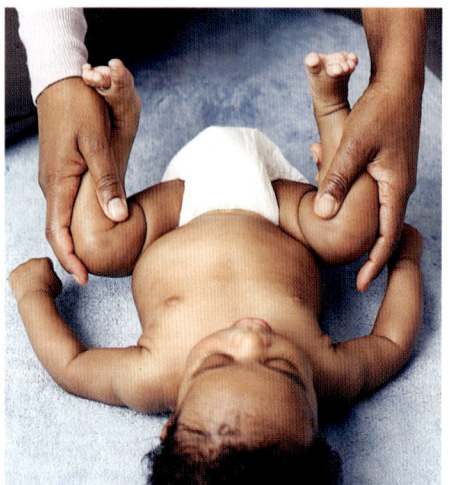 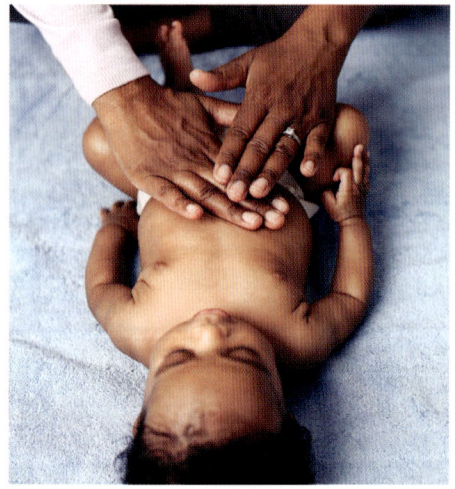

1 Bevor Sie mit der Massage beginnen, platzieren Sie Ihre Hände auf den Schienbeinen des Babys und drücken Sie seine Beine sanft in Richtung Körper, bevor Sie sie lösen. Führen Sie diesen Vorgang dreimal aus. Diese „Knie zum Bauch"-Übung kann Spannungen abbauen und Schmerzen lindern.

2 Ist Ihr Baby hierbei zufrieden, fahren Sie mit kreisförmigen, nach außen gerichteten Bewegungen der Beine fort. Praktizieren Sie diese Technik ebenfalls dreimal. Achten Sie während der gesamten Übung darauf, den Po des Babys nicht von der Matte zu heben.

3 Legen Sie Ihre übereinander liegenden Hände auf den Bauch des Babys und fühlen Sie, ob er sich hart oder aufgebläht anfühlt. Der sanft ausgeübte Druck sollte immer auf das Baby abgestimmt sein. Beobachten Sie die Reaktion und verringern Sie ihn, wenn Ihr Baby das Gesicht verzieht oder die Stirn runzelt. Streichen Sie dann in derselben Handhaltung unterhalb der Rippenbögen im Bauchbereich des Babys dreimal im Uhrzeigersinn.

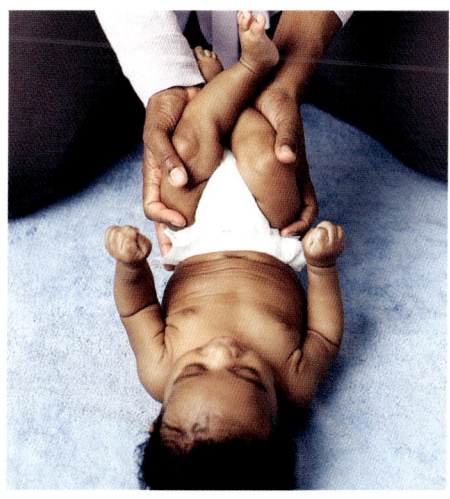

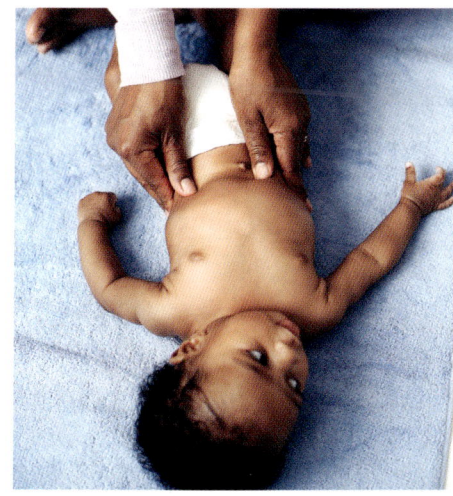

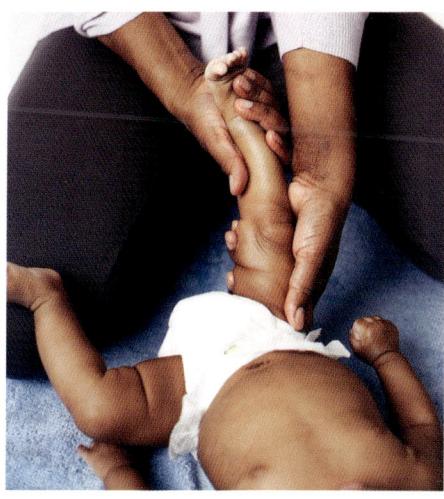

4 Lassen Sie Ihre Hände zu beiden Seiten der Hüfte gleiten und stützen Sie die Oberschenkelrückseiten des Babys. Kreuzen Sie seine Beine nun abwechselnd mit sanftem und dennoch festem Druck und achten Sie darauf, den Po nicht von der Matte zu heben.

5 Halten Sie mit Ihren Händen den unteren Rücken Ihres Babys und die Seiten und führen Sie mit Ihren Daumenbeeren nach außen gerichtete Streichbewegungen von der Bauchmitte unterhalb des Bauchnabels aus. Wiederholen Sie dies dreimal, um Verstopfungen abzuschwächen.

6 Eine Beinmassage (siehe auch Seite 22) ist hier ebenfalls hilfreich: Halten Sie das Fußgelenk Ihres Babys in einer Hand und seinen Oberschenkel in der anderen, wobei Sie Ihren Daumen mit sanften Knetbewegungen in Richtung Hüfte hochwandern lassen. (Vermeiden Sie Druck auf die Leistengegend.)

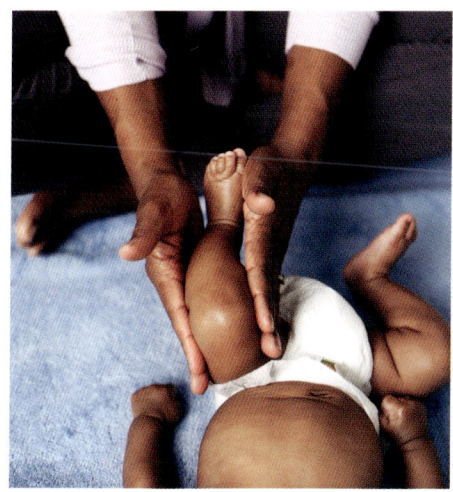

8 Beugen und strecken Sie das Bein Ihres Babys nun – einem Kolben ähnelnd – abwechselnd, um die Massage zu beenden. Halten Sie seine Beine dazu fest unter den Knien und finden Sie einen Rhythmus, der auf das Alter und Gemüt Ihres Babys abgestimmt ist. Die meisten Babys haben Freude an stärkeren als den von uns angebotenen Bewegungen. Traditionelle Babymasse ist überraschend energisch.

Mummeln Sie Ihr Baby am Ende dieser Massage warm ein, und nehmen Sie sich einen Augenblick Zeit für Entspannung. Sollte Ihr Baby zu aufgedreht sein, nehmen Sie es in einen beruhigenden Haltegriff (Seite 19) und gehen Sie mit ihm langsam umher. Wiederholen Sie diese Sequenz täglich, um eine bestmögliche Wirkung zu erzielen.

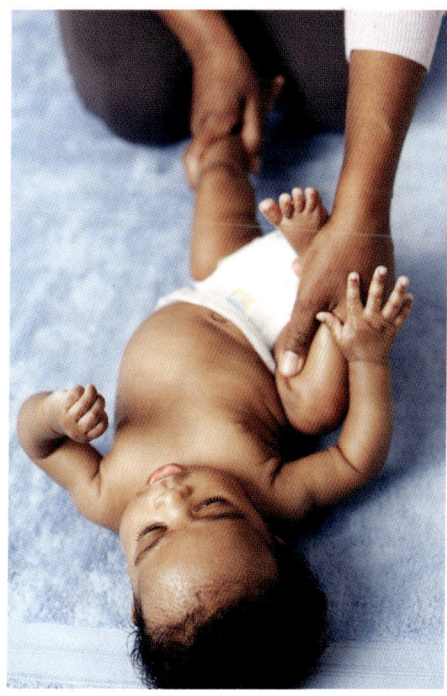

7 Führen Sie anschließend noch eine rollende Streichbewegung aus, um das gesamte Bein Ihres Babys zu entspannen: Nehmen Sie sein Bein zwischen Ihre Handflächen und bewegen Sie Ihre Hände auf und ab als würden Sie eine Teigrolle machen. Wiederholen Sie diese Rollbewegungen und seien Sie dabei äußerst sanft an den Knie- und Fußgelenken.

Weitung des Brustkorbs

Diese Sequenz kombiniert eine Massage des vorderen und hinteren Oberkörpers und hilft auf diese Weise mit, die Lunge freizumachen. Sollten Asthmafälle in der Familie bekannt sein, ist diese Übungsreihe zur Vorbeugung sehr sinnvoll. Die Anwendung von Öl erleichtert den Vorgang. Streichen Sie den Rücken des Babys über den Tag verteilt immer wieder sanft von oben nach unten im Schulterhaltegriff (siehe Seite 19).

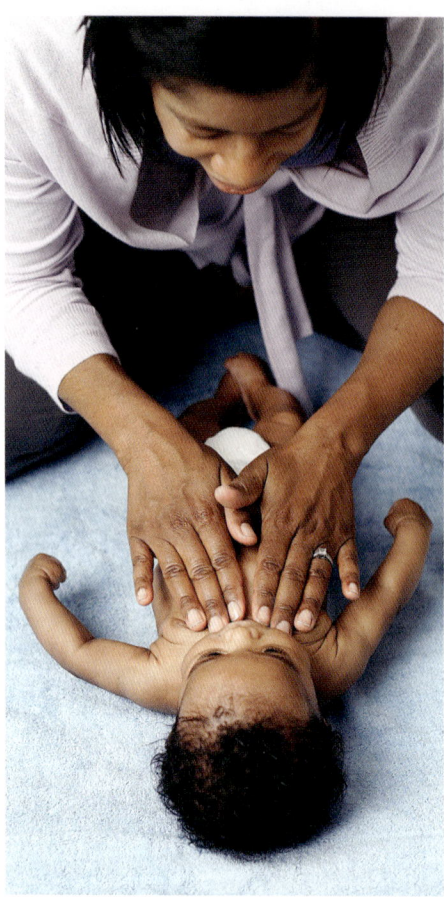

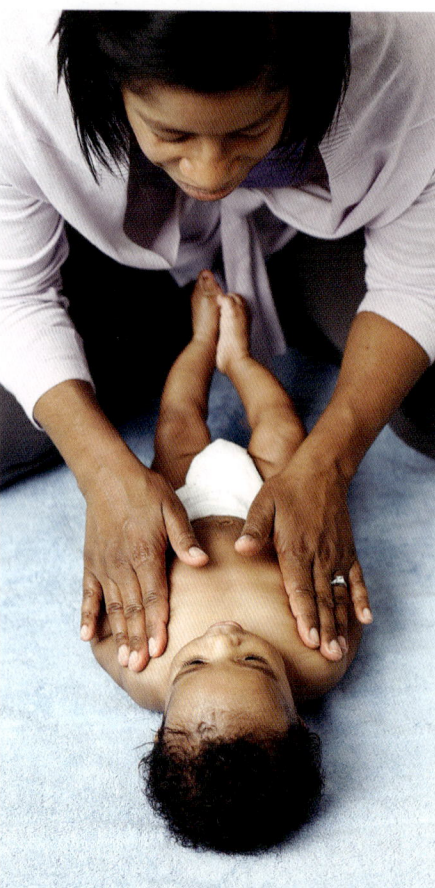

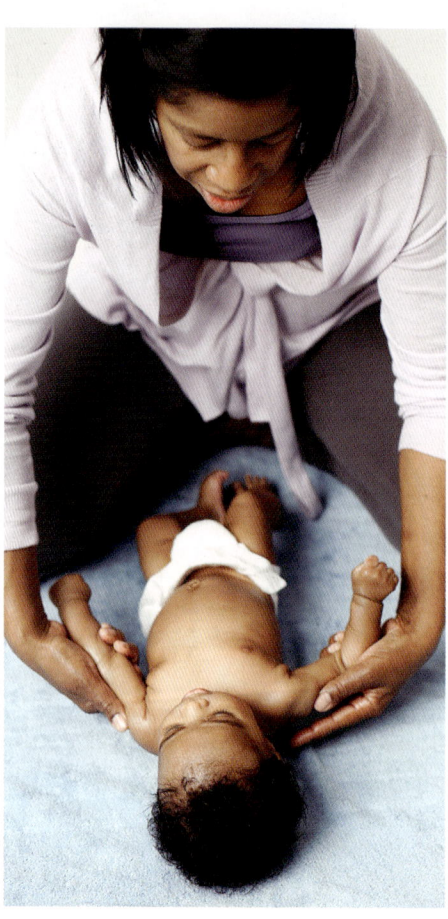

1 Legen Sie beide Hände flach auf den Brustkorb Ihres Babys und reiben Sie sanft mit Ihren Fingerbeeren auf und ab.

2 Legen Sie Ihre abgespreizten Daumen auf das Sternum (Brustbein) Ihres Babys, die restliche Handfläche liegt auf der Schultervorderseite auf. Von der Brustmitte aus streichen Sie mit den Daumen mit sanftem und gleichmäßigem Druck zu den Seiten hin aus. Beim Zurückgleiten in die Mitte lösen Sie den Druck. Wiederholen Sie diesen Schritt dreimal.

3 Halten Sie die Schultern des Babys von unten jeweils in der hohlen Hand und streichen Sie sanft, mit entspannten langsamen Bewegungen – sodass Ihr Baby dabei nicht verspannt – über die Schulterblätter und an der Außenseite der Arme zu den Handgelenken hinunter. Wiederholen Sie diesen Vorgang dreimal.

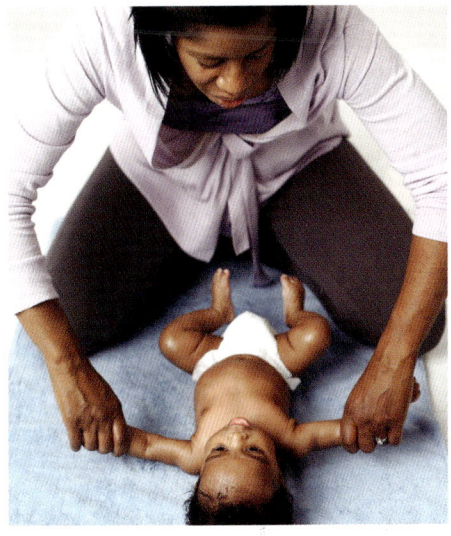

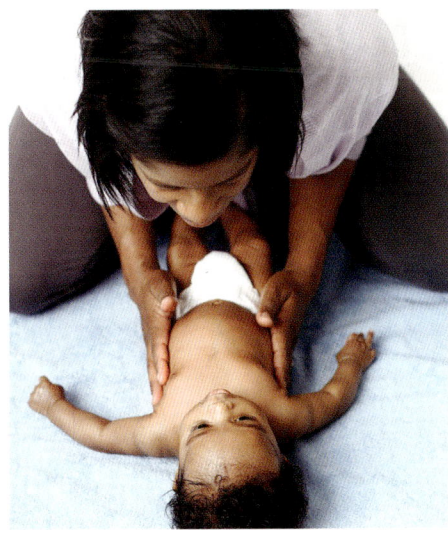

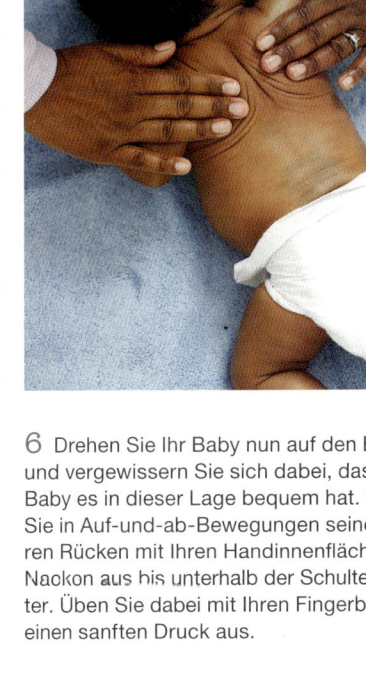

4 Ist Ihr Baby mit Freude dabei, halten Sie seine Oberarme zwischen Ihren Fingern (von oben) und Daumen (von unten). Lassen Sie Ihre Hände zu seinen Handgelenken gleiten und bewegen Sie dabei seine Arme in leichtem Auf und Ab. Das Ziel ist hierbei die vollständige Öffnung der Arme des Babys.

5 Lassen Sie Ihre Hände von seiner Brustmitte zu beiden Seiten des Brustkorbs gleiten und greifen Sie dabei mit Ihren Fingern zu den hinteren Rippen herum. Möglicherweise findet Ihr Baby Gefallen an den kleinen Rollbewegungen, die Sie auslösen, indem Sie im Wechsel jeweils an einer Seite ganz leichten Druck ausüben.

6 Drehen Sie Ihr Baby nun auf den Bauch und vergewissern Sie sich dabei, dass Ihr Baby es in dieser Lage bequem hat. Reiben Sie in Auf-und-ab-Bewegungen seinen oberen Rücken mit Ihren Handinnenflächen vom Nacken aus bis unterhalb der Schulterblätter. Üben Sie dabei mit Ihren Fingerbeeren einen sanften Druck aus.

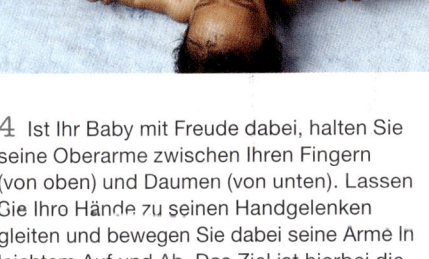

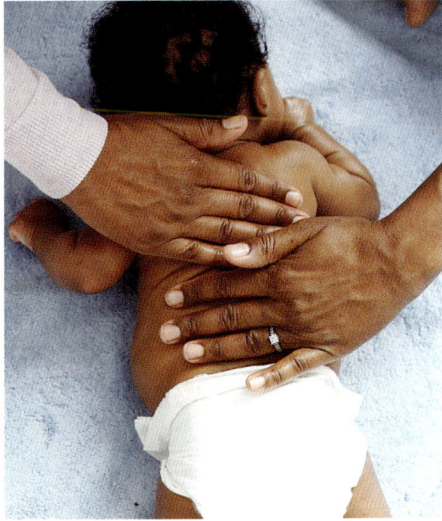

9 Reiben Sie sich die Hände großzügig mit Öl ein. Legen Sie eine Hand auf eine Schulter ihres Babys und die andere Hand auf die hierzu entgegengesetzte Seite seiner Taille. Streichen Sie nun mit Ihren Fingerbeeren mit leichtem Druck seitlich von der Wirbelsäule weg und lassen die Finger daraufhin wieder in die Mitte zurückgleiten. Vermeiden Sie dabei immer, die Wirbelsäule zu berühren. Kommen Ihre Hände in der Rückenmitte wieder zusammen, massieren Sie weiter und wiederholen den Vorgang einmal.

Mummeln Sie Ihr Baby nach der Massage warm ein und geben Sie ihm eine liebevolle, innige Umarmung.

7 Findet Ihr Baby diesen Druck angenehm, ziehen Sie mit Ihren Daumenbeeren kleine Kreise an der Basis des Nackens, von der Mitte zu den Seiten der Schultern hin.

8 Streichen Sie Ihrem Baby mit Paddelbewegungen Ihrer Hände von den Schultern den Rücken hinunter. Liegt Ihr Baby mit dem Kopf zu Ihnen, streichen Sie von sich weg, liegt es andersherum, führen Sie die Streichungen zu sich aus. Wiederholen Sie diesen Vorgang einige Male.

Positive Berührung

Im gesamten Bereich der Babymassage berühren wir unsere Babys auf positive Art. Hier zeigen wir einige zusätzliche Praktiken, die unseren Babys ein Gefühl von Ruhe und Sicherheit vermitteln.

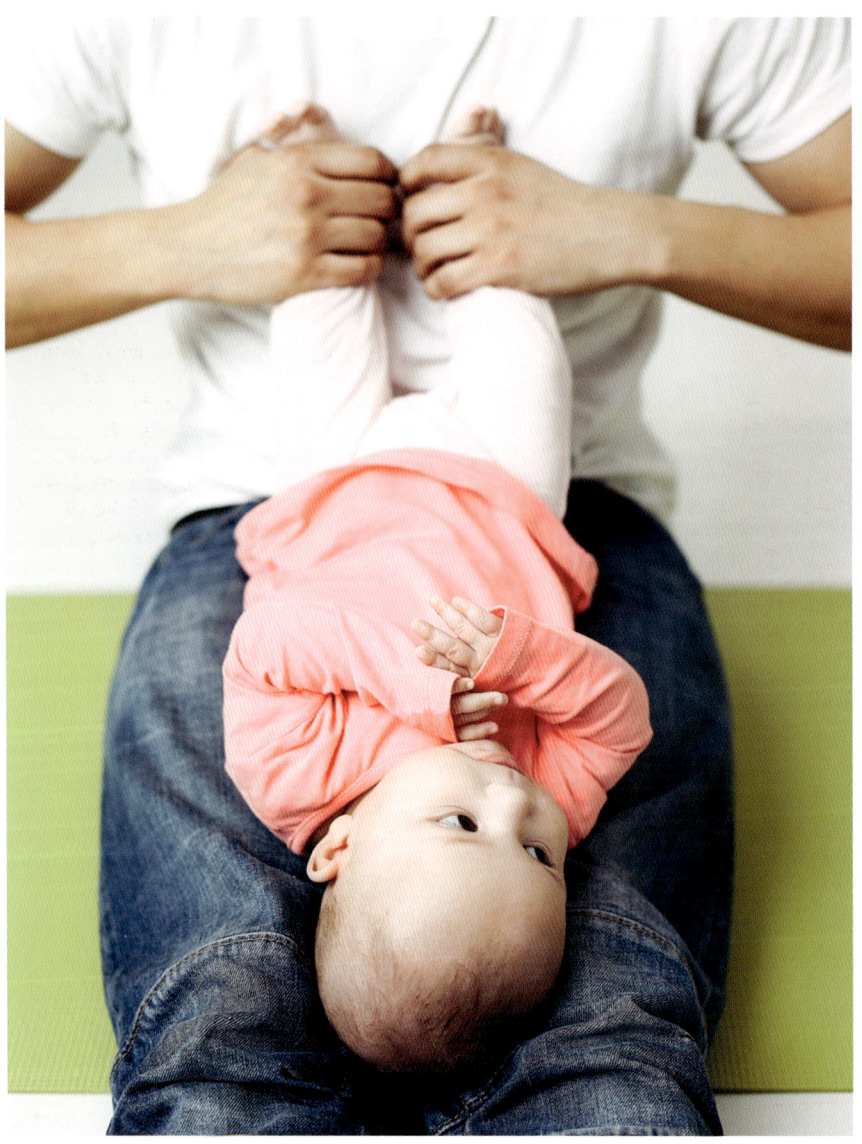

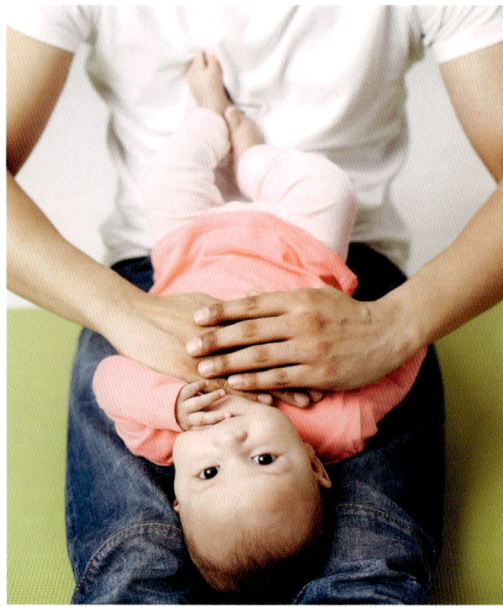

Fußhaltegriff

Das gleichzeitige, feste Umfassen der Füße Ihres Babys mit Ihren Händen und seinen Füßen gegen Ihren Bauch kann sehr beruhigend sein und denjenigen Babys Sicherheit geben, die ihre Beine und Arme während des Schreiens sehr viel hin- und herbewegen. Der Fußhaltegriff wirkt auch bei Babys, die sich selbst zu beruhigen versuchen, indem sie ihre Hände über das Gesicht legen, wie auch bei jenen, die sich in dem Moment gegen jede Form des Kuschelns wehren und den Augenkontakt vermeiden. Gleichzeitig ist dieser Griff eine gute Möglichkeit für Sie, Ihrem Baby zu vermitteln, dass Sie es liebhaben, auch wenn Sie selbst in der Situation zu aufgebracht sind, um sich ihm in anderer Form zuzuwenden. Beenden Sie diese Praktik, indem Sie Ihre Hände sanft auf den Brustkorb Ihres Babys legen.

Boruhigende Massagepunkte im Gesicht Ihres Babys

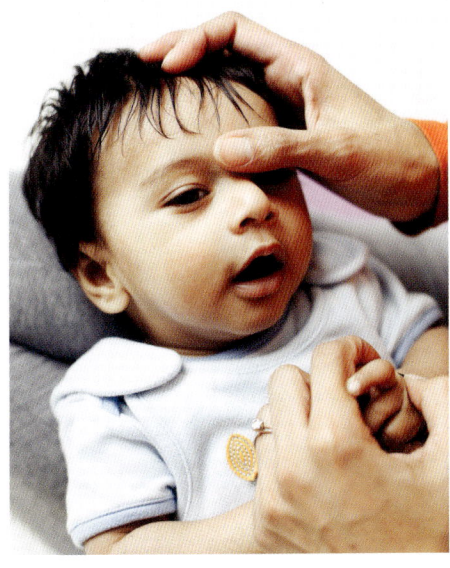 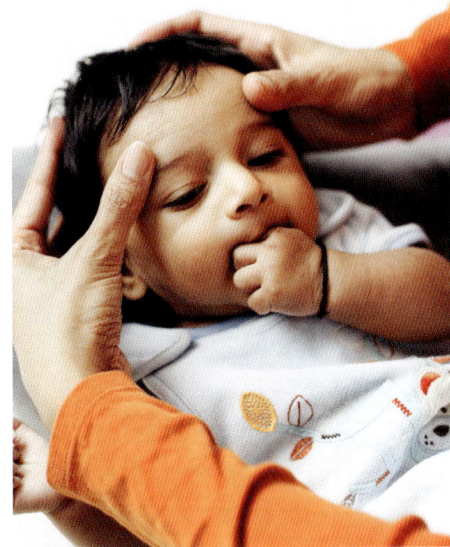 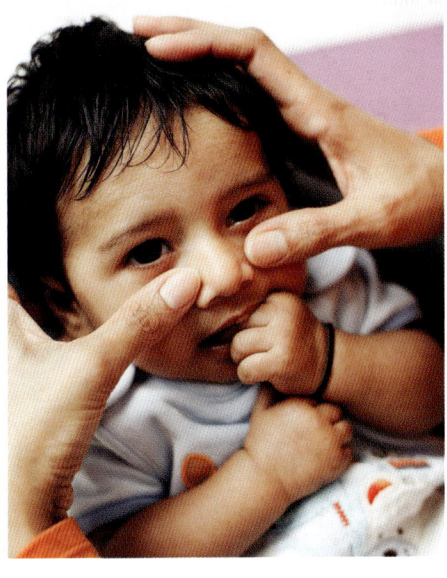

Streichbewegungen auf dem Nasenrücken: Üben Sie mit Ihren Daumenbeeren sanften Druck auf den Punkt zwischen den Augenbrauen des Babys aus und streichen Sie sanft in kurzen und wiederholenden Bewegungen auf dem Nasenrücken hinunter. Diese Praktik wird in vielen Kulturen angewandt, um Babys das Einschlafen zu erleichtern.

Streichbewegungen auf der Stirn: Umfassen Sie den Kopf Ihres Babys mit beiden Händen und legen Sie Ihre Daumen flach in die Mitte der Stirn. Führen Sie nun langsame Streichbewegungen von der Mitte der Stirn zu den Schläfen hin aus und lassen dann die Daumen zurück in die Mitte gleiten. Wiederholen Sie diese Streichbewegungen, bis das Baby allmählich seine Augen schließt, um ihm auf diese Weise den Übergang in den Schlaf zu erleichtern.

Nasenflügel: Drücken Sie Ihre Daumenbeeren sanft von beiden Seiten auf das jeweilige Nasenloch und streichen Sie in einer kurzen Bewegung ab- und seitwärts unter die Wangenknochen. Diese Praktik hat eine lindernde Wirkung, wenn Babys aufgrund einer verschleimten Nase quengelig sind. Sie ist zudem für eine Verbesserung der Atmung im Allgemeinen sehr förderlich.

Ohrmassage

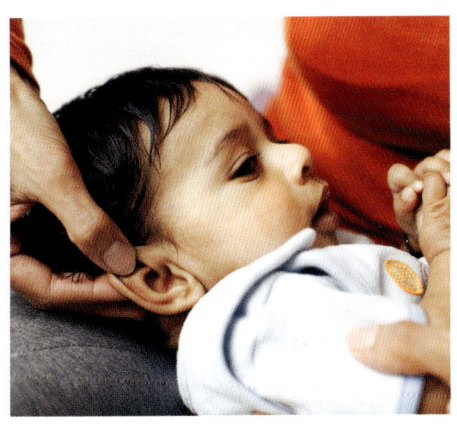

Bewegen Sie Ihren Daumen und Zeigefinger mit sanftem Druck am Rand der Ohrmuschel – von der oberen Kante bis zum Ohrläppchen – entlang. Denken Sie dabei an kleine Stiche einer Naht. Beenden Sie diese Praktik mit kleinen kreisenden Bewegungen, die Sie mit sanftem Druck auf den Ohrläppchen ausführen. Aurikularmassage ist eine alte östliche Technik, die praktiziert wird, um alle Körpersysteme ins Gleichgewicht zu bringen, und die bedenkenlos bei Babys angewandt werden kann.

2 Erste Bewegungen

Berührung und Bewegung ergänzen und vervollständigen sich gegenseitig. Global betrachtet, beginnen die meisten Menschen mit Babymassage. Unsere Gesellschaft hingegen besitzt diese Massagekultur nicht und kennt nur einfache Umarmungen. Regelmäßig durch Berührung das gegenseitige Wohlbefinden zu steigern, ist uns eher noch fremd. Sollte Ihr Baby Ihre ersten Massageversuche nicht gut angenommen haben oder empfanden Sie selbst den Beginn als mühevoll, so mag Baby-Yoga für Sie eine bessere Möglichkeit sein, um sich von Geburt Ihres Babys an auf fühlbare, körperliche Kommunikation mit Ihrem Kind einzulassen. Wo auch immer Sie Ihren Anfangspunkt setzen: Die Bewegungen begünstigen sich gegenseitig und eine Übung wird somit unweigerlich den Weg zur nächsten bahnen. Durch Babymassage werden Sie und Ihr Baby gemeinsam besser entspannen können, Baby-Yoga stimuliert Ihr Baby, seine Bewegungsmöglichkeiten mit purer Freude zu entdecken. Sie werden mit der Zeit zunehmend selbstsicherer und es damit leichter finden, Massage und Yoga auf vielfältige und kreative Art so zu kombinieren, dass die Übungen speziell auf die Bedürfnisse Ihres Babys zu den verschiedenen Tageszeiten und in den jeweiligen Entwicklungsstadien sowie auch auf Ihre eigene Stimmung und die Ihres Babys abgestimmt sind.

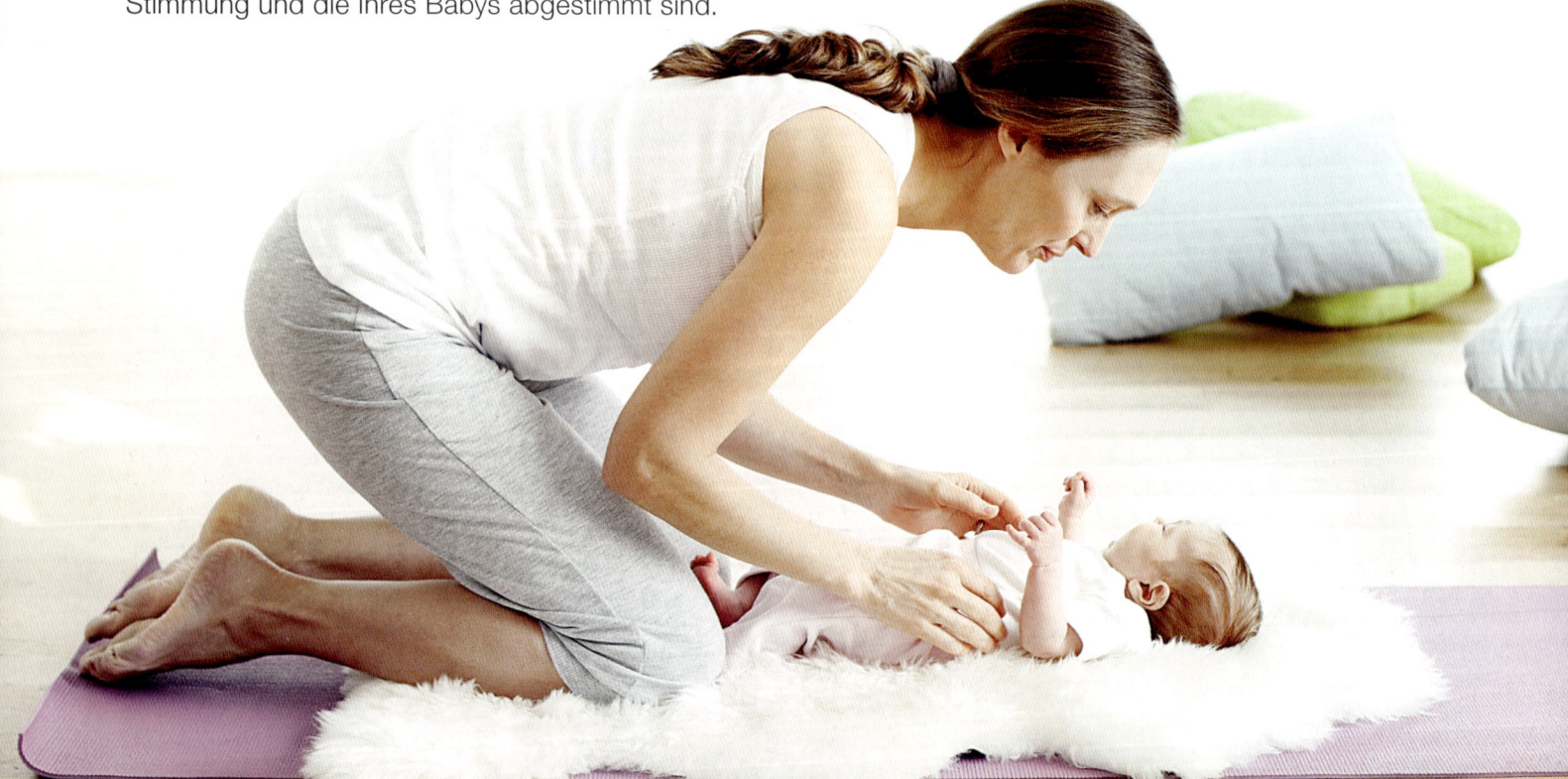

Massage zur Begrüßung

Diese Trockenmassagebewegungen, bei denen das Baby angezogen bleibt, wärmen für die Yoga-Übung auf, fördern die Durchblutung und ermöglichen Dehnung im Wechselspiel mit einem wiegenden Modus. Diese Begrüßungsstreichungen geben auch Ihnen – sowohl im Knien als auch im Sitzen – die Möglichkeit, sich zu dehnen und sich durch das Strecken der Arme auf die schwungvollen, dynamischen und dennoch leichten Streichbewegungen am gesamten Körper Ihres Babys entlang, vorzubereiten. Die Begrüßung Ihres Babys mit einem „Hallo" und seinem Namen leitet für Ihr Baby einen ganz besonderen Zeitabschnitt ein, da es weiß, dass Sie sich in diesem Rahmen vollständig auf Ihr Baby konzentrieren.

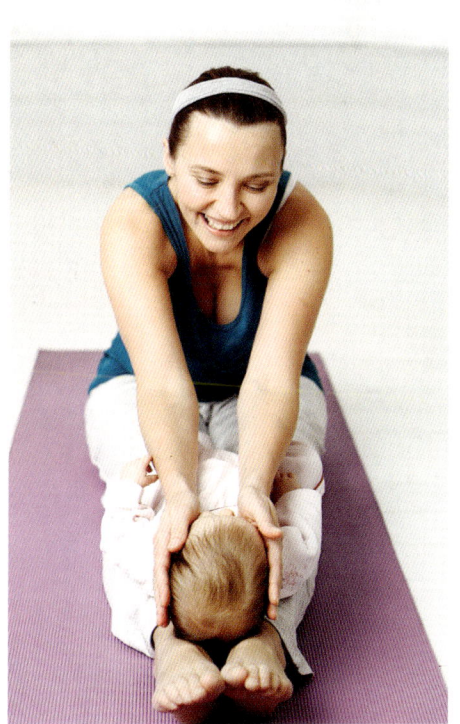

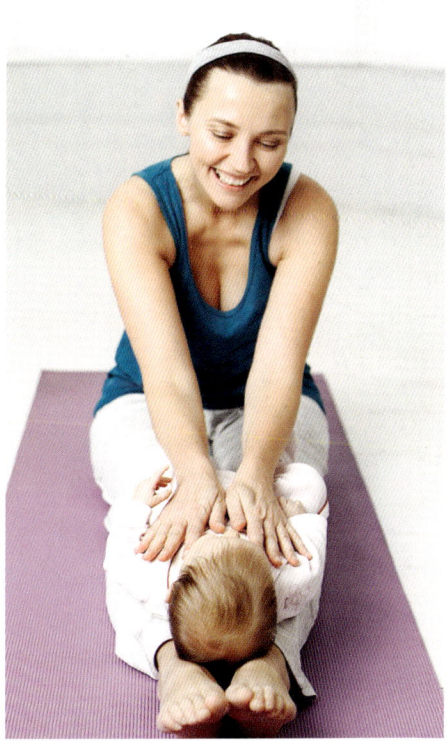

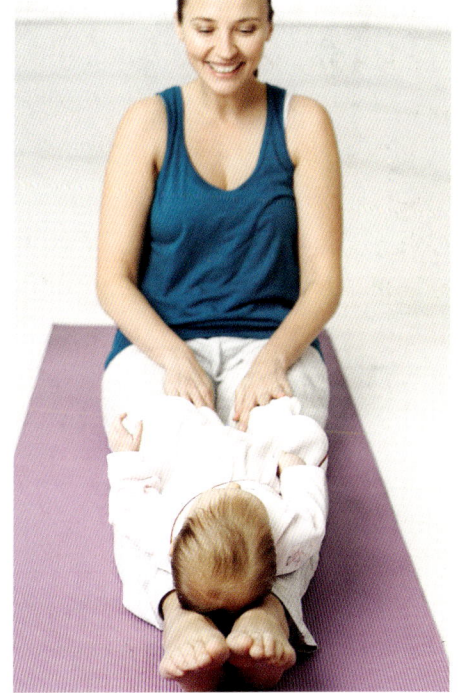

Atmen Sie ein. Strecken Sie sich nach vorn, sodass Sie Ihrem Baby beide Hände jeweils auf die Seiten des Kopfes legen können und lassen Sie die Hände zum Brustkorb, dann an den Beinen heruntergleiten, wobei Sie die Füße am Ende der Streichbewegung kurz halten. Wiederholen Sie diesen Vorgang dreimal.

Variante

Sollte es Ihrem Baby unangenehm sein, am Kopf berührt zu werden, beginnen Sie die Streichbewegung an den Schultern. Zudem können Sie bei dieser Begrüßung auch die Rückseite Ihres Babys mit einbeziehen, indem Sie Ihre Hände an beiden Seiten des Körpers zum Po und zu den Beinen hinabgleiten lassen. Vermeiden Sie es bei dieser schwungvollen Streichbewegung nach unten aber unbedingt, den Po Ihres Babys anzuheben.

Die erste Hüftsequenz

Diese Übungen bilden die Grundlage des Baby-Yoga und all der Yogahaltungen, welche die Tiefenmuskulatur des Körpers stärken und dabei positive Auswirkungen auf das Nerven- und endokrine System (Hormonsystem) haben. Die Basis der Wirbelsäule spielt dabei eine äußerst wichtige Rolle, wie kräftig, symmetrisch, zentriert und gelenkig wir sind, und darüber hinaus, wie frei und ungehindert wir in unserem Körper leben. Manche Babys sind sehr gelenkig bis hin zur Hypermobilität, andere dagegen eher unerwartet steif und unbeweglich. Baby-Yoga möchte einen Mittelweg finden, der, je nach Bedarf, entweder Stabilität oder Gelenkigkeit fördert. Es ist wichtig, dem Baby niemals eine Bewegung aufzuzwingen, sondern sich stets liebevoll an seinen Fähigkeit zu orientieren. Baby-Yoga, insbesondere die Hüftbewegungen, führt zu mehr Körpersymmetrie. Beachten Sie hierbei auf jeder Seite individuell die Grenzen, die den Bewegungsraum Ihres Babys einschränken. Versuchen Sie, sich Ihren Atem bewusst zu machen, sodass Sie während der im Folgenden aufgeführten Übungen einen Atemrhythmus etablieren können. Bei jungen oder empfindlicheren Babys beginnen Sie mit den Übungen 1, 2, 3, 6 und 7 und führen die Bewegungen 4 und 5 ganz allmählich in die Sequenz ein. Bei Babys mit Hüftinstabilität (Schnapphüfte) sollten Sie länger die Übungen 6 und 7 anwenden.

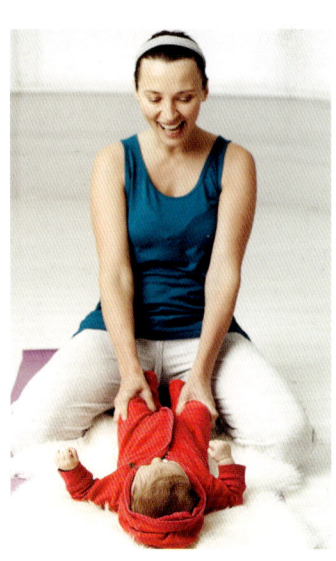

1 Legen Sie beide Hände auf die Beine Ihres Babys. Während Sie Augenkontakt herstellen, überprüfen Sie, ob Ihr Baby seine Zustimmung durch bejahende Körpersignale (Seite 14) ausdrückt.

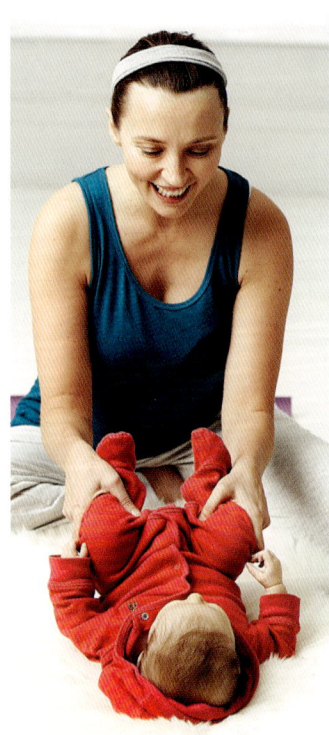

2 Platzieren Sie Ihre Hände um die gebeugten Beinen des Babys und schieben Sie seine Oberschenkel fest in Richtung Bauch. Vermeiden Sie hierbei direkten Druck auf die Knie. Lösen und wiederholen Sie diese Bewegung zwei- oder dreimal, wobei Sie den ausgeübten Druck bei dieser Übung individuell auf Ihr Baby abstimmen. Babys können bedenkenlos auch durchaus starken Druck annehmen und als angenehm empfinden. Hören Sie jedoch augenblicklich auf, sobald Ihr Baby dabei nicht mehr zufrieden ist. Abwechselndes Drücken und wieder Loslassen regt seine Verdauung an und lindert Verstopfung.

3 Halten Sie Ihre Hände in derselben Position um die Schienbeine des Babys und führen Sie mit seinen gebeugten Beinen eine sanfte kleine Kreisbewegung aus, zunächst im Uhrzeigersinn, dann entgegengesetzt. Das ist die erste Yoga-Drehhaltung des Babys. Achten Sie darauf, seinen Po bei dieser Bewegung nicht von der Matte zu heben.

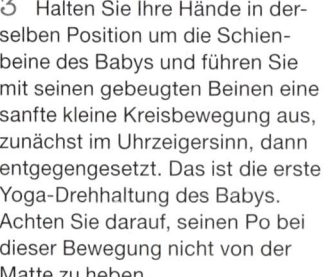

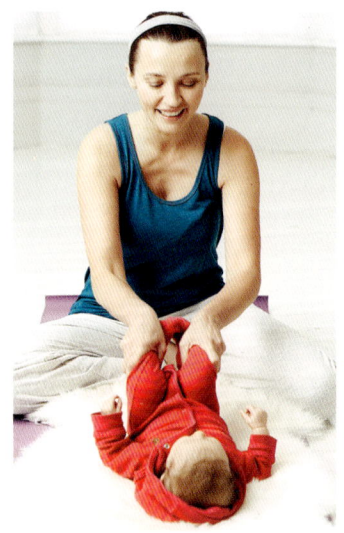

4 Fahren Sie fort, indem Sie die Beine des Babys in langsamen Radfahrbewegungen, die mit zunehmender Erfahrung in dieser Übung schneller werden können, abwechselnd in Richtung seines Körpers und dann wieder zu Ihnen hinbewegen.

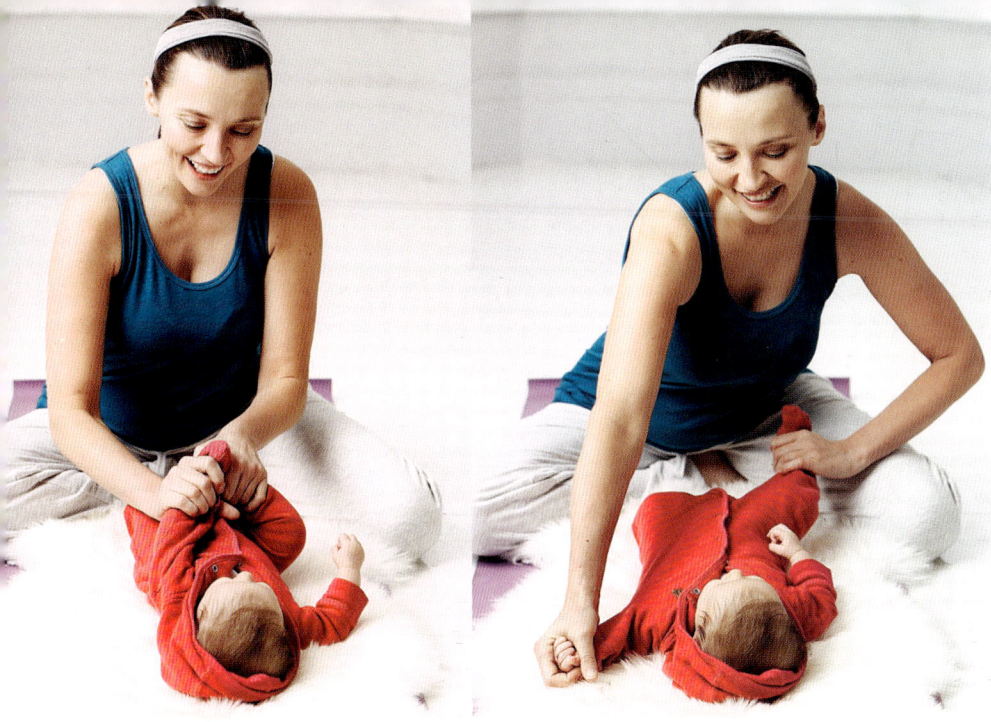

5 Die diagonale Dehnung besteht aus zwei Phasen: Zuerst bringen Sie den Fuß des Babys in Richtung seiner entgegengesetzte Hand. Lösen und wiederholen Sie mit dem anderen Bein und der entsprechenden Hand. Forcieren Sie die Berührung von Hand und Fuß keinesfalls, sofern diese nicht mühelos erfolgt.

Die zweite Phase ist eine diagonale Dehnung der Arme und Beine vom Körper weg. Tasten Sie sich an diese Übung sehr vorsichtig heran! Babys lieben diese Bewegung erst dann, wenn sie das Wegstrecken der Arme von der Brust als angenehm empfinden. Dagegen brauchen einige Babys, insbesondere Frühgeborene, etwas länger, um genug Vertrauen für diese Übung zu gewinnen.

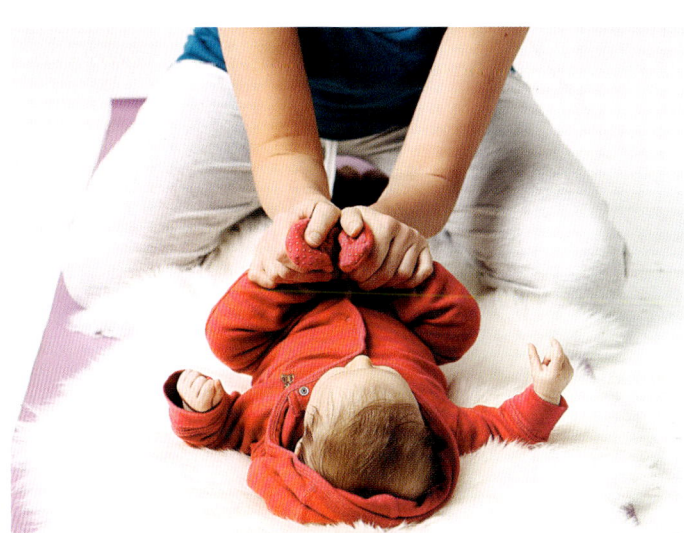

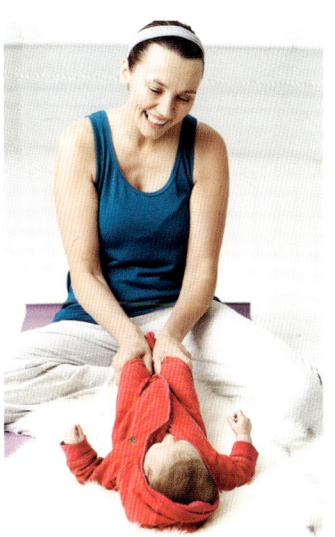

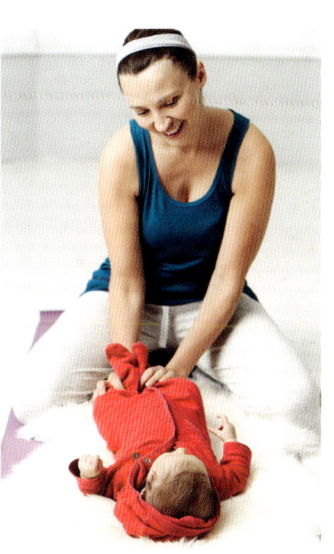

6 Wie auch die Schmetterlingshaltung im klassischen Yoga bereitet diese Übung die Hüftgelenke Ihres Babys auf Bewegung vor und stärkt dabei gleichzeitig die untere Rückenmuskulatur. Halten Sie seine gebeugten Beine mit Ihren Daumen unter den Fersen und Ihren Fingern um die Fußgelenke und bringen Sie so seine Fußsohlen zueinander. Diese Übung wird Ihrem Baby noch mehr Spaß machen, wenn Sie mit seinen Füßen sanfte Klopfbewegungen machen und dabei idealerweise rhythmisch mit ihm sprechen oder ihm etwas vorsingen. Ist Ihr Baby einmal mit der Schmetterlingshaltung vertraut, können Sie diese intensivieren, indem Sie seine Füße sanft in Richtung seines Bauches drücken und dann wieder lösen.

7 Vom „Schmetterling" ausgehend, bringen Sie nun die Beine Ihres Babys parallel zusammen und drehen Sie, in einer Gegenhaltung zur vorigen Bewegung, seine Knie etwas nach innen. Wiederholen Sie diesen Vorgang dreimal. Auf diese beruhigende, rhythmische Art und Weise können Sie die erste Hüftsequenz beenden.

8 Entspannen Sie Ihr Baby, indem Sie seine Füße einige Sekunden lang festhalten.

Hüftsequenz – weitere Bewegungen

Diese Bewegungen machen die erste Hüftsequenz interaktiver, indem Sie Ihrem Baby Reaktionen entlocken. Hat es sich einmal mit der ersten Hüftsequenz vertraut gemacht, können Sie nach und nach weitere Schritte einbauen. Babys erfreuen sich am meisten an Neuheiten, wenn diese gut in die bewährte Routine passen. Babys, die älter als drei Monate sind, werden Ihnen ganz deutlich mitteilen, was ihnen angenehm ist.

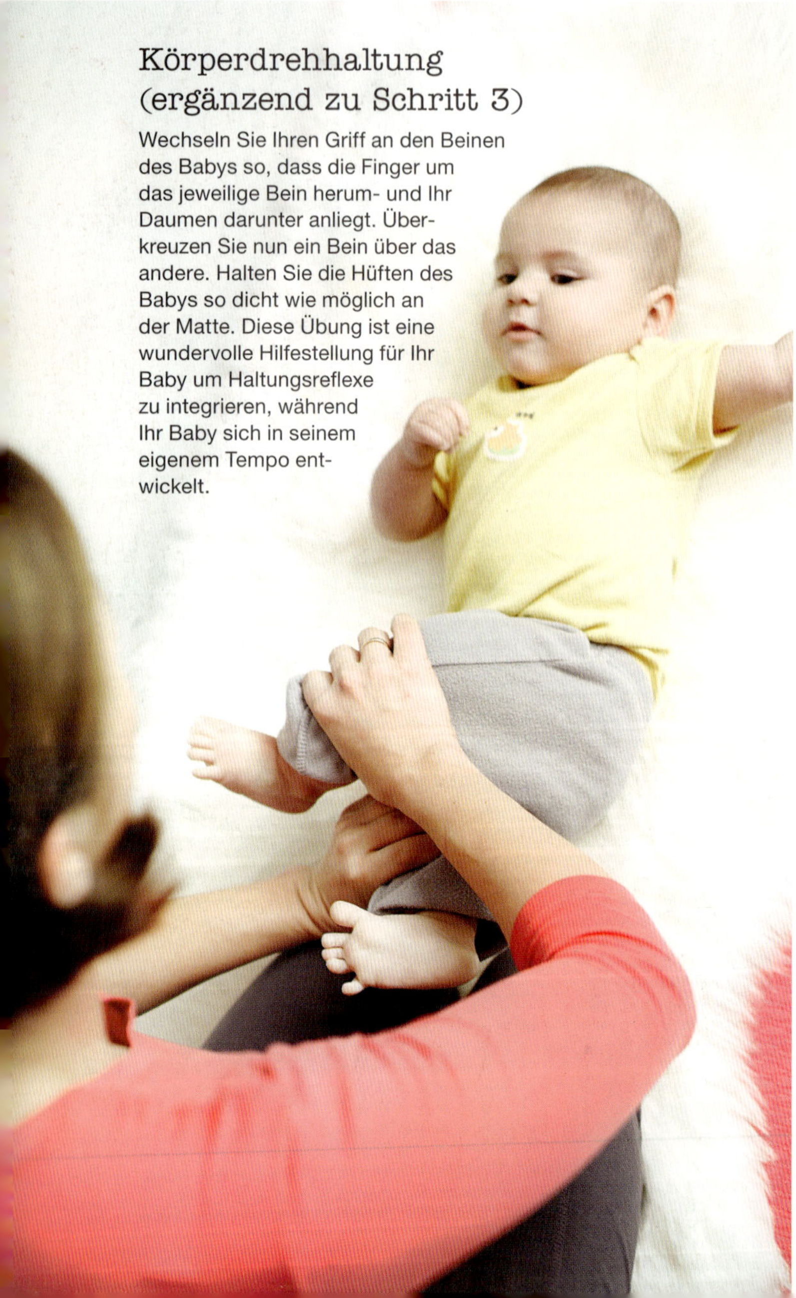

Körperdrehhaltung
(ergänzend zu Schritt 3)

Wechseln Sie Ihren Griff an den Beinen des Babys so, dass die Finger um das jeweilige Bein herum- und Ihr Daumen darunter anliegt. Überkreuzen Sie nun ein Bein über das andere. Halten Sie die Hüften des Babys so dicht wie möglich an der Matte. Diese Übung ist eine wundervolle Hilfestellung für Ihr Baby um Haltungsreflexe zu integrieren, während Ihr Baby sich in seinem eigenem Tempo entwickelt.

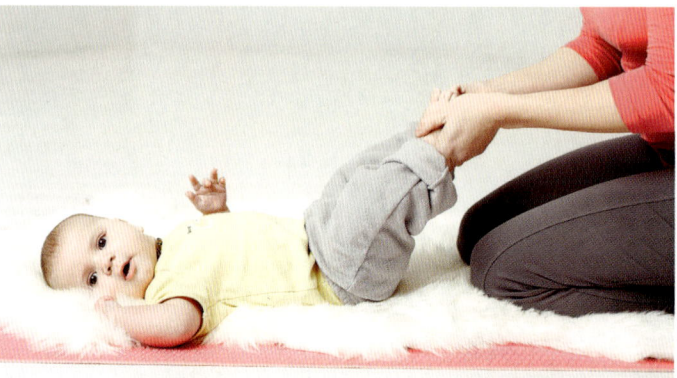

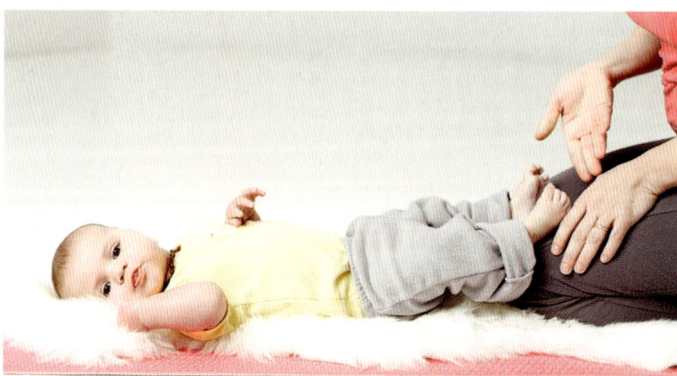

Anheben, fallen lassen, entspannen
(ergänzend zu Schritt 7)

Babys lieben angenehme Überraschungen in sicherem Umfeld. Sie erfahren mit Ihrem Körper Kontrast und Gegensätzlichkeit, lange bevor sie das Konzept erfassen können. Im Folgenden wird ein erstes Kontrastpaar beschrieben, dass Sie in die Übung einbringen können: Halten Sie die Fußgelenke Ihres Babys locker, heben Sie seine Beine an und lassen Sie diese auf einmal los, um die Beine sanft herunterplumpsen zu lassen. Wiederholen Sie den Vorgang dreimal. Sie können passend zur jeweiligen Bewegung die Worte „Strecken" und „Entspannen" sagen. Diese Übung ist eine entspannende Methode, um eine aktive Hüftsequenz zu beenden und gleichermaßen geeignet, um ein Baby zu beruhigen, das vor Aufgebrachtheit wild mit seinen Füßen in der Luft umhertritt oder seinen Rücken nach hinten biegt.

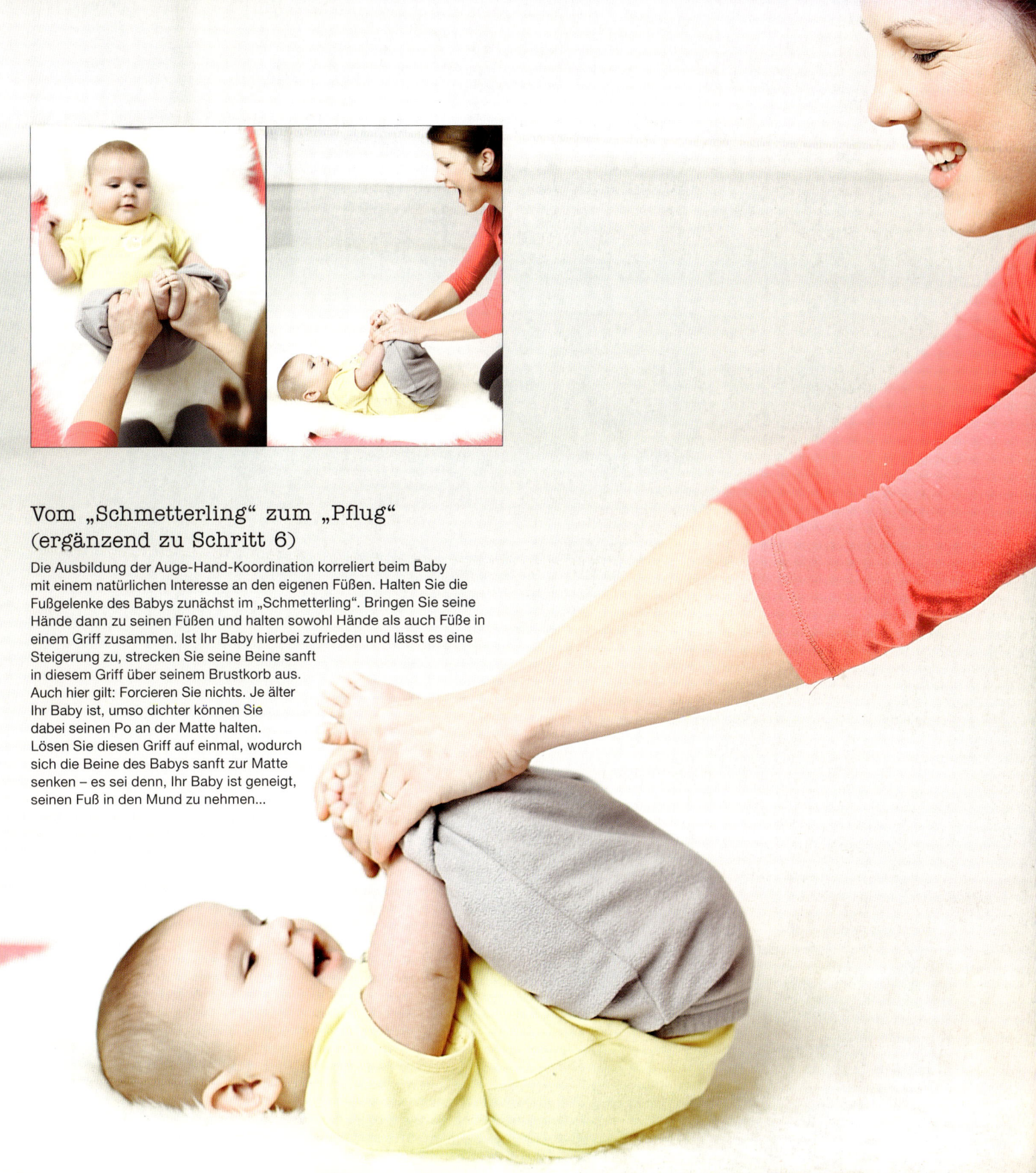

Vom „Schmetterling" zum „Pflug"
(ergänzend zu Schritt 6)

Die Ausbildung der Auge-Hand-Koordination korreliert beim Baby mit einem natürlichen Interesse an den eigenen Füßen. Halten Sie die Fußgelenke des Babys zunächst im „Schmetterling". Bringen Sie seine Hände dann zu seinen Füßen und halten sowohl Hände als auch Füße in einem Griff zusammen. Ist Ihr Baby hierbei zufrieden und lässt es eine Steigerung zu, strecken Sie seine Beine sanft in diesem Griff über seinem Brustkorb aus. Auch hier gilt: Forcieren Sie nichts. Je älter Ihr Baby ist, umso dichter können Sie dabei seinen Po an der Matte halten. Lösen Sie diesen Griff auf einmal, wodurch sich die Beine des Babys sanft zur Matte senken – es sei denn, Ihr Baby ist geneigt, seinen Fuß in den Mund zu nehmen…

Hüftsequenz in Bauchlage

Die vielfältigen Kombinationen von Trockenmassage mit Yoga machen in dieser Sequenz die „Zeit auf dem Bauch" für Ihr Baby angenehm. Sollte das Sitzen für Sie auf der Matte unbequem sein, können Sie sich alternativ anlehnen und auf ein Bett oder Sofa setzen. Sie können sich in dieser Position zwar nicht durch Augenkontakt vergewissern, ob Ihr Baby empfänglich für die Aktivität ist, aber das Baby wird als Signal entweder einen entspannten Rücken zeigen oder versuchen, sich aus der Lage herauszuwinden. Sollte Letzteres der Fall sein, nehmen Sie Ihr Baby sanft hoch, tragen Sie es im Schulterhaltegriff (Seite 19) und streichen ihm dabei über seinen Rücken. Lassen Sie einige Tage verstreichen, bevor Sie diese Übung erneut ausprobieren.

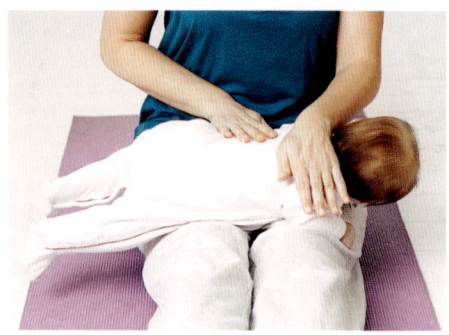

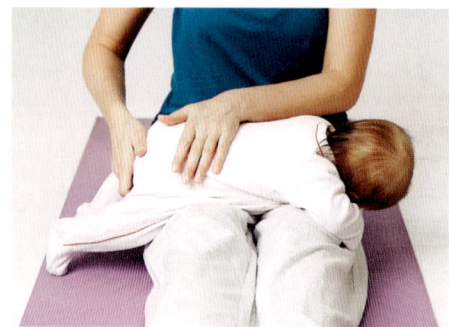

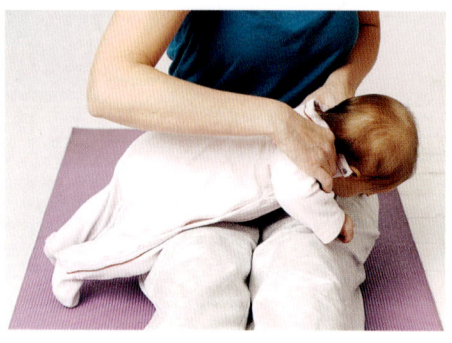

1 Legen Sie Ihr Baby in Bauchlage quer auf Ihre Oberschenkel. Achten Sie darauf, dass sein oberer Brustkorb gut auf Ihren Oberschenkeln liegt, sodass sein Kopf in jedem Fall gestützt ist – ungeachtet dessen, ob die Kopfkontrolle schon erlangt wurde. Reiben Sie Ihre Hände über den Rücken des Babys hin und her, von den Schultern bis zum Po. Lassen Sie Ihre Händen nach oben gleiten und wiederholen Sie den Vorgang zweimal. Vermeiden Sie stets jede Form von direktem Druck auf die Wirbelsäule des Babys.

2 Stabilisieren Sie Ihr Baby, indem Sie eine Hand gegen seinen Po halten. Massieren Sie – um Druck auf die Wirbelsäule zu vermeiden – mit der anderen, hohl geformten Hand am unteren Rücken des Babys herunter bis zum Po in kreisenden Bewegungen. Drücken Sie Ihre Hände dort sanft auf einander zu, halten Sie einen Augenblick und lösen Sie dann die Spannung.

3 Legen Sie Ihrem Baby die Fingerspitzen Ihrer beider Hände auf die entsprechende Seite seiner Schulter, heben diese sanft an und lassen Sie nun Ihre Hände, ähnlich dem Platschen von Regentropfen, links und rechts an seiner Wirbelsäule heruntertropfen. Stimmen Sie Tempo und Intensität auf den Geschmack Ihres Babys ab und beenden Sie die Übung mit einigen langen und langsamen Streichbewegungen am Rücken herunter.

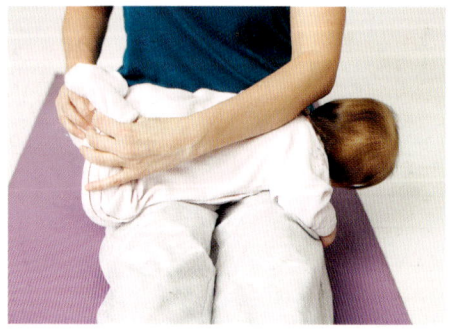

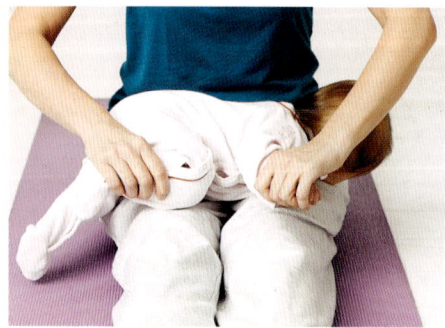

4 Machen Sie mit sanften Beindehnungen weiter. Halten Sie dabei die Fußgelenke Ihres Babys mit Ihren Daumen über seinen Beinen und den Fingern darunter. Bringen Sie seine Füße wie im „Schmetterling" (Seite 39) aneinanderliegend, sanft zum Po und lösen dann wieder.

5 Zeigt Ihr Baby die Bereitschaft, weiterzumachen, halten Sie es an dem von Ihnen weg liegenden Fuß- und Handgelenk. Bewegen Sie seinen Ellbogen und sein Knie aufeinander zu und lösen Sie dann wieder. Wiederholen Sie dreimal mit vollständigem Lösen der Gliedmaßen.

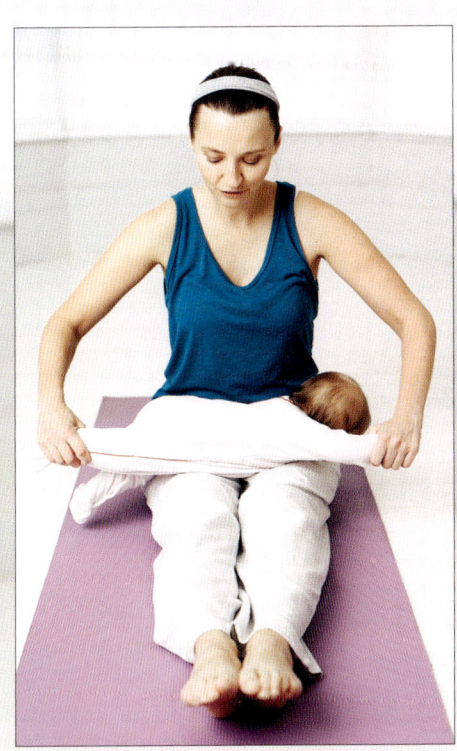

6 Halten Sie Fuß- und Handgelenk der von Ihnen weiter weg liegenden Seite Ihres Babys mit Ihren Fingern an der Außenseite seiner Gliedmaßen. Strecken Sie Arm und Bein des Babys nun sanft in eine ihm angenehme Dehnung. Ihr Baby wird Ihnen durch körperliche Signale deutlich machen, ob es sich bei einer stärkeren oder sanfteren Dehnung wohler fühlt. Erzwingen Sie nichts. Führen Sie diese Dehnung einmal aus und lösen Sie sie dann vollständig. Wiederholen Sie die Übung mit der anderen Körperseite.

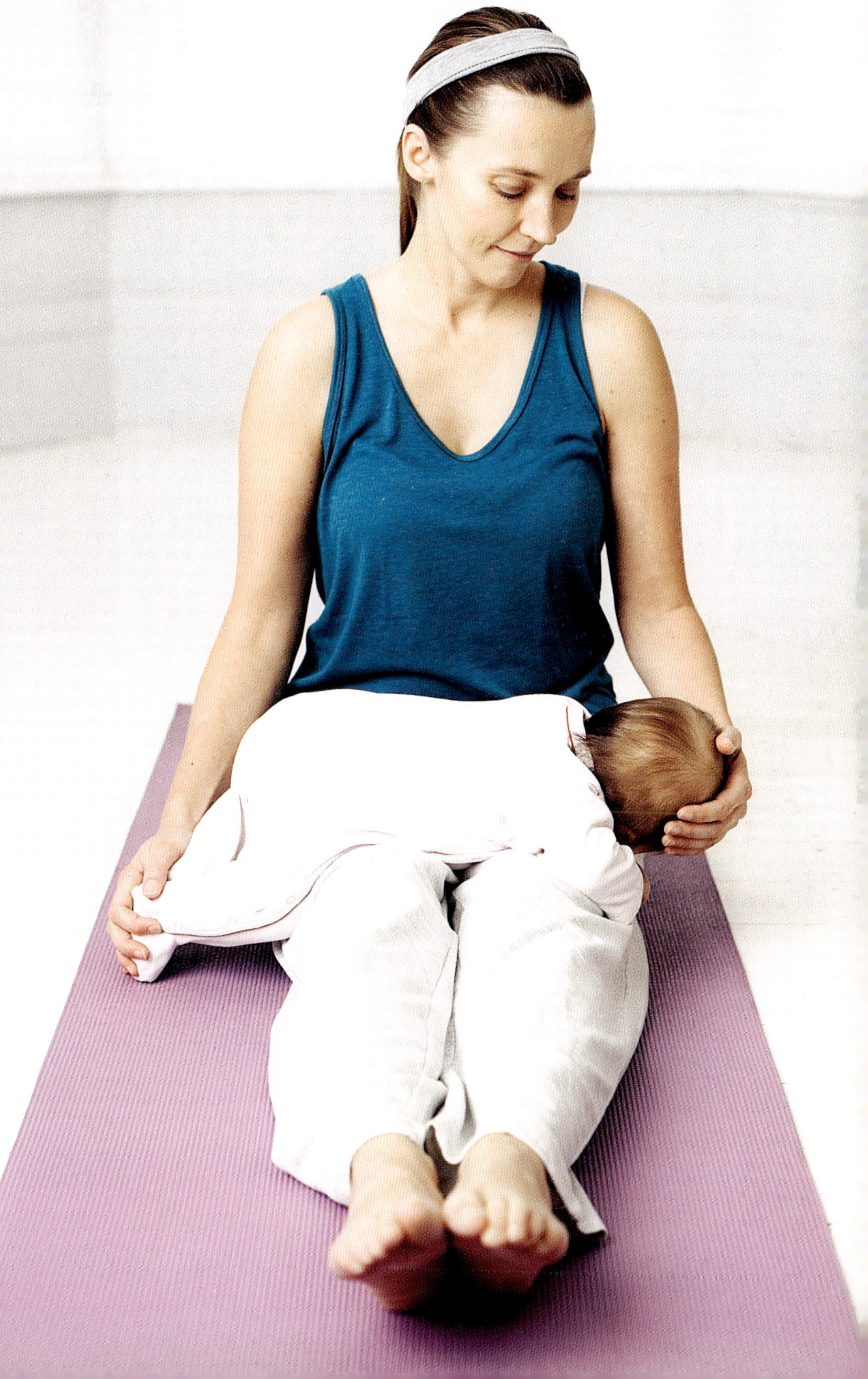

7 Kopf und Füße Ihres Babys am Ende dieser Sequenz jeweils in einer Hand zu halten, wirkt beruhigend und entspannend. Es kann obendrein heilende Wirkung auf jene Babys haben, deren Geburt lang und beschwerlich war.

Kleine und große Rollbewegungen

Nicht nur Schaukel-, sondern auch Rollbewegungen sind für die gesunde Entwicklung des Gehirns erforderlich, insbesondere für jenen Teil des Gehirns, der verantwortlich dafür ist, wie wir uns im Raum orientieren und lernen, das Gleichgewicht zu halten. Im Mutterleib wird Ihr Baby viel Zeit rollend verbracht haben, solange es noch genug Platz hatte. Schon einige Wochen nach der Geburt kann es sich von zunächst winzig kleinen Rollen aus dem Wiegegriff zu einer abenteuerlichen Reise an Ihren Beinen herunter- und dann wieder herauf, erfreuen. Auf welche Art und zu welchem Zeitpunkt dieses stattfindet, hängt hauptsächlich davon ab,

wie sicher sich Ihr Baby fühlt. Jedes Baby ist anders und die Kunst des Baby-Yoga ist es, genau die Stimulation, die Ihr Baby zu dem jeweiligen Zeitpunkt benötigt, anzubieten – nicht weniger, aber auch nicht mehr. Beobachten Sie aufmerksam, wie Ihr Baby reagiert während Sie von winzigen zu größeren Bewegungen fortschreiten. Sollte Ihr Baby, weil Sie möglicherweise zu weit gegangen sind, irritiert oder gar erschrocken sein, kehren Sie für einige Tage zu einer vertrauteren Übung zurück und warten Sie, bis Ihr Baby die Führung übernimmt und Ihnen zeigt, dass es nun bereit ist, die Bewegung auszuweiten.

Rollen aus dem Wiegegriff

1 Viertelrolle

Adaptieren Sie den Wiegegriff (Seite 18), indem Sie den Arm Ihres Babys sanft aber sicher mit Ihrer oberen Hand umfassen und Ihren unteren Arm zwischen seinen Beinen durch strecken. Bringen Sie Ihr Baby nun langsam mit einer Viertelrolle in eine nach außen zugewandte Position und wieder zurück. Diese kleine Bewegung wird selbst von den sensibelsten Babys gern angenommen.

2 Halbe Rolle

Rollen Sie Ihr Baby aus diesem adaptierten Wiegegriff in einer Viertelrolle vor- und dann wieder zu Ihnen zurück, indem Sie diesmal Ihren Ellbogen, mit dem Sie den Kopf des Babys stützen, dabei anheben. Diese Aktivität ist die erste Baby-Yoga-Bewegung, die in abwechselnder Form eine Wegbewegung von Ihnen, im übertragenden Sinne die Entfernung von seinem Zuhause, mit der Rückkehr „nach Hause" in Ihre Nähe verbindet. Dieses Spiel kann für Ihr Baby eine Quelle der Sicherheit und Geborgenheit sein, da es jedes Mal bei der Rückbewegung Ihr Gesicht fokussieren und Glück darüber empfinden kann, Sie wiederzusehen.

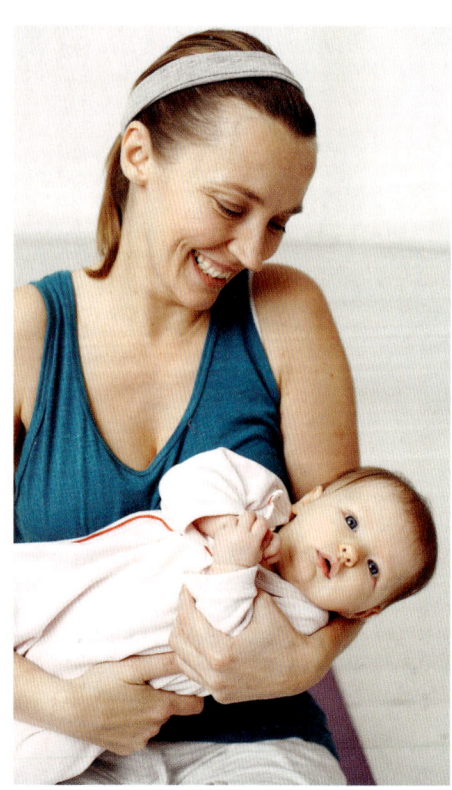
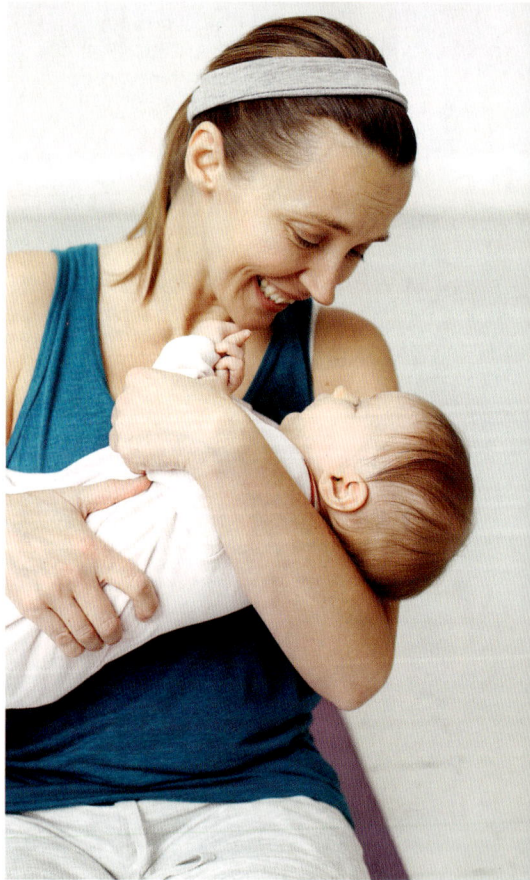

Rollen und sanfter Fall

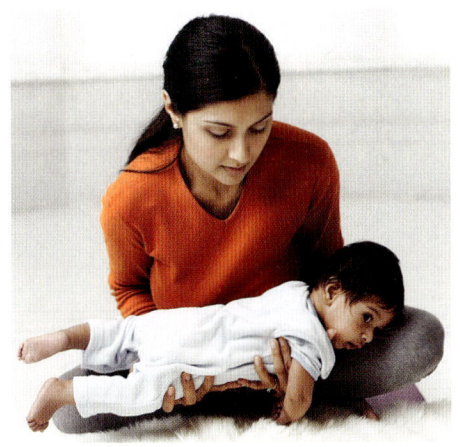

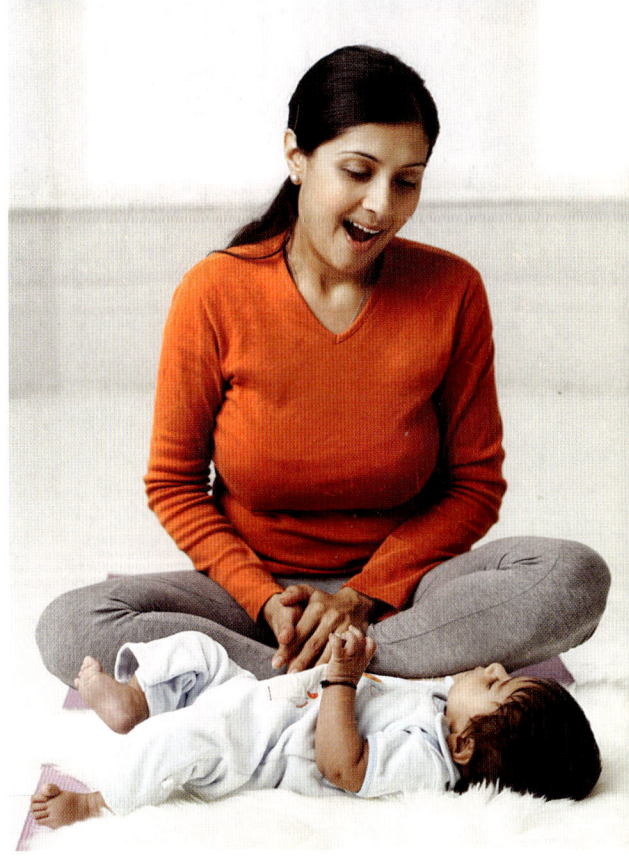

2 Lassen Sie Ihre Hände sinken während Sie gleichzeitig Ihre Ellbogen etwas anheben und bringen Sie Ihr Baby so dazu, herum- und von Ihnen weg zu rollen. Lösen Sie Ihre Hände, während das Baby von Ihren Armen herunter rollt. Wie es auch bei allen anderen Säugetierbabys fest programmiert ist, wird der Körper Ihres Babys hierbei entspannt sein. Die Empfindung löst für gewöhnlich bei den Babys ein Gefühl der Überraschung, gleichzeitig aber auch der Freude, aus. Die Übung eignet sich hervorragend als Vorbereitung für künftige spontane Rollbewegungen und gibt gleichzeitig schreckhaften Babys Sicherheit.

1 Ihr Baby liegt in Bauchlage mit dem Gesicht nach unten quer über Ihren Beinen, die mit einem weichen Teppich oder einer Decke bedeckt sind. Heben Sie Ihr Baby mit Ihren Unterarmen unter seinem oberen Brustkorb und seinen Hüften sanft ein bis zwei Zentimeter von hoch.

Größere Rollbewegungen

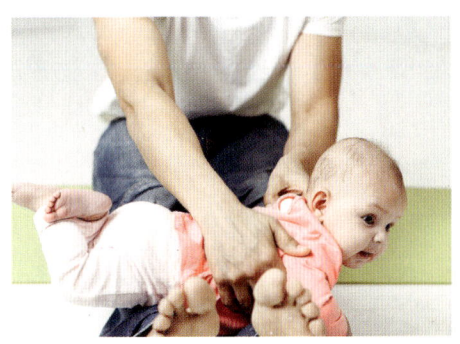

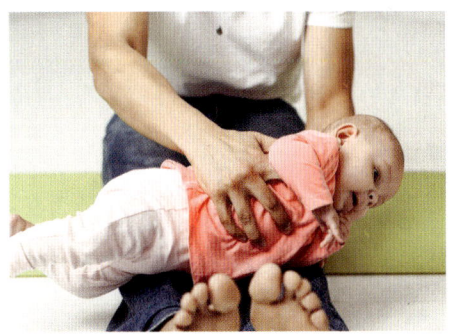

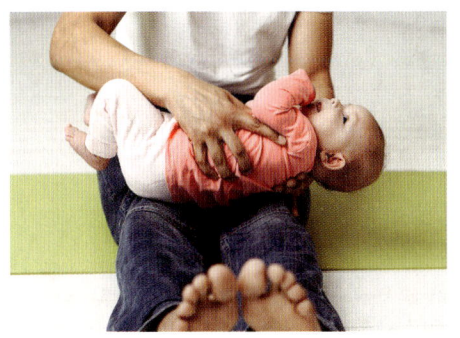

1 Damit Sie diese Rollbewegung an Ihren Beinen hinab und wieder hinauf mit Ihrem Baby durchführen können, muss es bereits Kopfkontrolle erlangt haben. Daher ist es sinnvoll, abzuwarten, bis Ihr Baby seinen Kopf sicher und selbstständig über einen längeren Zeitraum anheben kann, wenn es auf seinem Bauch liegt.

2 Inwieweit diese Rollen Ihrem Baby angenehm sind, ist abhängig vom Zusammenspiel Ihrer Handbewegungen: Eine Hand stabilisiert die Schulter, über die gerollt wird, während die andere Hand dabei die Hüfte des Babays bewegt. Je synchroner diese zwei Bewegungen laufen, umso leichter wird es für Ihr Baby, gleichförmig und harmonisch an den Beinen hinab- und wieder hinaufzurollen.

3 Beginnen Sie mit nur einer ganzen Rolle, von Ihren Oberschenkeln bis hin zu den Schienbeinen, bevor Sie sich an weiteren Rollbewegungen versuchen. Ihre Technik und die Ihres Babys entwickeln sich gemeinsam. Väter, die meist eifrig und begeistert dabei sind, sind für ihr Baby bei diesem Spiel meist ganz hervorragende Übungspartner.

Mit dem Baby in den Stand

Solange Ihr Baby noch klein und leicht ist, sollten Sie sich eine rückenschonende Art angewöhnen, in der Sie das Baby hochnehmen und wieder ablegen. Ausgerichtete und harmonische Bewegungen machen das Leben mit Ihrem Baby von Tag zu Tag angenehmer. Sie sind obendrein für Ihr Baby eine wichtige Hilfestellung zur Entwicklung seines Körperbewusstseins und Selbstvertrauens sowie seiner Beweglichkeit.

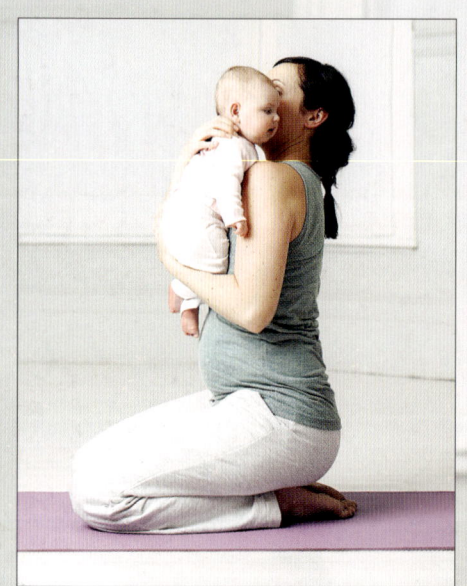

In Umarmung hoch und runter

Sie können den Schulterhaltegriff anwenden, um Ihr Baby gleichmäßig und sanft hochzunehmen. Am einfachsten ist es, diese Bewegung auf einer Matte kniend zu üben. Lassen Sie Ihre stärkere Hand unter den Po des Babys gleiten und die andere Hand unter die Schädelbasis. Bringen Sie Ihr Baby nun in einem aufrechten Schulterhaltegriff, Herz an Herz, an Ihren Brustkorb. Es kann viel bewirken, wenn Sie sich einen Augenblick dafür nehmen, Ihre Herzschläge zu synchronisieren, bevor Sie Ihr Baby zum Schlafen hinlegen. Es wird diese Empfindung lieben und sie mit einem Gefühl der Nähe zu Ihnen verbinden. Führen Sie diese Bewegung langsam und sanft aus. Lächeln Sie Ihr Baby währenddessen an und sprechen Sie mit ihm; dies erleichtert ihm ein glückliches Einschlafen, nachdem Sie gegangen sind.

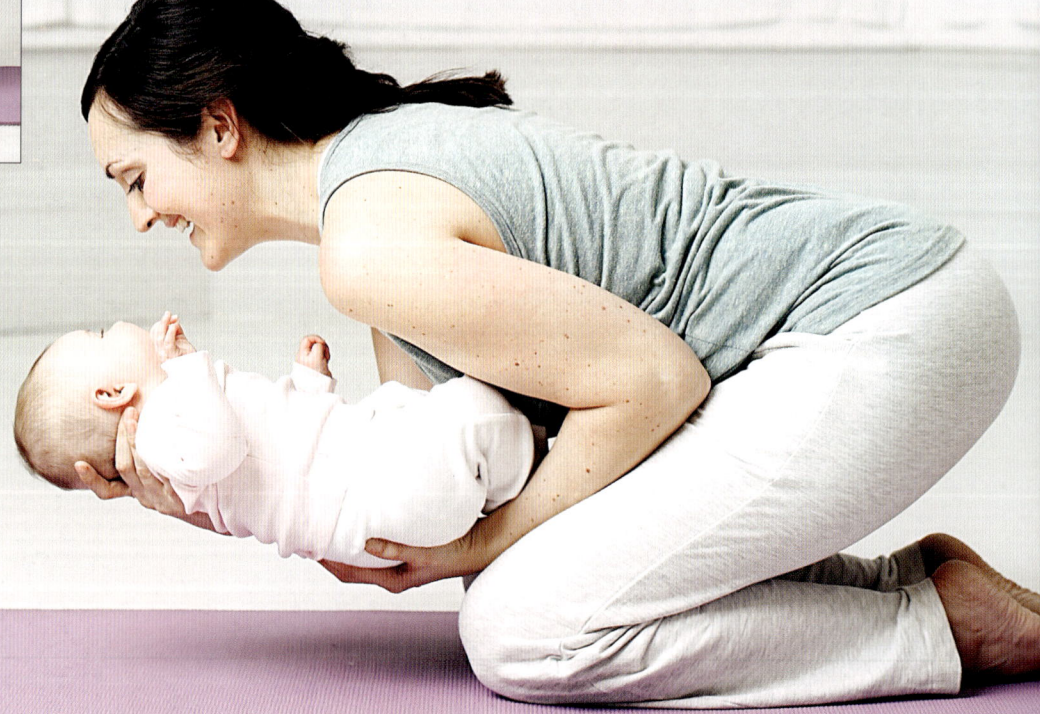

Schaufelbewegung mit Umdrehung

Weltweit heben Millionen von Eltern Ihre dreimonatigen bis dreijährigen Kinder auf diese Weise vom Boden hoch.

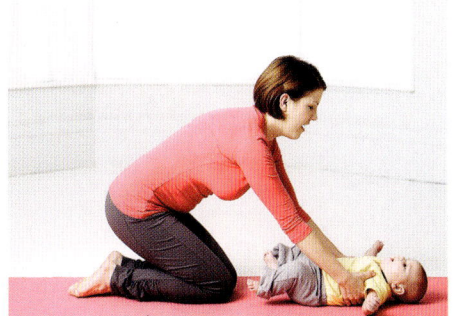

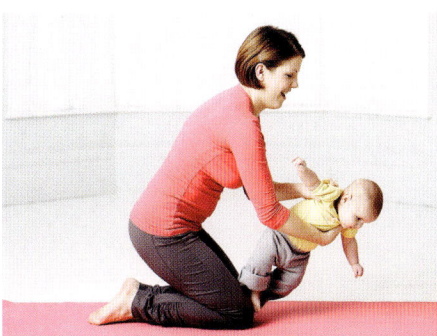

1 Auf der Matte kniend, lassen Sie Ihre stärkere Hand unter den oberen Rücken des Babys gleiten.Strecken Sie Ihre andere Hand aus, um seinen Oberarm sicher zwischen Daumen und Zeigefinger zu halten.

2 Rollen Sie Ihr Baby mit der Hand, die sich unter seinem oberem Rücken befindet, mit seinem Brustkorb auf Ihren „Geländerarm" und heben Sie Ihr Baby dann von Ihnen abgewandt zu Ihrem Brustkorb an. Mit etwas Übung wird dieser Vorgang zu einer flinken Schaufel-Drehbewegung, die Sie auch umgekehrt ausführen können, wenn Sie Ihr Baby zum Boden herunterrollen möchten.

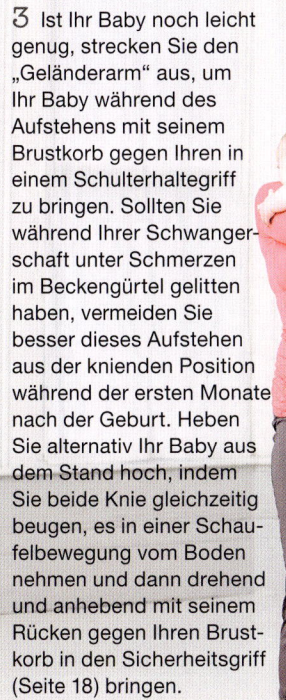

3 Ist Ihr Baby noch leicht genug, strecken Sie den „Geländerarm" aus, um Ihr Baby während des Aufstehens mit seinem Brustkorb gegen Ihren in einem Schulterhaltegriff zu bringen. Sollten Sie während Ihrer Schwangerschaft unter Schmerzen im Beckengürtel gelitten haben, vermeiden Sie besser dieses Aufstehen aus der knienden Position während der ersten Monate nach der Geburt. Heben Sie alternativ Ihr Baby aus dem Stand hoch, indem Sie beide Knie gleichzeitig beugen, es in einer Schaufelbewegung vom Boden nehmen und dann drehend und anhebend mit seinem Rücken gegen Ihren Brustkorb in den Sicherheitsgriff (Seite 18) bringen.

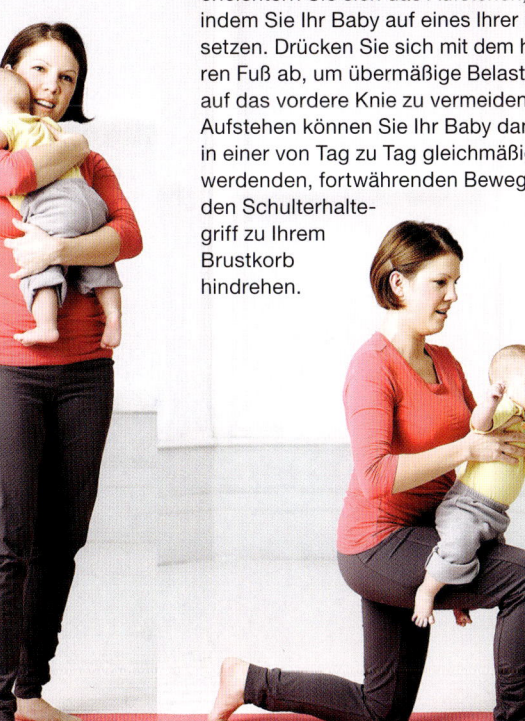

4 Ist Ihr Baby schon etwas schwerer, erleichtern Sie sich das Aufstehen, indem Sie Ihr Baby auf eines Ihrer Knie setzen. Drücken Sie sich mit dem hinteren Fuß ab, um übermäßige Belastung auf das vordere Knie zu vermeiden. Beim Aufstehen können Sie Ihr Baby dann in einer von Tag zu Tag gleichmäßiger werdenden, fortwährenden Bewegung in den Schulterhaltegriff zu Ihrem Brustkorb hindrehen.

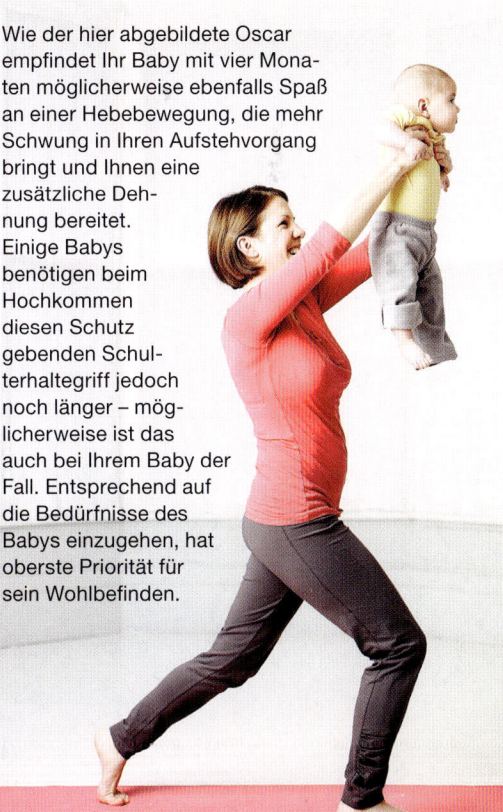

Wie der hier abgebildete Oscar empfindet Ihr Baby mit vier Monaten möglicherweise ebenfalls Spaß an einer Hebebewegung, die mehr Schwung in Ihren Aufstehvorgang bringt und Ihnen eine zusätzliche Dehnung bereitet. Einige Babys benötigen beim Hochkommen diesen Schutz gebenden Schulterhaltegriff jedoch noch länger – möglicherweise ist das auch bei Ihrem Baby der Fall. Entsprechend auf die Bedürfnisse des Babys einzugehen, hat oberste Priorität für sein Wohlbefinden.

Schaukel- und Fallbewegungen

Babys mögen und brauchen Schaukel- und Fallbewegungen, sie sind Teil unseres biologischen Erbes. Jahrtausendelang wurden Babys von ihren Müttern oder Geschwistern auf unwegsamem Gelände umhergetragen. Um diese bekanntermaßen für die Gehirnentwicklung förderlichen und grundlegenden Bewegungen zu replizieren, bietet Baby-Yoga eine sichere, langsam fortschreitende Übungsreihe, die mit umschlossenen Schaukel- und Fallbewegungen – zunächst sehr sanft mit dem Körper des Elternteils ausgeführt – beginnt. Sobald die Babys Kopfkontrolle und mehr Kraft entwickeln, können sie allmählich weiter entfernt gehalten werden.

Schaukelbewegungen im umschlossenen Wiegegriff

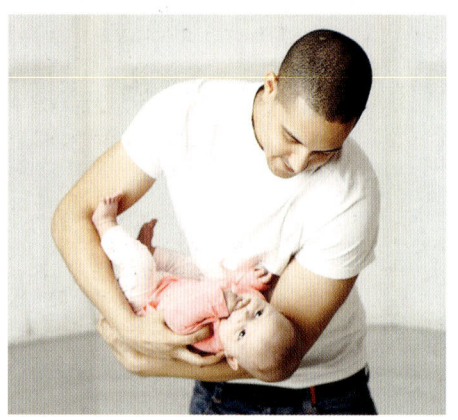 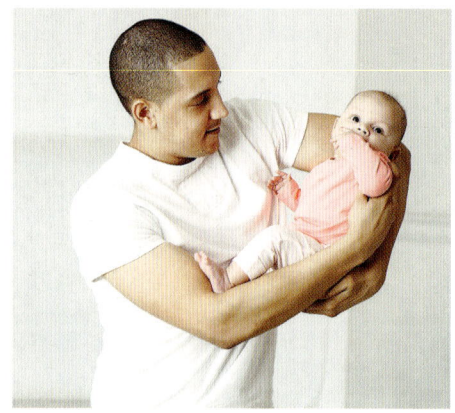

Dieser Wiegegriff ermöglicht dem jungen Baby das gefahrlose Schaukeln in den Armen seines Vaters. Beginnen Sie mit sehr kleinen horizontalen Bewegungen und beobachten Sie währenddessen seine Reaktion. Sollte Ihr Baby erschreckt die Hände nach oben ausstrecken, brechen Sie ab und umarmen Sie es liebevoll. Zeigt Ihr Baby wie die hier abgebildete Daisy mit ihren Fingern vor dem Mund eine selbstberuhigende Reaktion auf diese neue Situation, ist möglicherweise mehrfaches sanftes Üben nötig, bevor es sich dieser Bewegung ganz entspannt hingeben kann.

Schaukelbewegungen im offenen Wiegegriff

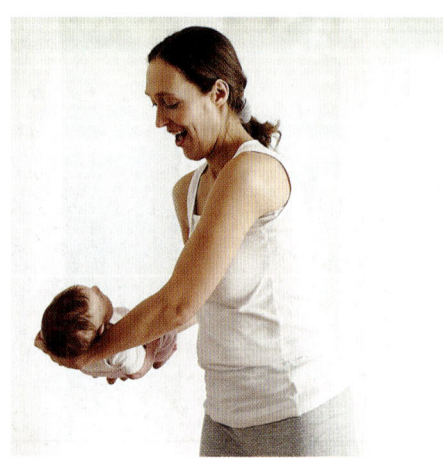 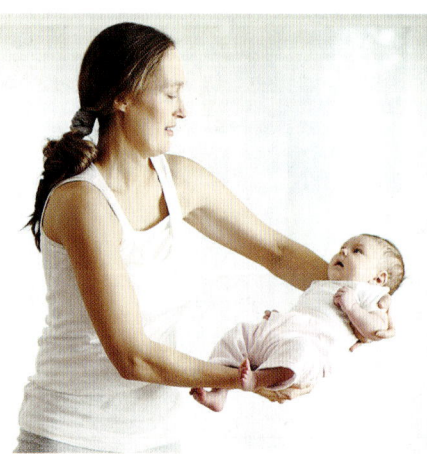

Hat Ihr Baby sichtlich Freude an Schaukelbewegungen im umschlossenen Wiegegriff, können Sie damit beginnen, diesen Wiegegriff in einer halbkreisförmigen Bewegung von Ihrem Körper weg zu öffnen. Indem Sie Ihr Körpergewicht in dieser weitreichenden Schaukelbewegung abwechselnd jeweils auf ein Bein verlagern, kreieren Sie für Ihr Baby einen spannenden und angenehmen Rhythmus, während es den Augenkontakt zu Ihnen in dieser Übung durchgehend halten kann. Jederzeit können Sie Ihr Baby wieder dicht an Ihren Körper bringen und die „Wiege" wiederherstellen, indem Sie den Kopf des Babys auf Ihren entspannten Ellbogen gleiten lassen und mit Ihrem anderen Arm seinen unteren Rücken stützen.

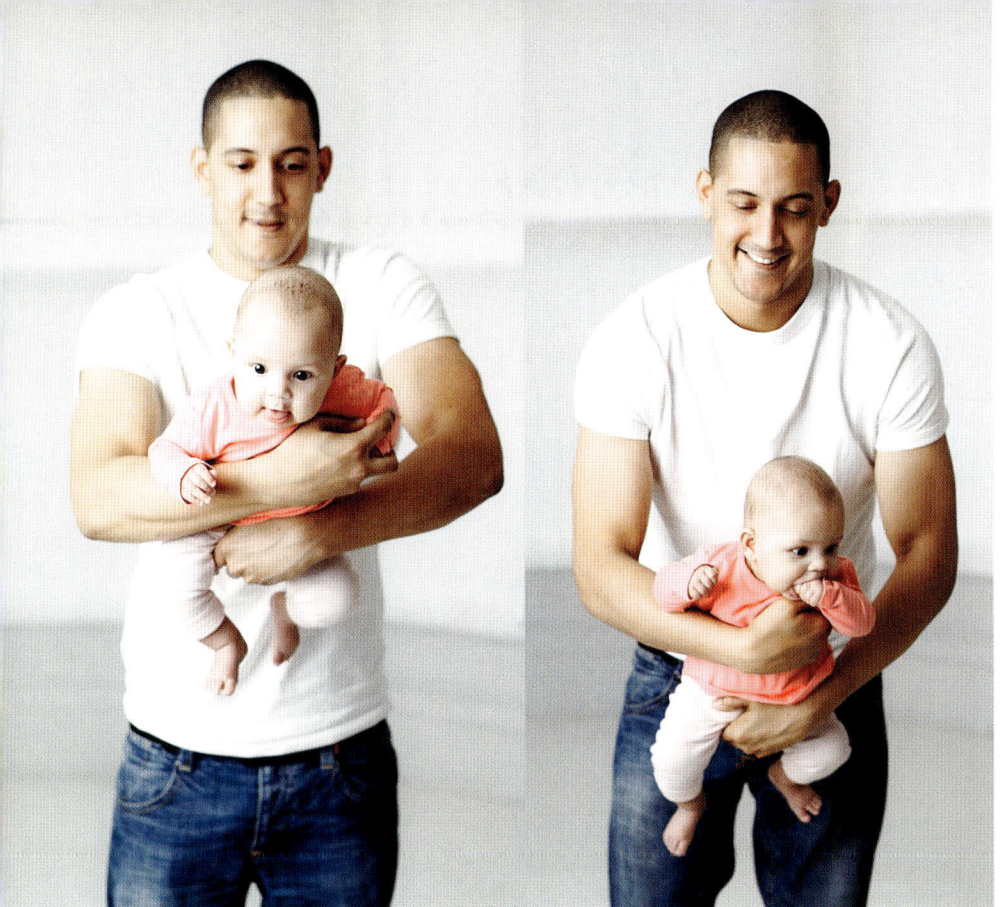

Kleine Fallbewegungen

Halten Sie Ihr Baby mit seinem Rücken gegen Ihren Brustkorb im Sicherheitsgriff und beugen Sie zunächst schnell Ihre Knie, um eine Fallbewegung zu kreieren. Diese kann Ihr Baby stellvertretend für zukünftige eigene Fallbewegungen schon einmal erfahren, ohne dass sich dabei seine Position in Ihren Armen verändert. Sehr junge Babys finden Fallbewegungen angenehm und beruhigend. Eine Methode zur Beruhigung von Babys mit Koliken ist das Umhergehen mit dem Baby im Sicherheitsgriff, bei dem hin und wieder – mit tiefem Ausatmen verbundene – Mini-Fallbewegungen vorkommen. Wiederholende Mini-Fallbewegungen sind in vielen Teilen der Welt eine weit verbreitete Technik, um aufgebrachte Babys zu beruhigen. Eltern müssen hierbei darauf achten, dass bei einem jungen Baby der Kopf stabil gehalten wird und dass sein Körper gut ausgerichtet und gestützt ist, wenn Sie durch das Beugen der Knie die Fallbewegung auslösen.

Der nächste Schritt ist es, das Baby an Ihrer Brust entlang heruntergleiten zu lassen, sodass es selbst einen Fall erleben kann. Mit etwas Übung wird diese Bewegung für die meisten Babys zum absoluten Favoriten.

Fall-, Schaukel- und Hebebewegungen

Halten Sie Ihr Baby im Sicherheitsgriff mit Ihrer starken Hand als „Sitzhand" unter seinem Po und ihrem „Geländerarm" quer über seine Brust ausgestreckt. Umklammern Sie seinen Oberarm sicher. In diesem Haltegriff können Sie Ihr Baby nun sanft vor- und zurückschaukeln. Steigern Sie sich allmählich von kleinen horizontalen zu längeren höheren Bewegungen. Eltern in Birthlight-Kursen bezeichneten diese Übung als „Sausebewegung" und Babys lieben es, in die Richtung eines vertrauten Erwachsenen oder eines anderen Babys zu „sausen". Diese „Sausebewegung" ist eine unfehlbare Methode, um beim Baby die Stimmung zu heben. Sind Sie mit Ihrem Baby allein zu Hause, können Sie es in Richtung eines Spiegels sausen lassen – das glückliche Gesicht Ihres Babys wird auch Sie erheitern, sollten Sie Aufmunterung nötig haben.

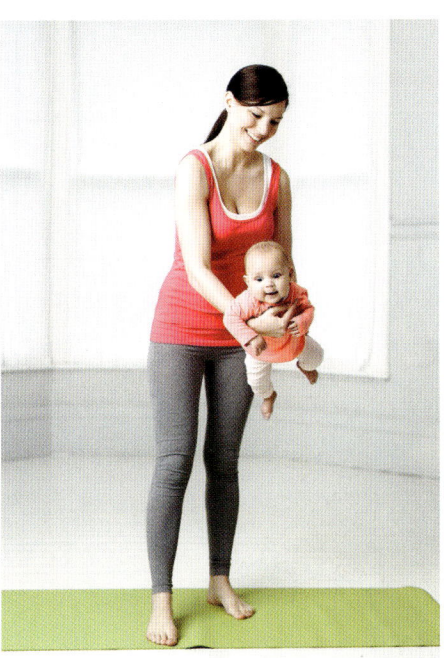

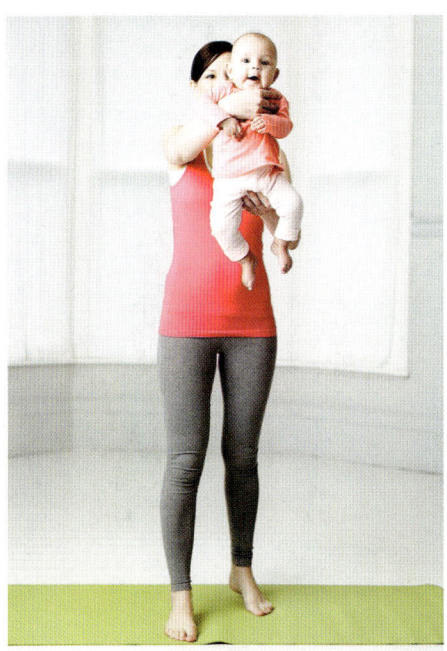

Familien-Yoga mit jungem Baby

Baby-Yoga ist eine strukturierte Methode, die es Babys ermöglicht, alle Facetten von Berührung durch ihre täglichen Bezugspersonen zu erfahren. Selbst mit einem Neugeborenen kann man sich als Familie an einer Vielzahl von möglichen Yogaszenarien erfreuen. Auf diese Weise lernen alle Beteiligten neue Wege im Umgang mit den anderen kennen – nicht nur mit dem neuen Baby, sondern auch zueinander. Manchmal entdecken sie bisher unbemerkte Qualitäten aneinander, durch die Anwesenheit des Babys erst zum Vorschein gebracht. Diese interaktiven Momente können zur Entspannung dienen. Dennoch bleibt die klassische Entspannung der zu bevorzugende Abschluss zur Vervollständigung einer jeden Yogaübung. Sich einen Augenblick Zeit für die Vorbereitung eines jeden Tages mit dem neuen Baby zu nehmen und um Kräfte zu tanken, ist eine essenzielle postnatale Yogaübung, die Mutter und Baby zugute kommt.

Das unschuldige Glück der sich geliebt und geschätzt fühlenden Babys strahlt auf die ganze Familie aus. Würdigen Sie daher auch kleine Errungenschaften mit bedingungsloser Liebe. Obgleich dieses Buch sich in erster Linie an Mütter richtet, kann die elterliche Rollenverteilung in genauso vielen unterschiedlichen Kombinationen erfolgen wie es Familien gibt.

Es ist nicht immer leicht, ein älteres Kind bei der Massage- und Yogaübung mit dem neuen Baby mit einzubeziehen. Und es ist ganz natürlich, dass sich das ältere Kind abgeschoben fühlt und Ihnen gerade dann mehr Aufmerksamkeit abfordert, wenn Sie gern Ihr Neugeborenes massieren würden. Eine mögliche Lösung für diese Situation ist, Ihrem Kleinkind eine Puppe anzubieten. Vielleicht hat es Sie schon beim Wechseln der Windeln oder Waschen des Babys beobachtet und ist nun offen dafür, auch Babymassage zu erlernen.

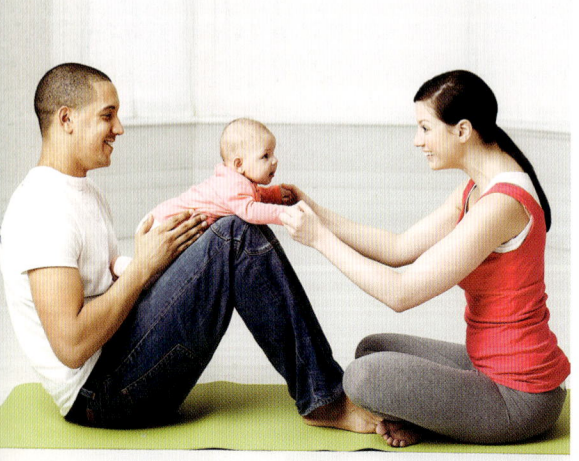

Das „Wiedersehen" mit Ihrem Baby, nachdem es in Bauchlage einige Zeit auf dem Schoß seines Vaters verbracht hat, kann wie eine ganz neue Begegnung sein. Der Anblick Ihres Babys, das mit strahlenden Augen stolz seinen Kopf hebt, ist ergreifend.

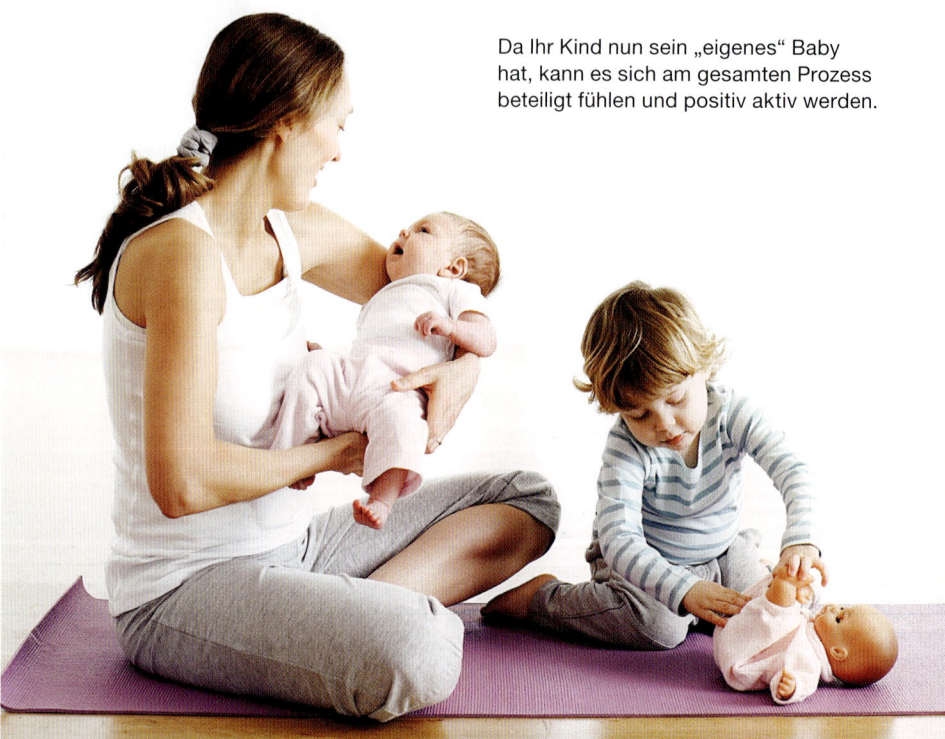

Da Ihr Kind nun sein „eigenes" Baby hat, kann es sich am gesamten Prozess beteiligt fühlen und positiv aktiv werden.

Entspannung mit Baby

Legen Sie sich in bequemer Haltung auf eine Decke. Während der ersten Monate mag es Ihnen angenehmer sein, die Knie dabei zu beugen. Machen Sie sich alle Ihre „Was wäre wenn?"-Bedenken bewusst: Sollte Ihnen das mögliche Einschlafen Sorge bereiten, können Sie sich einen Wecker stellen, der nach zehn Minuten klingelt. Erlauben Sie sich, die Augen zu schließen und nach innen zu schauen. Sie werden bemerken, wie weit sich Ihre Sinne auf die Fürsorge Ihres Babys und dessen Betreuung eingestellt haben: durch Beobachten, Hinhören, Beschwichtigen und Ausgleichen. Beginnen Sie, alle angesammelte Spannung mit wiederholtem tiefen Ausatmen zu lösen. Fühlt es sich gut an, verstärken Sie dies durch Seufzer. Geben Sie sich dem Hier und Jetzt hin, ohne Programm und Tagesordnung. Nehmen Sie sich eine kleine Auszeit von Ihrem Verstand, Aufgaben und Gedanken können warten. Ob dieses Baby nun Ihr erstes Kind ist oder nicht, es hat sich in Ihrem Leben so viel verändert und es ist wichtig, die Verbindung zu Ihrem wahren Selbst zu erhalten. Ihr Unterbewusstsein kann Sie dabei besser unterstützen, wenn Sie entspannen statt zu schlafen. Verschiedene Techniken können Ihnen dabei helfen, mit Ihrem Baby zu entspannen – anfangs während es schläft

Achten Sie auf sich selbst

Erkennen Sie jegliche Gefühle und Emotionen an, die mit der Geburt Ihres Babys verbunden sind. Sollten Sie das Bedürfnis nach Heilung empfinden, beschließen Sie, dafür bald etwas zu unternehmen. Entsinnen Sie sich dann der wundervollen Tatsache, dass Ihr Baby direkt hier, ganz nah bei Ihnen ist. Nehmen Sie an, was Ihnen Ihr Unterbewusstsein an die Oberfläche trägt und verwerfen Sie nichts von dem, was kommt – so trivial es auch scheinen mag. Entspannen Sie die Handinnenflächen, damit sie locker und weich werden, um uneingeschränkt empfangen und allseitig geben zu können.

Wo bewahren Sie das Schreien und Weinen Ihres Babys auf? Spüren Sie in sich hinein: Geht es in Ihren Brustkorb oder Nacken, in den unteren Rücken oder

sogar in die Wadenmuskulatur? Richten Sie Ihre Aufmerksamkeit auf Ihre Atmung. Erlauben Sie sich zunächst ein Gähnen, während Sie ausatmen. Summen Sie nun beständig durch drei Atemzüge. Entspannen Sie Ihren Kiefer und gehen Sie im beruhigenden Nachklang vollkommen auf. Haben Sie sich mit dieser Praxis einmal vertraut gemacht, versuchen Sie, mit Ihrem Baby nach den Mahlzeiten zu entspannen, und gehen Sie allmählich dazu über, diese Praktik immer dann anzuwenden, wenn einer von Ihnen eine Auszeit nötig hat.

Nach einigen Versuchen wird Ihr Baby damit anfangen, sich auf Ihre Entspannung einzustimmen. Jede gemeinsame Entspannung vergrößert Ihr Gespür dafür, wie Sie und Ihr Baby auf Ihre jeweilige Stimmung reagieren, und für die beruhigende Kraft Ihrer Atmung.

Es geht am leichtesten, die gemeinsame Entspannung zu beginnen, wenn Ihr Baby gerade eingeschlafen ist.

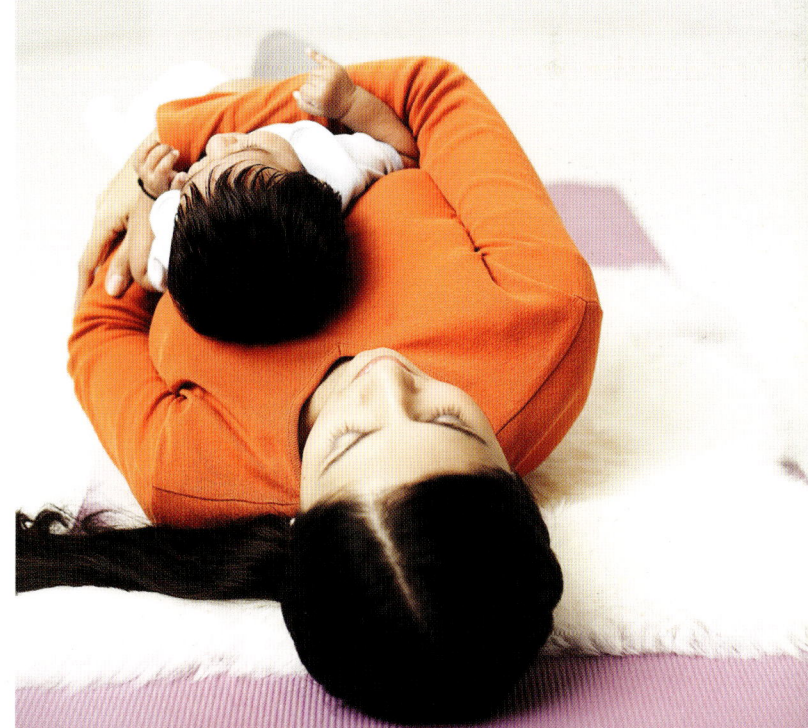

3 Baby-Yoga ab dem vierten Monat

Während des fünften Monats tendieren Babys dazu, sich ihres Körpers und ihrer selbst in Beziehung zu Eltern und der Umgebung bewusster zu werden. Ein vier Monate altes Baby liebt Kommunikation durch aktives Spiel und beginnt damit, zu imitieren, was es beobachtet. Häufig drückt es seine Freude aus, besonders wenn man zu ihm spricht oder singt. Vollständige Kopfkontrolle ermöglicht dem Baby das Experimentieren mit Rollbewegungen sowie Kraftaufbau durch kleine Klimmzüge und „Sit-ups", die ihm sowohl immenses Vergnügen, aber auch Frustration bereiten können. Während Ihre entspannende und kräftigende Massageroutine nun schon gut etabliert oder in dieser Phase leichter einzuführen ist, ist dies der ideale Zeitpunkt, um das Baby-Yoga auszuweiten und mehr Dynamik einzubringen. Die Übungen dieses Kapitels helfen Ihnen, Ihr heranwachsendes Baby in seinem Verlangen zu unterstützen, sich mit der Welt zu beschäftigen, während es dabei die Sicherheit Ihrer Arme und die Nähe Ihres Körpers spürt.

Neue Grenzen erforschen

Wenn Sie Massage und Yoga mit Ihrem Baby praktiziert haben, konnten Sie bemerken, wie sich seine Reaktionen in ihrer Bandbreite verändert haben. Ob es dynamische Schaukel- und Hebebewegungen oder eher lange und kuschelige Entspannung vorzieht, die Massage auf dem Rücken liegend angenehm findet oder sich schon liebend gern aus der Position windet und wegrollt: Ihr Baby möchte sich mehr in die Übungen einbringen, die Ihm Spaß und Freude bereiten. Ihr Baby wird damit beginnen, Sie zu Kommunikations- und Bewegungsspielen aufzufordern.

In diesem Kapitel werden bekannte Dehnungen erweitert, um dem gesteigerten Selbstvertrauen und der zunehmender Kraft des Babys gerecht zu werden, aber auch ganz neue Bewegungen vorgestellt. Deutlichere und unterschiedlichere Rhythmen zeigen Ihrem Baby klare Kontraste zwischen Ruhe und Aktivität auf. Die Kombination von Bewegung und Entspannung hilft Ihrem Baby, während der wachen Phasen aktiver zu sein, aber auch, tiefer schlafen zu können. Sollte Ihr Baby lieber mit einer sanfteren Übungsreihe fortfahren wollen, beziehen Sie neue Schritte immer auf es angepasst mit ein. Assistieren, ohne jemals etwas zu forcieren – ob körperlich oder durch Konditionierung – bleibt hier die goldene Regel des Baby-Yoga.

Um angemessen auf ein klareres „Ja, mehr" oder „Nein, nicht so, nicht jetzt" einzugehen, müssen Sie präsent sein. Das Aushandeln von Grenzen beginnt schon hier. Babymassage und -Yoga können bei der Grundsteinlegung einer, möglicherweise lebenslangen, gemeinsamen Übereinkunft unterstützen. Die Individualität Ihres Babays zu respektieren, ist hierbei wesentlich – so aber auch Ihre Zentrierung und Bestimmtheit. So wie Ihr Baby das Bedürfnis nach zärtlicher Liebe hat, benötigt es nun obendrein Ihre tatkräftige Unterstützung und Führung. Widmen Sie Ihrer Atmung während der dynamischen Bewegungen mehr Aufmerksamkeit. Auf diese Weise können Sie Ihrem Baby die unangestrengte Atmung in Bewegungsabläufen als eine Lebenskompetenz nahebringen.

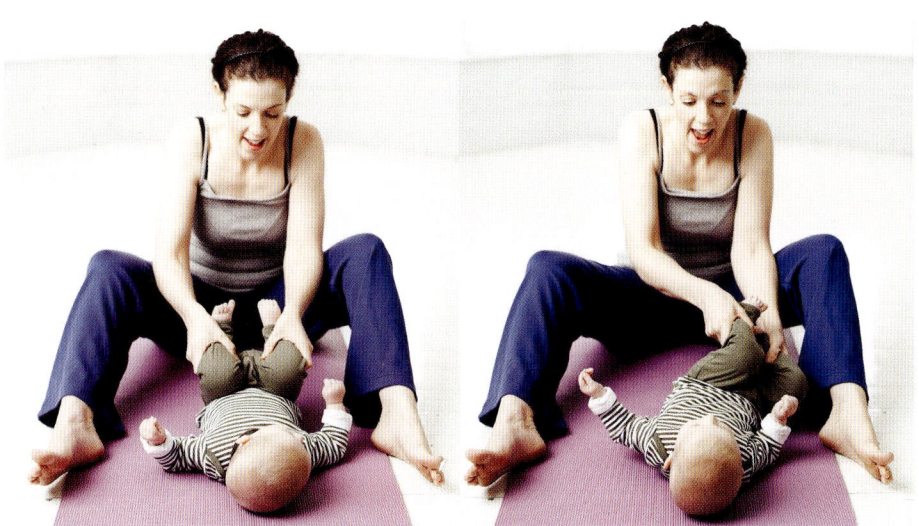

Bringen Sie mehr Kontrast zwischen Druck ausüben und Loslassen in die Übung „Knie zur Brust" ein und beziehen Sie durch eine größere und schnellere Beugung der Beine Ihres Babys seine gesamte Wirbelsäule in die „Knie-Kreis-Bewegung" mit ein.

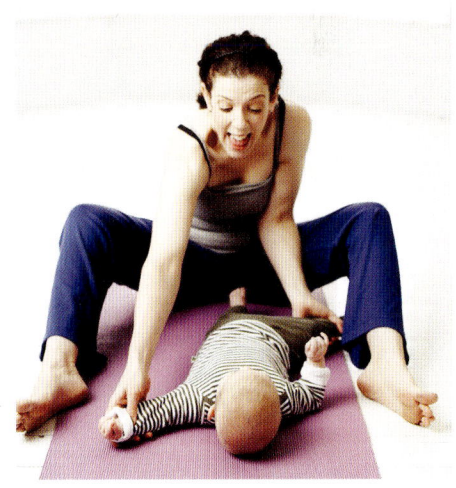

Führen Sie die ausdehnende Bewegung von Arm und Bein in der „diagonalen Dehnung" nun noch deutlicher aus.

Dynamische Hüftsequenz

Ab dem vierten Monat streben Babys danach, sich auszustrecken, um die nötige Stärke zu erlangen, damit
sie sich später freier bewegen zu können. Diese im Ver-
gleich zu vorigen Übungen deutlich dynamischere Hüftsequenz fördert auf sichere Weise eine maximale Fle-
xibilität der Beckengelenke, während sie zugleich alle
Muskeln im unteren Rücken wie auch im Bauchbereich
sowohl dehnt, als auch entspannt.

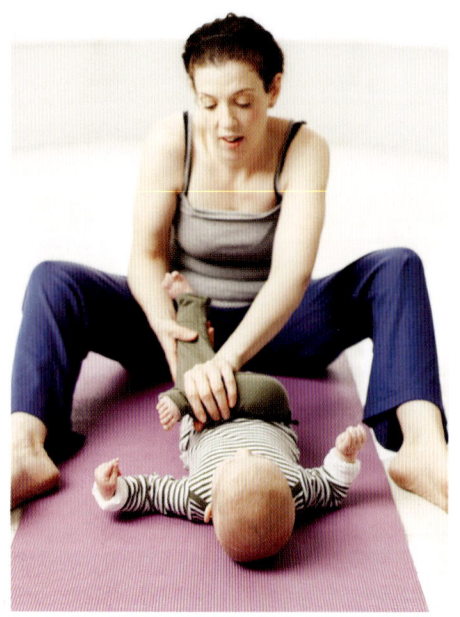
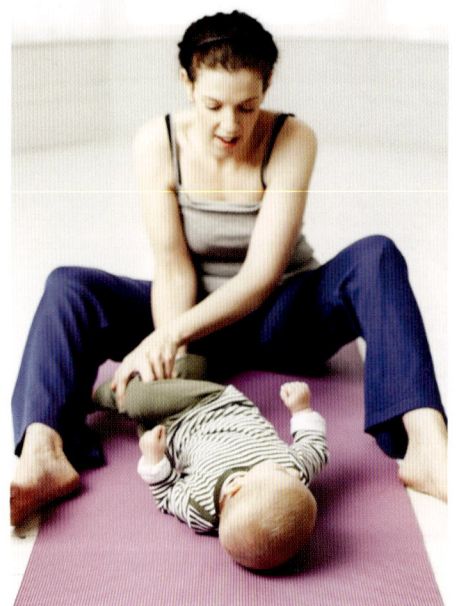
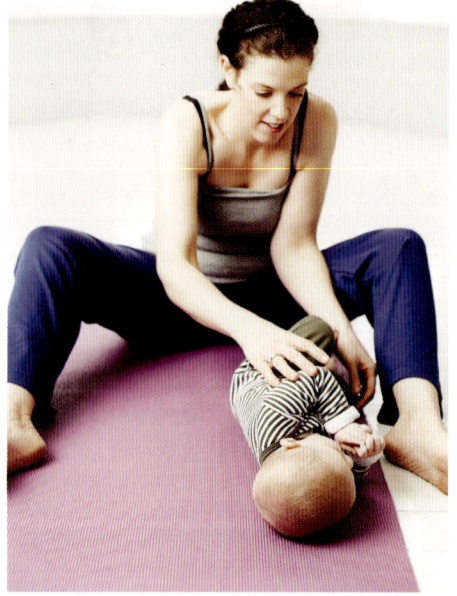

1 „Halber Lotos"

Diese asymmetrische Beinbewegung erhöht die
Gelenkigkeit der Hüfte. Halten Sie einen Unterschenkel des Babys, mit den Fingern oberhalb
und dem Daumen unterhalb des Beins, in
Ihrer Hand. Bringen Sie seinen Fuß mit dem
angewinkelten Bein über die entgegengesetzte
Hüfte zum „Halben Lotos". Halten Sie währenddessen sein anderes Bein der Länge nach ausgestreckt auf der Matte und ermutigen Sie Ihr
Baby, falls möglich, zur vollständigen Dehnung.
Möglicherweise steigert Ihr Baby diese Übung
zum „akrobatischen Halben Lotos", indem es
seinen Fuß zur entgegengesetzten Achselhöhle
bringt oder damit sogar die Nase berührt. Bei
dieser Entwicklung ist es wichtig, dass Ihr
Baby die Führung übernimmt. Lösen Sie Ihren
Griff, wenn Sie Widerstand spüren.

2 Drehhaltung mit Rolle zur Seite

Über die volle „Körperdrehhaltung" (Seite 40) hinausgehend, können Sie Ihr Baby nun dazu
ermuntern, sich auf die Seite zu rollen. Sollte Ihr Baby schon Versuche in dieser Hinsicht
unternommen haben, wird diese Übung sehr gut ankommen, anderenfalls mag es Ihnen
möglicherweise lieber sein, damit noch etwas abzuwarten. Bringen Sie mehr Schwung in die
Drehung, indem Sie Ihre Arme kreuzen, während Sie Ihr Baby abwechselnd zu einer und dann
zur anderen Seite drehen. Möglicherweise benötigt es etwas zusätzlichen Halt – entweder
unter seiner Hüfte oder unter seiner Schulter –, um den Erfolg einer Rollbewegung erleben zu
können.

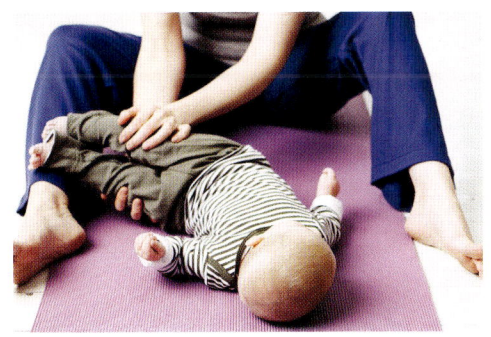

An den „Fingern" hochziehen

Legen Sie Ihrem Baby, das Ihnen auf dem Rücken zugewandt liegt, Ihre Zeigefinger in die Hände. Heben Sie Ihr Baby nicht mithilfe Ihrer Arme hoch, sondern lassen Sie es selbstständig die Kraft aufbringen, sich hochzuziehen. Die Bewegung wird von Ihrem Baby gesteuert, Sie geben lediglich die Anregung dazu. Sollte Ihr Baby dazu noch nicht bereit sein, lassen Sie es sich sanft, mit ihren Fingern nach wie vor in seinen Händen, wieder zur Matte herunterbewegen. Machen Sie nach einigen Tagen erneut einen Versuch.

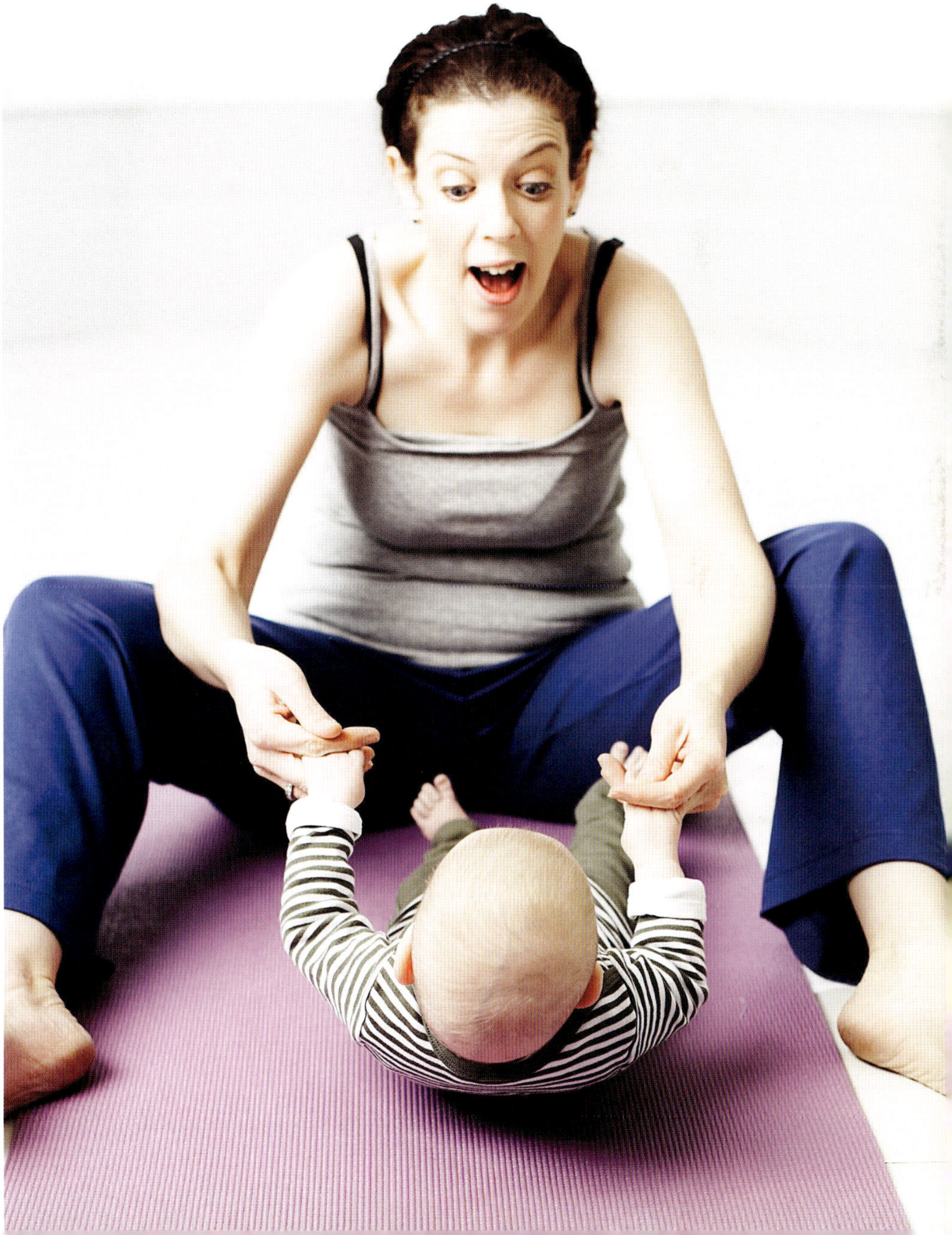

3 Gestreckte Beindrehung

Vielleicht hat Ihr Baby nun Freude an einer Körperdrehung in Rückenlage, bei der die Beine gestreckt und nicht mehr gebeugt sind. Halten Sie seine Beine mit Ihren beiden Händen direkt oberhalb der Knie fest. Atmen Sie beim Heben der gestreckten Beine des Babys ein, beim Senken der Beine zu einer Seite hin wieder aus. Sollte Ihr Baby seine Beine lieber gebeugt halten wollen, lassen Sie dies zu. Achten Sie darauf, dass seine Wirbelsäule die ganze Zeit auf der Matte bleibt.

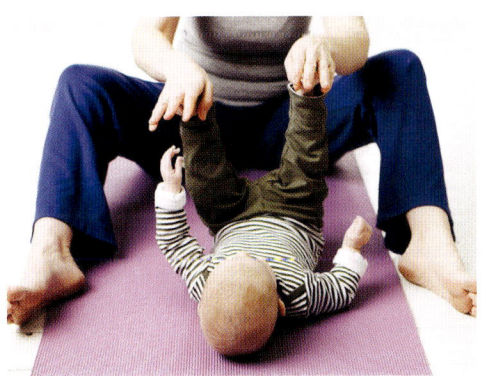

4 „Druck – Gegendruck"

Regen Sie Ihr Baby dazu an, seine Beine gerade zu machen, indem Sie nun etwas fester gegen seine angehobenen Füße drücken und es damit zum Gegendrücken herausfordern. Dies stärkt seinen unteren Rücken. Eine sanfte Dehnung seiner Beine über seinen Körper ist dann die ideale Vorbereitung für die klassische „Pflug"-Haltung. Anschließend erlauben Sie Ihrem Baby, seinen ganzen Körper selbstständig zur Matte abzurollen und einige Sekunden lang zu entspannen. Während dieses Stadiums sollte sich die untere Wirbelsäule beim Dehnen und Strecken der Beine immer noch dicht an der Matte befinden. Warten Sie mit der Einführung der vollständigen „Pflug"-Haltung, in welcher der untere Rücken von der Matte angehoben ist, bis Ihr Baby aufrecht sitzen kann (Seite 87 f.).

Dynamische Hüftsequenz im Sitzen

Führen Sie Ihr Baby dann an diese Übungsreihe heran, wenn es Ihnen zeigt, dass es Freude an der aufrechten Position hat. Sie können Ihr Baby entweder auf Ihren Schoß nehmen oder es auf dem Boden zwischen Ihren Beinen sitzen lassen. Wichtig ist, dass Ihr Körper dabei seine Rückenstütze bildet, selbst wenn es schon damit begonnen hat, selbstständig zu sitzen. Beenden Sie diese Sequenz mit einem Spiel oder einer Kuschel-Umarmung.

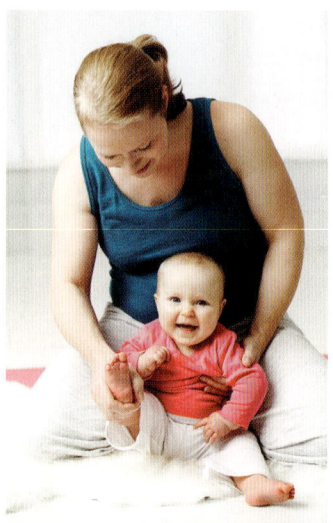
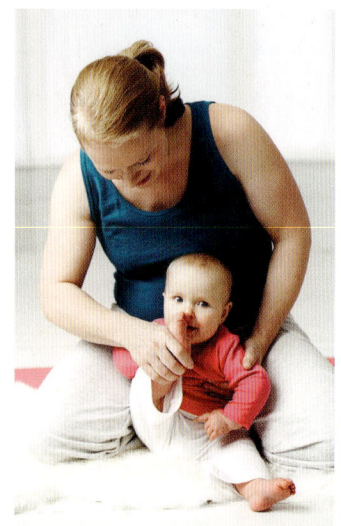

1 Beine strecken

Durch das abwechselnde Anheben der Beine aus dem Sitzen unterstützen Sie Ihr Baby dabei, Kraft aufzubauen und seine Beweglichkeit zu fördern. Stützen Sie Ihr Baby unter einer Achselhöhle, sodass es nicht zur Seite wegrollt, und umfassen Sie sein entgegengesetztes Fußgelenk, um das Bein nach außen gedreht anzuheben. Versuchen Sie in dieser Phase nicht, das Bein zu strecken. Dies ist die Grundlage für „Halber Lotos" und „Knie zum Brustkorb", gefolgt von einer Beindehnung. Wiederholen Sie dies mit dem anderen Bein.

2 Zehen zur Nase

Heben Sie seine Beine hierbei etwas mittiger an. Während dieser Entwicklnugsphase haben die meisten Babys Spaße daran, Ihre Zehen mit der Nase zu berühren. Kleine Rotationen des Fußgelenks können die Bewegung ergänzen. Forcieren Sie diese große Bewegung des Beins nicht, sofern Ihr Baby noch etwas steif und unbeweglich ist. Regelmäßiges Üben ermöglicht diese Beinhebungen fast allen Babys.

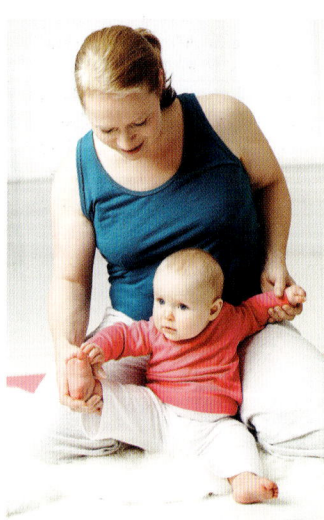
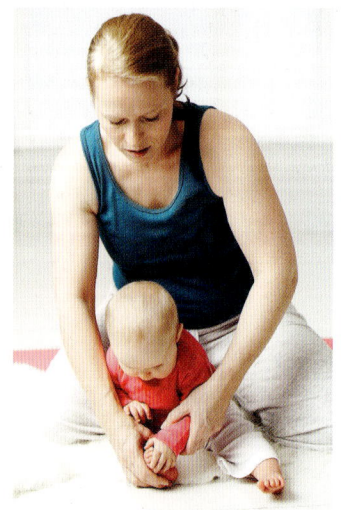

3 Diagonale Dehnung im Sitzen und in der Vorwärtsbeuge

Wiederholen Sie Schritt 1, ohne jedoch dabei Ihr Baby unter seiner Achselhöhle zu halten. Halten Sie stattdessen das Handgelenk des entgegengesetzten Arms. Strecken Sie sowohl seinen Arm als auch sein Bein diagonal in einer erweiterten Körperdrehung aus. Möglicherweise wird Ihr Baby spontan nach seinem angehobenen Fuß greifen. Atmen Sie in einem gleichmäßigen Rhythmus ein, während Sie den Arm und das Bein Ihres Babys ausstrecken, und wieder aus, wenn Sie sein Bein zum Boden senken und seinen gestreckten Arm nach vorn zurückbringen, damit Ihr Baby in einer diagonalen Vorwärtsbeuge seinen Fuß erreichen kann. Wechseln Sie diese diagonale Dehnung mit der Vorwärtsbeuge ab – achten Sie dabei auf den Atemrhythmus. Wiederholen Sie die Übung dreimal auf jeder Seite.

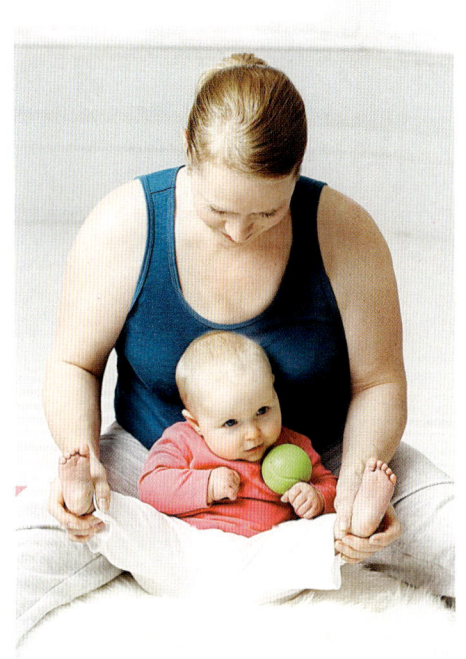
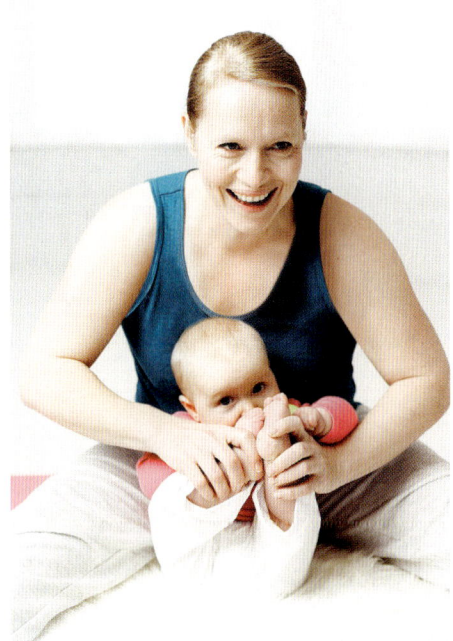
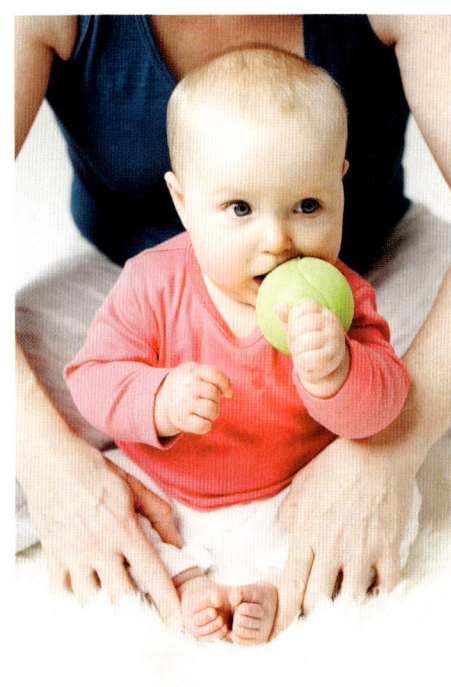

5 Offenes „V"

Halten Sie Ihr Baby im sitzenden Baby-„Schmetterling" (siehe Seite 41) und heben dann seine Beine zu den Seiten heraus. Strecken Sie diese, falls Ihr Baby es zulässt. Es ist wichtig, dass Sie sich dabei etwas vorlehnen, um den Rücken des Babys gut stützen zu können, da diese Bewegung Babys tendenziell zurückrollen lässt. Wechseln Sie zwischen dem Öffnen der Beine nach außen und dem Zusammenbringen ab, bei dem Sie die Füße zusammenklopfen.

6 Gleichgewichtshaltung im Sitzen

Diese Übung ist eine Erweiterung von „Zehen zur Nase", bei der Sie beide Füße des Babys gleichzeitig hochheben und Ihr Baby dann wieder in einen gestützten Gleichgewichtssitz – quasi ein Abbild der klassischen Yogahaltung – bringen. Erzwingen Sie niemals etwas und lassen Sie die Haltung aus, sollte sie Ihrem Baby nicht angenehm sein. Hat Ihr Baby allerdings Freude daran, können Sie alternierend seine Beine anheben und dann wieder absenken, indem Sie lediglich Ihre Arme ausstrecken und sich selbst leicht nach vorn lehnen. Ist Ihr Baby dazu bereit, können Sie während des Ausatmens in einer gemeinsamen Vorwärtsbeuge zusammen nach vorn kommen. Halten Sie diese Gleichgewichtsübung im Sitzen nicht länger als einige Sekunden.

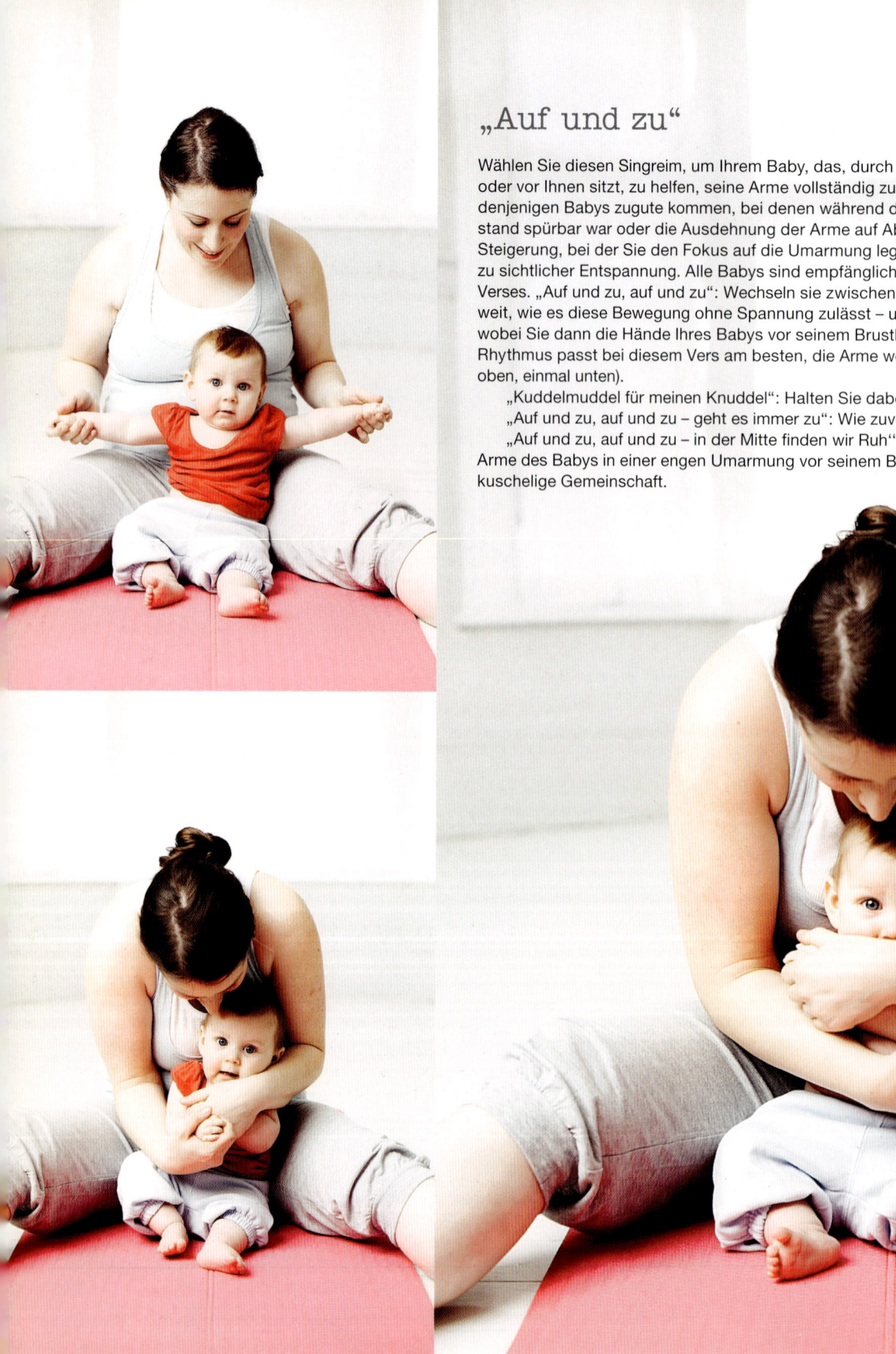

„Auf und zu"

Wählen Sie diesen Singreim, um Ihrem Baby, das, durch Ihren Körper gestützt, auf Ihrem Schoß oder vor Ihnen sitzt, zu helfen, seine Arme vollständig zu dehnen. Diese Übung wird besonders denjenigen Babys zugute kommen, bei denen während der Oberkörpermassage bisher Widerstand spürbar war oder die Ausdehnung der Arme auf Ablehnung stieß. Eine ganz allmähliche Steigerung, bei der Sie den Fokus auf die Umarmung legen, führt nach einigen Tagen Übung zu sichtlicher Entspannung. Alle Babys sind empfänglich für die liebevolle Beendigung dieses Verses. „Auf und zu, auf und zu": Wechseln sie zwischen dem Strecken der Arme des Babys – so weit, wie es diese Bewegung ohne Spannung zulässt – und ihrem nah zum Körper Zurückführen, wobei Sie dann die Hände Ihres Babys vor seinem Brustkorb zusammenhalten. Ein langsamer Rhythmus passt bei diesem Vers am besten, die Arme werden jeweils abgewechselt (einmal oben, einmal unten).

„Kuddelmuddel für meinen Knuddel": Halten Sie dabei eine Hand vor der anderen.

„Auf und zu, auf und zu – geht es immer zu": Wie zuvor.

„Auf und zu, auf und zu – in der Mitte finden wir Ruh'": Überkreuzen Sie abschließend die Arme des Babys in einer engen Umarmung vor seinem Brustkorb und genießen Sie dabei die kuschelige Gemeinschaft.

Öffnung der Arme

Ein wichtiger Teil der Babymassage und des Baby-Yoga ist, dass Sie in dieser Zeit mit Blickkontakt zu Ihrem Baby sprechen und singen. Dynamische Lieder und Verse, die mit rhythmischen Bewegungen kombiniert werden, fördern beim Baby Koordination, Sprache sowie kognitive Entwicklung und regen beide Gehirnhälften an. Besonders bei den Dehnungen des Oberkörpers, denen viele Babys mehr Widerstand entgegenbringen als den Bein- oder Hüftdehnungen, sind Reime und Lieder eine besonders hilfreiche Unterstützung. Der deutliche Kontrast zwischen Dehn- und Entspannungsbewegungen ist ein steter Quell an Überraschung und Freude, der bei Ihrem Baby als Soforthilfe-Übung augenblicklich Begeisterung auslösen oder ihm helfen kann, mögliche Beschwerden innerhalb weniger Sekunden zu vergessen.

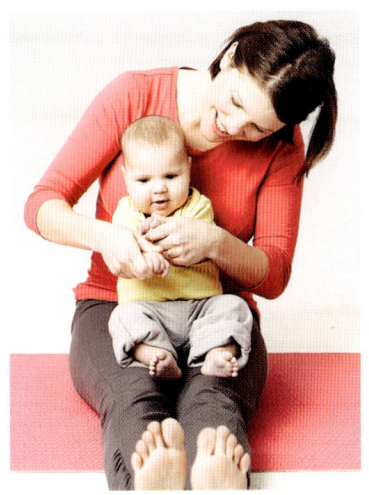
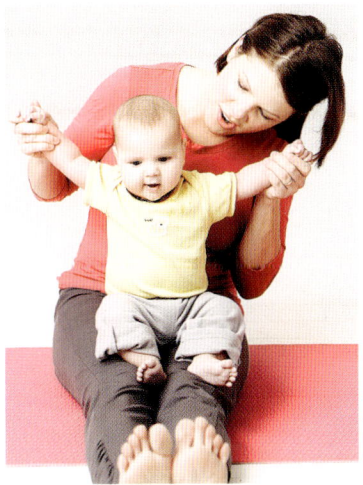

„Dreh' im Kreis herum"

Setzen Sie Ihr Baby auf Ihren Schoß, sein Rücken ist durch Ihren Körper gestützt, und verbinden Sie nun die Worte und dazugehörigen Aktionen dieses gesungenen Verses.

„Dreh' im Kreis herum": Halten Sie beide Hände Ihres Babys und drehen Sie diese umeinander in einem Ihnen beiden angenehmen Tempo – in Rollbewegungen von Ihnen wegführend.
„Toll, toll!": Öffnen Sie nun beide Arme weit zur Seite hin.
„Klatsch, klatsch, klatsch": Klatschen Sie nun mit seinen Händen – koordiniertes Händeklatschen folgt später.
„Dreh' nun zurück": Drehen Sie die Hände nun in Rollbewegung in die entgegengesetzte Richtung zu Ihnen hin.
„Toll, toll!": Öffnen Sie nun beide Arme weit zur Seite hin.
„Klatsch, klatsch, klatsch": Klatschen Sie mit seinen Händen

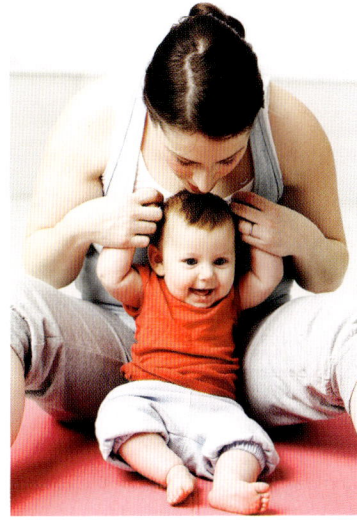
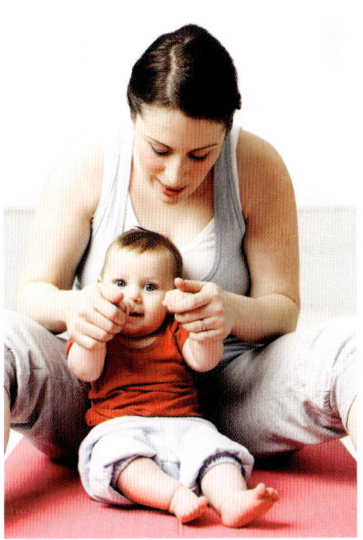

„Kopf, Schulter, Knie und Zeh"

Halten Sie die Handgelenke Ihres Babys und folgen Sie in Bewegungen diesem beliebten Kinderlied, das nicht nur durch verschiedene, zum Reim passende, Yogadehnungen unterstützt, sondern obendrein hilfreich für das Baby ist, um sich mit den verschiedenen Körper- und Gesichtsteilen vertraut zu machen und mit Sprache zu verbinden.

„Kopf, Schulter, Bauch – Knie und Zeh, Knie und Zeh.
Kopf, Schulter, Bauch – Knie und Zeh, Knie und Zeh.
Augen, Ohren, Mund und Nas',
Kopf, Schulter, Bauch, Knie und Zeh – was ein Spaß."

Dynamisches Rollen

Ungeachtet dessen, ob Ihr Baby sich jetzt schon allein umdrehen kann, ist es mittlerweile an der Zeit, mehr Dynamik in die Rollübung zu bringen. Dabei kann Ihr Baby eine Reihe unterschiedlicher Dehnungen erfahren. Statt Ihr Baby an Ihren Beinen herunter- und wieder heraufzurollen, helfen Sie ihm nur an den wirklich wichtigen Punkten während der Rollbewegung, wenn es Ihre Unterstützung benötigt. Geben Sie Ihrem Baby damit die Möglichkeit, ohne Ihre sofortige Intervention neue Empfindungen und Sinneseindrücke sowie verschiedene Perspektiven zu erfahren. Dies ist eine neue Phase seiner Beziehung zu Ihnen. Ihr Baby kann Ihre Handlungen erwarten und dennoch seine neu gefundene Freiheit genießen. In Sekundenschnelle bescheren diese Rollen Ihrem Baby ein Abenteuer, an dem auch Sie teilnehmen.

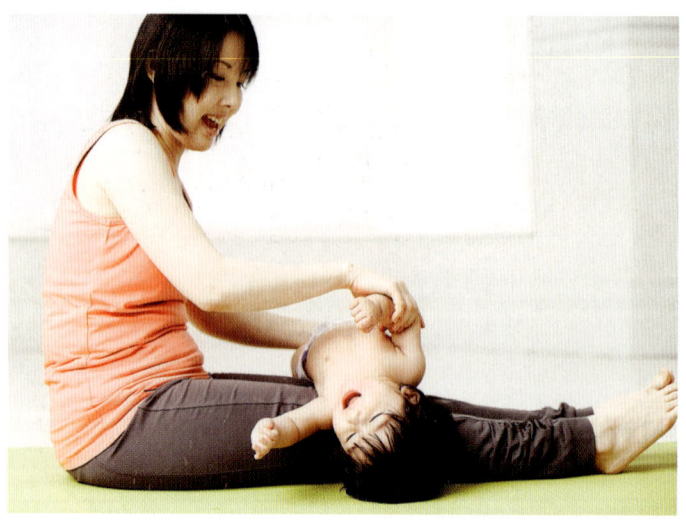 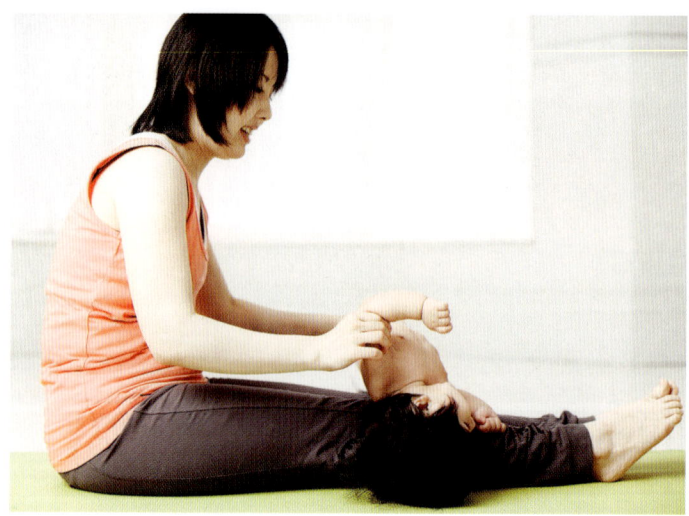

1 Rückbeugen – quer über Ihre Beine – können für Babys sehr angenehm sein, sofern sie dabei entspannt sind. Sollte sich Ihr Baby schwer entspannen können, gehen Sie wieder zu den ersten Rollbewegungen (siehe Seiten 44 und 45) zurück. Gestalten Sie diese kürzeren Rollbewegungen dynamischer, indem Sie zurück- und dann wieder vorwärtsrollen und zwischen schnellen und langsamen Bewegungen abwechseln. Beginnen und enden Sie mit einem Spiel und schließen Sie mit einer liebevollen Umarmung ab. Probieren Sie es dann erneut, indem Sie Ihr Baby zunächst in Rückenlage quer über Ihre Beine legen und überprüfen, ob es sich wie eine weiche Stoffpuppe in einer Rückbeuge entspannen kann, bevor Sie die vollständige Rolle angehen. Ihr Baby wird bald begreifen, dass die Rollbewegung umso einfacher wird, je entspannter es dabei ist.

2 Ein sanftes Zupfen oder Anschieben der Schulter gibt möglicherweise ausreichend Anreiz für die Rollbewegungen eines Babys, das älter als vier Monate ist. Viele Babys benötigen hierzu ergänzend noch Ihre andere Hand an der jeweils rollenden Seite der Hüfte. Sobald Ihr Baby während der Rollbewegungen Eigendynamik und Schwung entwickelt, steigern Sie diese Übung allmählich von der Stütze an Hüfte und Arm zu einer Aktion, in der Sie nur noch den Arm stützen. Je schneller Sie diese unterstützten Rollen für Ihr Baby machen können, desto leichter wird es für Ihr Baby, diese allein zu bewältigen. Durch Übung verbesserte Sie die Synchronisierung ihrer Hilfestellung mit den Bewegung Ihres Babys.

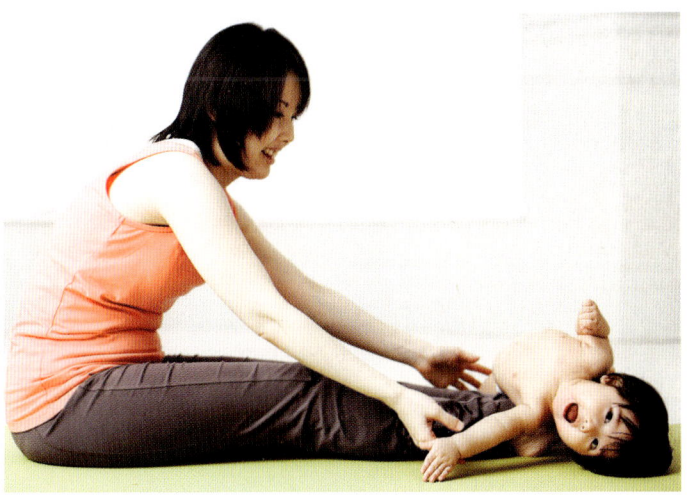

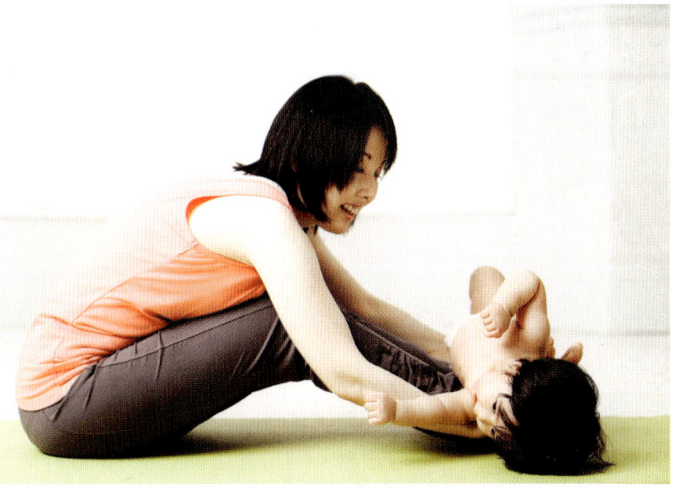

3 Die „Ankunft" an Ihren Fußgelenken kann das Baby unter Spannung setzen. Einige Babys haben Freude an diesem definierten Ziel der Unabhängigkeit und entspannen sich, andere nehmen die Entfernung zur Mutter dramatisch wahr und fragen sich: Wird Mama da sein und mich retten? Bleiben Sie also Ihrem Baby gegenüber aufmerksam, da die Emotionen hier im Bruchteil einer Sekunde von Freude zu Panik umschwenken können

4 Kommunikation gehört unabdingbar zum Baby-Yoga und ist insbesondere in Situationen, in denen die Babys ihren eigenen Weg finden, von entscheidender Bedeutung. Während Sie auf jüngere Babys in der Form reagieren, dass Sie diese in den Arm nehmen und in einen sicheren, entspannten Haltegriff bringen, sollten Sie in dieser Phase beurteilen, ob Ihr Baby nur Ihre Anleitung zur Selbsthilfe braucht oder wirklich Rettung und beruhigenden Trost nötig hat. Baby-Yoga kann Ihnen auf diese Weise helfen, Ihr Bewusstsein auch für andere Bereiche der Erziehung zu erweitern.

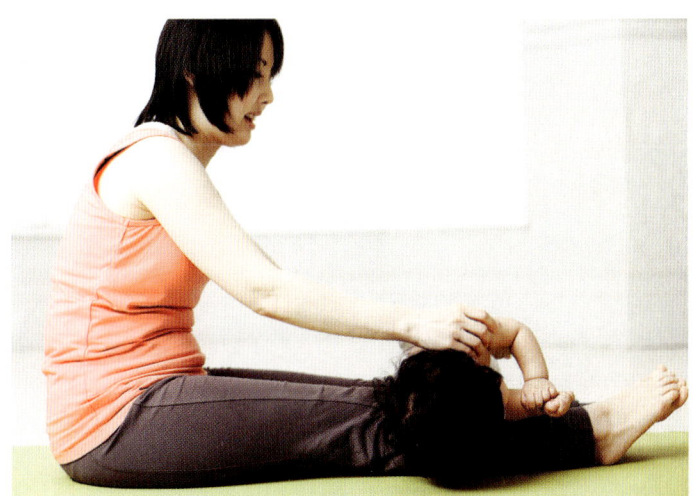

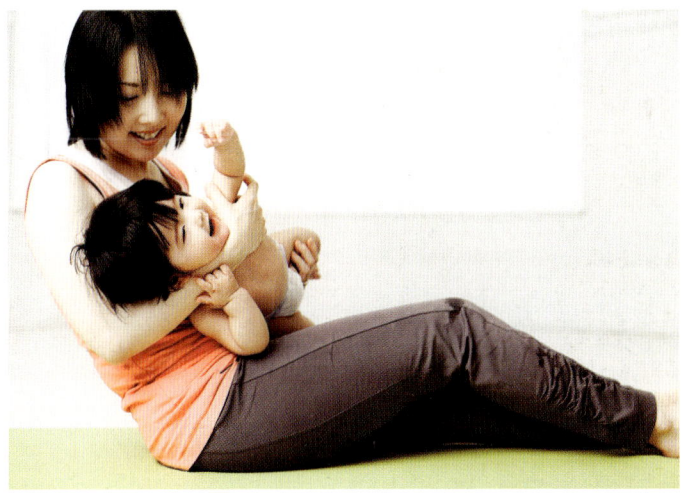

5 Verbinden Sie die Rollbewegungen Ihres Babys mit einer gleichzeitigen sportlichen Aktivität Ihrerseits, indem Sie Ihre Bauchmuskeln und den Beckenboden in dieser klassischen Yogasitzhaltung einziehen, wenn Sie Ihr Baby zu sich zurückrollen. Lassen Sie Ihr Baby entscheiden, ob es wieder herunterrollen möchte, machen Sie jedoch nie mehr als drei vollständige Rollen.

6 Während liebevolle Umarmungen und Kuscheln zum Ende einer Bewegungssequenz bei jüngeren Babys ein Gefühl von heimeliger Gemütlichkeit und Sicherheit implizieren, können diese Umarmungen bei älteren Babys zu Kuschelpausen mit gleichzeitiger Vorfreude auf die nächsten Übungen werden. Dennoch bleiben Sie nach wie vor wichtig für das Baby, um immer wieder „heimzukehren".

Wippe

Setzen Sie Ihr Baby seitlich und nach außen gewandt auf Ihre Oberschenkel. Stützen Sie Ihr Baby zunächst mit einem Arm quer über dem Brustkorb und dann mit Ihren Händen auf dem Brustkorb und am oberen Rücken. Ermuntern Sie es zu kleinen Körperbewegungen, indem Sie abwechselnd die Hand lösen, an die Ihr Baby nicht direkt anlehnt, um allmählich mehr und mehr Raum zwischen Ihren Händen und seinem Körper zuzulassen.

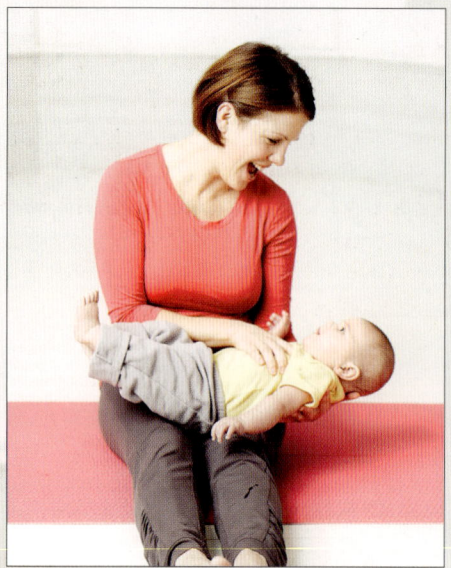

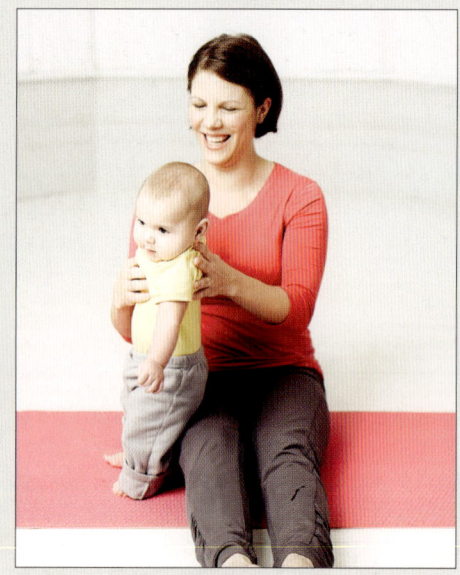

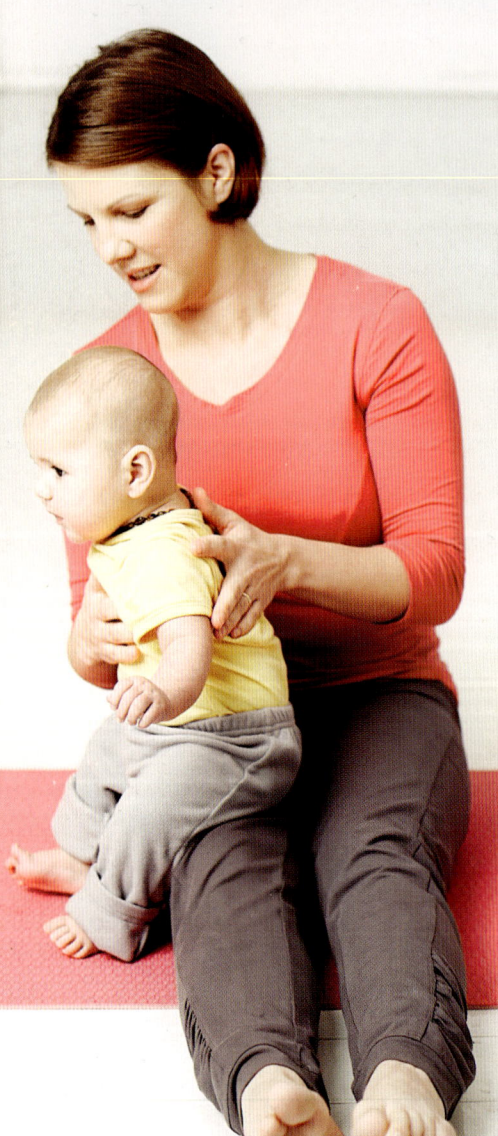

Rückwärtsfall

Hat Ihr Baby erst einmal Freude an den kleinen Bewegungen, können Sie nun Ihr stützendes Bein leicht beugen und Ihr Baby zurückfallen lassen, indem Sie die Stützwirkung der hinteren Hand verringern. Halten Sie die Hände in Position, sodass Sie Ihr Baby genau im richtigen Moment auffangen können. Sollte es erschrocken seine Arme in die Luft werfen, beruhigen Sie es und gehen Sie zunächst zurück in die „Wippe", bis sich Ihr Baby im Rückwärtsfallen entspannen kann.

Vorwärts in den Stand

Mit einer kleinen Hebebewegung Ihres anderen Beins und Anschub durch die hintere Hand geben Sie Ihrem Baby den nötigen Schwung, um wieder hochzukommen und zwischen Ihren Händen im Stand zu landen. Viele Babys genießen es, einige Sekunden in gestützter Position zu stehen, bevor Sie anfangen, auf ihren Beinen zu federn.
Ist ein Baby noch nicht bereit, in den Stand zu kommen, wird es sich entweder nach hinten setzen oder nach vorn auf die Knie gehen. Wiederholen Sie diese Gleichgewichtsübung dreimal.

Gleichgewichtsübungen im Sitzen

Gleichgewichtsübungen im Sitzen, bei denen das Baby destabilisierende Bewegungen zu meistern hat, fördern die Entwicklung einer guten Haltung. Im klassischen Yoga sind ruhige Gleichgewichtshaltungen wichtig, um die Konzentrationsfähigkeit zu steigern und das Nervensystem zu stimulieren. Bei Babys üben wir das Gleichgewicht, indem wir sie zwischen Vorwärts- und Rückwärtsbewegungen sanft stützen. Sollte sich Ihr Baby in Rückwärtsfallbewegungen an seinen „Richt-Reflex", der ihm dabei hilft, aus einer Destabilisierung wieder in eine aufrechte Position zu gelangen, halten und Widerstand leisten, respektieren Sie dies und probieren Sie es zu einem späteren Zeitpunkt wieder, wenn sich Ihr Baby möglicherweise auf spielerische Art losgelöster und entspannter auf diese Bewegungsabläufe einlassen kann. Die Gleichgewichtsübungen sollen Ihrem Baby innerhalb eines sicheren Rahmens helfen, allmählich auf Ihre Halt gebenden Hände zu verzichten, um eigene Stabilität zu entwickeln.

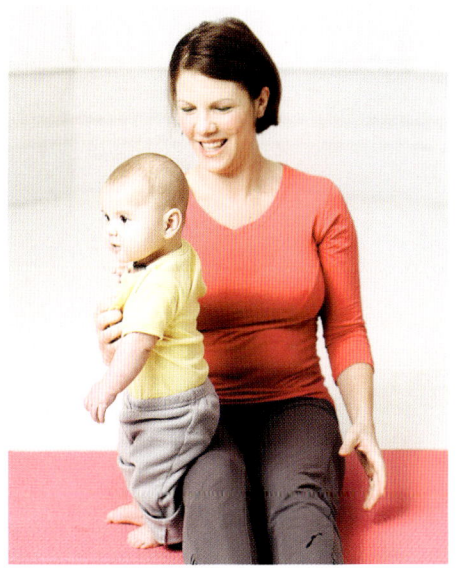

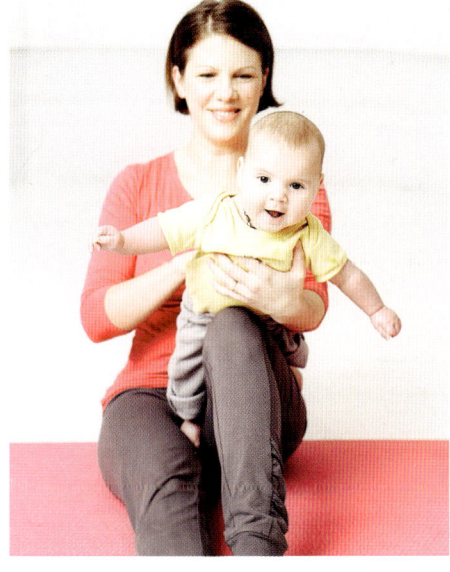

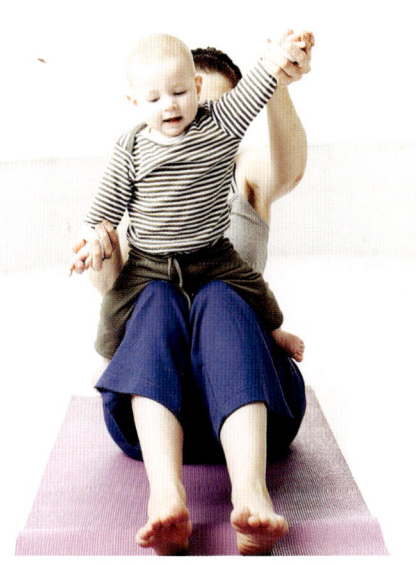

Wilder Ozean

Sollte Ihr Baby freudig glucksen und ganz deutlich sein Glück und seine Zufriedenheit zum Ausdruck bringen, können Sie ruhig mehr Raum zwischen Ihren Händen lassen. Lösen Sie die Stütze der vorderen Hand vollständig wenn Sie Ihr Baby nach hinten fallen lassen, und dann die Stütze Ihrer hinteren Hand, wenn es wieder in eine aufrechte Haltung kommt, wobei Sie lediglich die vordere Hand auf den Brustkorb Ihres Babys legen.

Gleichgewichtsübung im Hochsitz

Rittlings auf Ihrem gebeugten Bein zu sitzen, fördert beim Baby die Kraftentwicklung um die Basis der Wirbelsäule herum. Ihr Baby hat lediglich drei Stützen: Ihr Knie und Ihre beiden Hände, von denen eine Hand seinen Brustkorb und die andere seinen Rücken stützt. Bei dieser interaktiven Gleichgewichtsübung verhilft der Druck einer oder beider Hände Ihrem Baby zu einer Dehnung seines Rückens und seiner Körpermitte. Möglicherweise wird sich Ihr Baby zunächst an Ihrem Knie festhalten, dann aber allmählich anfangen, seinen unteren Rücken zu dehnen, seine Arme auszustrecken und auf Ihrem Knie zu balancieren.

Armdehnungen in der Hochsitzbalance

Hat Ihr Baby einmal ausreichend Kraft im unteren Rücken aufgebaut, wird es möglicherweise Freude an Armdehnungen haben während es hoch auf Ihren Knien sitzt. Ist Ihr Baby noch nicht bereit dazu, wird es das Gleichgewicht nicht halten können. Senken Sie dann Ihre Beine in einer lustigen Fallbewegung zum Boden herab und halten dabei die Arme Ihres Babys. Umfassen Sie zunächst Ihr Baby fest um seinen Körper, halten Sie danach seine Arme und schließlich seine Hände, bevor Sie seine Arme anfangs nach oben- und anschließend zur Seite herausstrecken.

Kopfüber ins Vergnügen

Mit zunehmender Entwicklung des Babys, sollten Sie ihm die „Zeit in Bauchlage" abwechslungsreicher und lustiger gestalten und Rückbeugen einbauen. Die „Achterbahn" beschert Ihnen beiden reichlich Bewegung und Freude und führt Ihr Baby an seine erste Umkehrhaltung heran. Ein Baby mit dem Kopf nach unten zu halten, mag zwar dramatisch aussehen, ist aber eigentlich eine recht sichere Übung. Tatsächlich lieben die meisten Babys diese umgekehrte Haltung. Folgen Sie hierbei jedoch einigen einfachen Richtlinien.

„Achterbahn"

Gleichgewichtsübungen in Bauchlage sind der ideale Ausgangspunkt für die erste Umkehrhaltung Ihres Babys. Machen Sie aus Ihren Beinen eine Achterbahnstrecke für Fahrten, die so haarsträubend oder sanft sein können, wie Ihr Baby es eben mag.

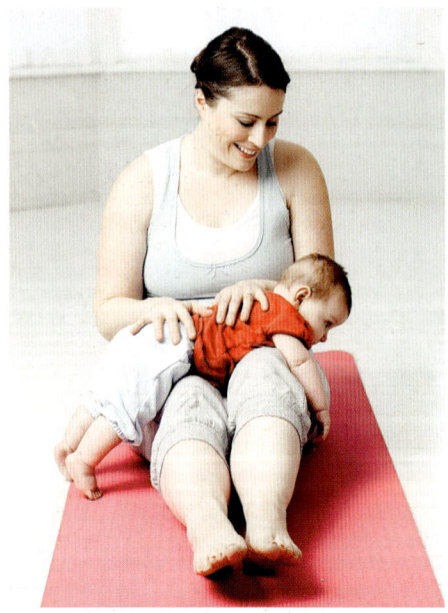

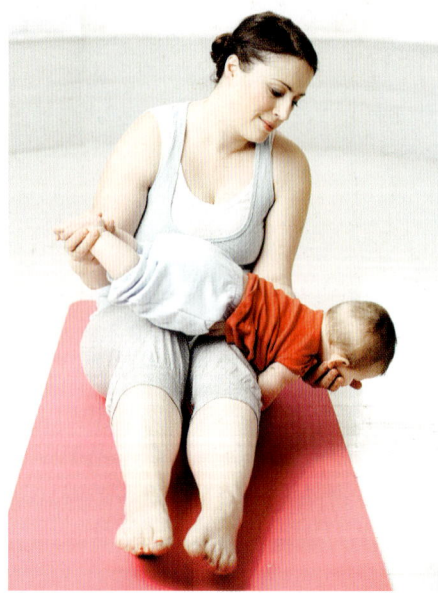

2 Sind Sie beide bereit, beugen Sie nun das Bein, das unter den Beinen Ihres Babys liegt, und halten dabei seine Fußgelenke fest. Während Sie Ihr gebeugtes Bein nun noch etwas höher heben, bringen Sie Ihre andere Hand zur zusätzlichen Absicherung unter das Kinn Ihres Babys. Diese Übung dient als extrem sichere Vorbereitung und Test, bevor Sie Ihr Baby an Umkehrhaltungen (Inversionen) heranführen.

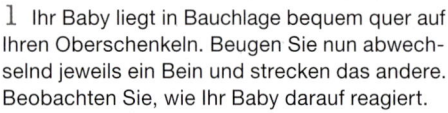

1 Ihr Baby liegt in Bauchlage bequem quer auf Ihren Oberschenkeln. Beugen Sie nun abwechselnd jeweils ein Bein und strecken das andere. Beobachten Sie, wie Ihr Baby darauf reagiert.

Vorsicht

Bei der Rückkehr aus Umkehrhaltungen bringen Sie zuerst den Brustkorb wieder in Kontakt mit Ihren Beinen. Achten Sie darauf, dass Kopf und Nacken des Babys die gesamte Zeit über gesichert und geschützt sind. Sollten Sie anfänglich noch etwas zögerlich sein, können Sie diese Übung auf dem Bett praktizieren. Sie werden schon bald die Selbstsicherheit erlangen, um die Umkehrhaltungen mit dem Baby auf einer Matte durchzuführen.

Seitliche Umkehrhaltung (Hüfthaltegriff)

Frühe Umkehrhaltungen helfen Ihnen und Ihrem Baby bei der Entwicklung von gegenseitigem Vertrauen. Sie haben außerdem alle positiven Effekte des klassischen Yogahandstands, dehnen also die Wirbelsäule, verbessern die Durchblutung im Gehirn, machen die Lunge frei und stimulieren das Nervensystem. Halten Sie Ihr Baby seitlich an den Hüften und beginnen Sie mit den Übungen.

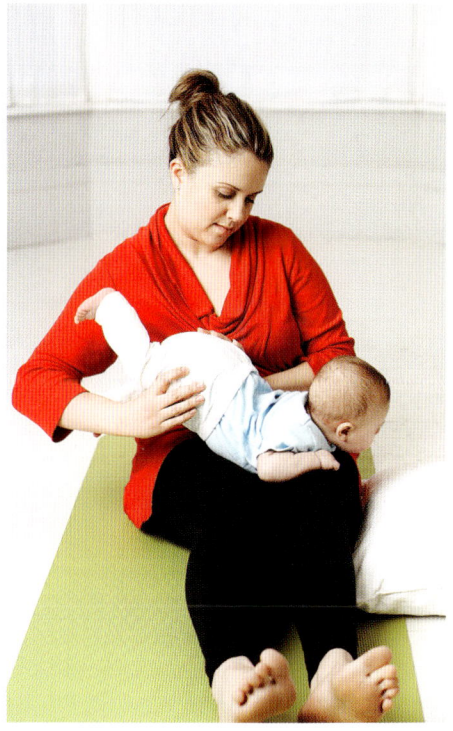 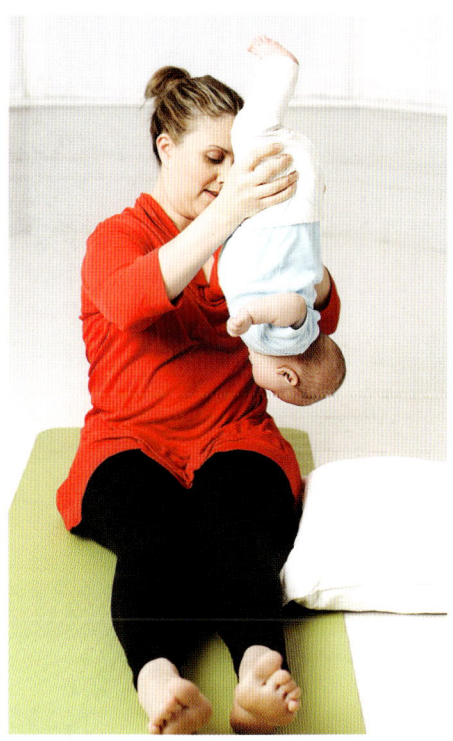 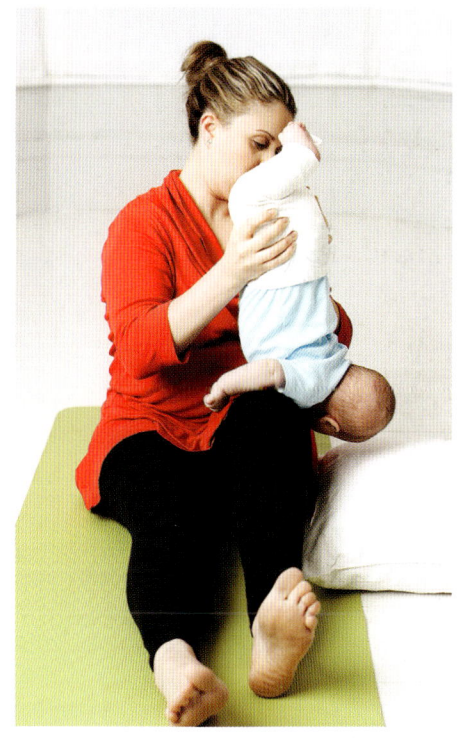

1 Legen Sie Ihr Baby in Bauchlage quer über Ihre Oberschenkel, mit seinen Füßen zu Ihrer stärkeren Hand hin. Achten Sie darauf, auf der Kopfseite Ihres Babys zur Sicherheit ein Kissen oder Polster neben Ihre Beine zu legen. Nach einigen „Achterbahnfahrten" lassen Sie Ihre Hände unter die Hüften des Babys gleiten und heben es entschlossen in einer sicheren und eindeutigen Bewegung auf eine Ihnen angenehme Höhe nach oben. Halten Sie dabei Blickkontakt – seine Gesichtszüge verraten Ihnen, wie lange es ihm in dieser Haltung gefällt.

2 Beugen und heben Sie das Bein, neben dem das Kissen liegt, sodass Sie den Brustkorb des Babys auf Ihren Oberschenkel legen können und es langsam und sanft wieder quer auf Ihre Oberschenkel senken können. Häufig regt diese Bewegung Ihr Baby dazu an, seinen Rücken zu strecken und den Kopf zu heben, um Sie anzuschauen. Wiederholen Sie die Übung ein- oder zweimal, jedoch nicht häufiger.

Erste Umkehrhaltungen/Inversionen

Führen Sie Ihr Baby schrittweise an diese ersten Umkehrhaltungen heran. Halten Sie Ihr Baby dabei im Hüfthaltegriff und keinesfalls an den Fußgelenken. Befolgen Sie die Anweisungen immer sehr sorgfältig.

Fließende Umkehrbewegung (Hüfthaltegriff)

Sobald Sie sich bei der Ausführung der seitlichen Umkehrbewegungen sicher fühlen und auch Ihr Baby diese deutlich genießt, können Sie die Umkehrung dynamischer fließen lassen und eine vollständige Rolle einbauen. Während dieser Übung verabschieden Sie Ihr

Baby und begrüßen es wieder, verlieren das Gesicht Ihres Babys jedoch für einen Moment aus den Augen, während Sie es mit dem Kopf nach unten halten. Dieser Bewegungsablauf ist wie eine Reise: Je fließender sie wird, desto mehr Freude wird Ihr Baby dabei haben.

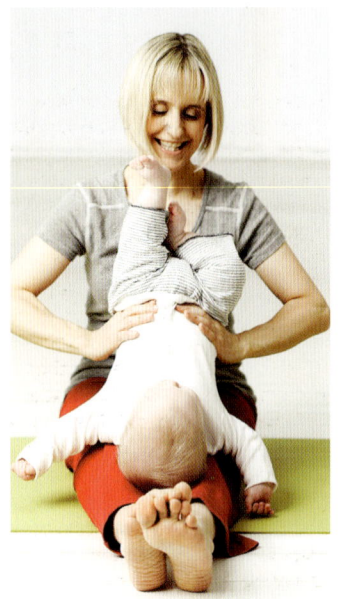 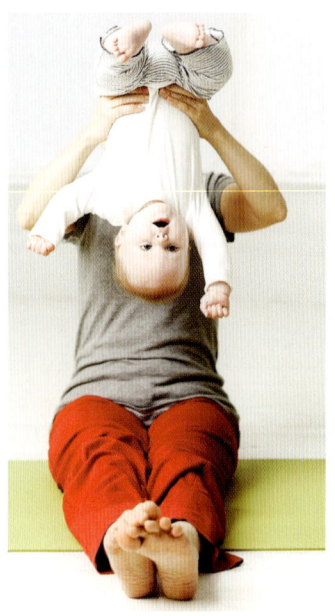 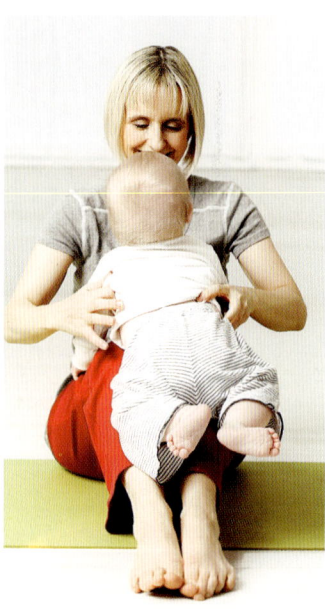 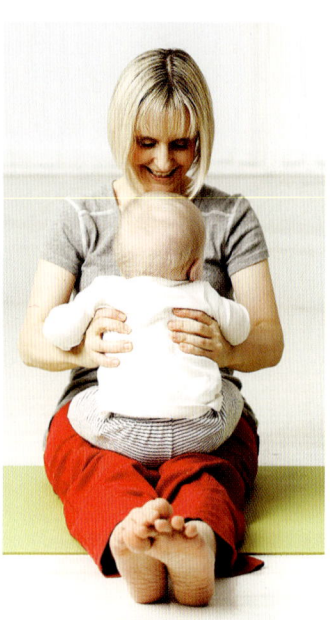

1 Sitzen Sie mit ausgestreckten Beinen und Ihrem Baby Ihnen zugewandt auf oder zwischen Ihren Beinen liegend. Halten Sie seine Hüften gut fest.

2 Atmen Sie ein. Ziehen Sie nun Ihr Baby in einer kontinuierlichen Bewegung mit seinem Körper dicht an Ihren heran und heben es, mit seinem Kopf nach unten, hoch.

3 Beugen Sie derweil Ihre Beine und senken Sie Ihr Baby während Sie ausatmen sanft, sodass es seinen Brustkorb auf Ihren Knien ablegen kann. Sein Kopf bleibt dabei oberhalb Ihrer Knie.

4 Drehen Sie Ihre Hände an seinem Körper um, sodass Sie Ihr Baby in eine sitzende Haltung auf Ihre Knie heben können, und strecken Sie Ihre Beine wieder parallel aus.

Zeigt Ihr Baby die Bereitschaft für einen weiteren „Looping", bringen Sie es sanft wieder in eine ausgestreckte Rückenlage und wiederholen Sie die fließende Umkehrbewegung. Üben Sie, Ihrem Atemrhythmus dabei zu folgen. Wiederholen Sie die Bewegung nicht öfter als dreimal.

Dynamische Hebebewegungen

Obwohl die meisten Babys ab vier Monaten Spaß an höheren Hebebewegungen haben, mögen sie noch nicht dazu bereit sein, in die Höhe „geworfen" zu werden! Gehaltene Hebebewegungen sind ideal, um sanft und langsam zu den dynamischen Hochwerfbewegungen hinzuführen.

Einige sehr junge Babys finden Gefallen daran, während andere es eher langsam angehen lassen. Hebebewegungen stimulieren zudem Ihre Bauchmuskulatur und kräftigen Ihren Rücken. Atmen Sie während des Hebens ein und wenn Sie sich hochstrecken wieder aus.

Im Sitzen

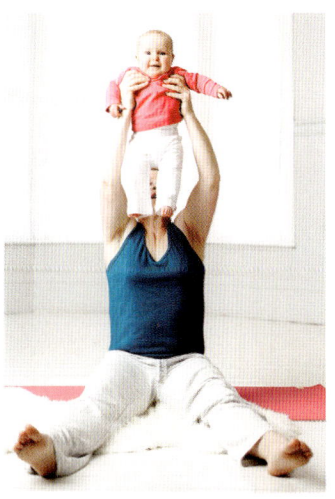

Halten Sie Ihr Baby, Ihnen entweder zu- oder abgewandt, fest unter seinen Armen. Holen Sie Luft und heben Sie es so hoch wie möglich nach oben. Atmen Sie aus und senken Sie Ihr Baby, je nach Geschmack Ihres Babys, langsam oder schnell, zur Matte. Sie können diese Hebebewegung mit einer Gleichgewichtsübung im Sitzen kombinieren und mit einem Kinderlied oder -reim anpassen:

„Kommt, kommt, kommt,
wir fliegen nun zum Mond,
fünf, vier, drei, zwei, eins:
los geht's!"

Im Knien

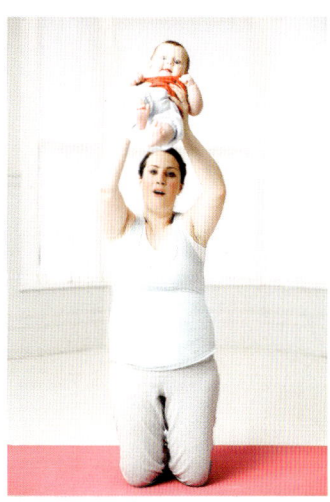

Sitzen Sie auf Ihren Fersen mit Ihrem Baby von Ihnen abgewandt auf dem Schoß. Halten Sie es fest um seinen Brustkorb. Atmen Sie ein und strecken Sie sich in eine hohe kniende Haltung, während Sie Ihr Baby dabei nach oben – falls möglich, über Ihren Kopf hinaus – heben. Atmen Sie aus und senken Sie Ihr Baby langsam. Achten Sie darauf, Ihren Rücken gerade zu lassen, bis Sie wieder auf Ihren Fersen zum Sitzen kommen. Durch das Hochziehen der Beckenbodenmuskeln erreichen Sie zusätzlichen Muskelspannung. Sie können, sowohl während des Hebens als auch während des Absetzens, einen oder mehrere Zwischenstopps einlegen, während derer Sie ein- und ausatmen. So macht die Hebebewegung Ihrem Baby mehr Spaß und wird für Sie noch effektiver.

Hochheben

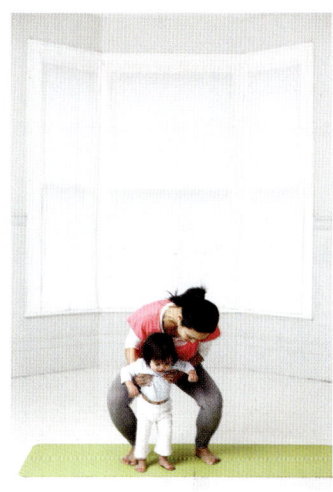 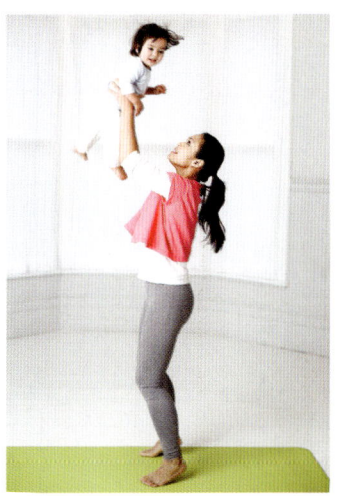

Das Hochheben Ihres Babys vom Boden – eine Bewegung, die Sie sicherlich jeden Tag mehrfach ausführen – kann durch integriertes Körper- und Atembewusstsein ebenfalls zu „Yogaspaß" für Sie und Ihr Baby werden. Achten Sie darauf, dass Ihre Füße dabei fest auf dem Boden stehen Ihre Knie gebeugt sind und Ihr Beckenboden gut angespannt ist (siehe rechte Spalte).

„Schmetterlingsschaukel"

Schaukelbewegungen sind die dynamische Fortführung des sanften Hin- und Herwiegens, mit dem Sie Ihrem Neugeborenen Trost und Beruhigung spendeten. Sie sind nur für Babys älter als vier Monate geeignet. Ihr Baby wird die „Schmetterlingsschaukel" lieben und obendrein kräftigt diese Übung den Rücken und verbessert das Gleichgewicht so, wie es für das eigenständige Sitzen erforderlich ist. Üben Sie diese Schaukelbewegun-gen zunächst im Knien, um die Ausrichtung Ihrer Wirbelsäule zu sichern und Ihren eigenen Rücken zu stärken. Zudem können Sie so Ihr Baby mühelos in der „Schmetterlingshaltung" hochheben und wieder ablegen.

Sollte Ihr Baby zwar älter als vier Monate sein, sein Gesäß in der „Schmetterlingshaltung" jedoch weit unter seine Füße sinken, warten Sie einige Wochen, bevor Sie damit beginnen.

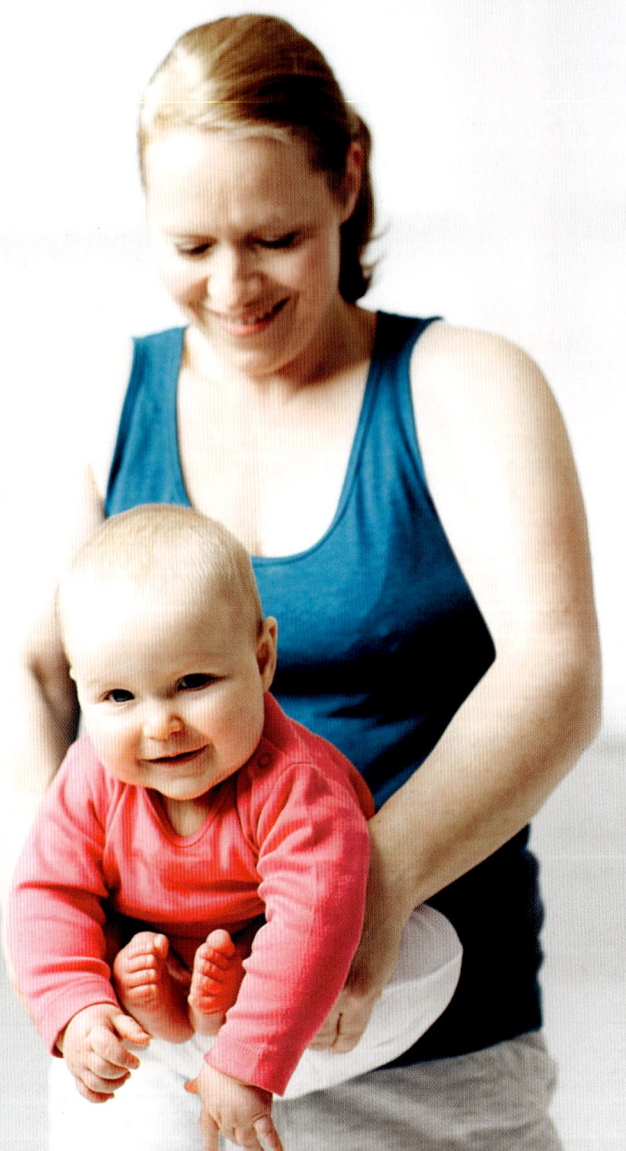

„Schmetterling" aus dem Kniestand

Beginnen Sie, wie auf Seite 56, aus einer kniend-sitzenden Position und halten Ihr Baby dabei im „Schmetterling" von Ihnen wegschauend. Halten Sie seine Fußgelenke fest und sicher, atmen Sie ein und kommen Sie in eine hohe kniende Haltung, wobei Sie den unteren Rücken Ihres Babys in die Gegend Ihres Bauchnabels bringen. Atmen Sie aus während Sie Ihr Baby wieder zum Boden heruntersenken. Wiederholen Sie die Übung einige Male, bis sich Ihre Arme und Ihr Rücken an diese Hebebewegung gewöhnt haben.

Singen und Schwingen

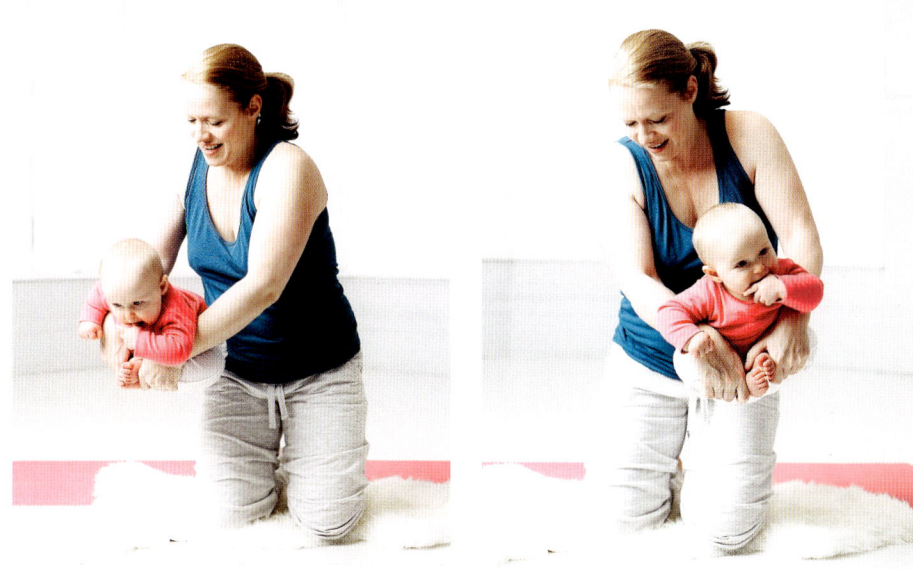

„Schmetterling" aus dem Stand

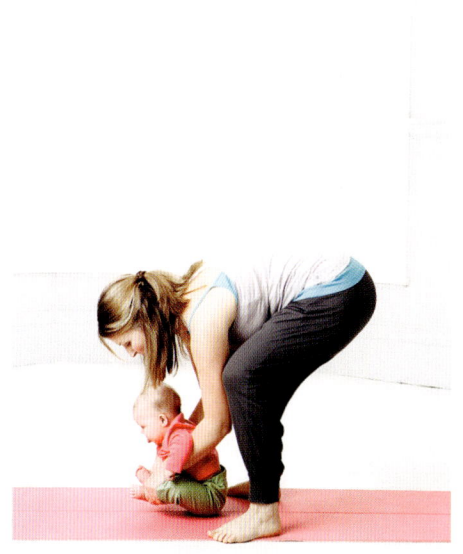
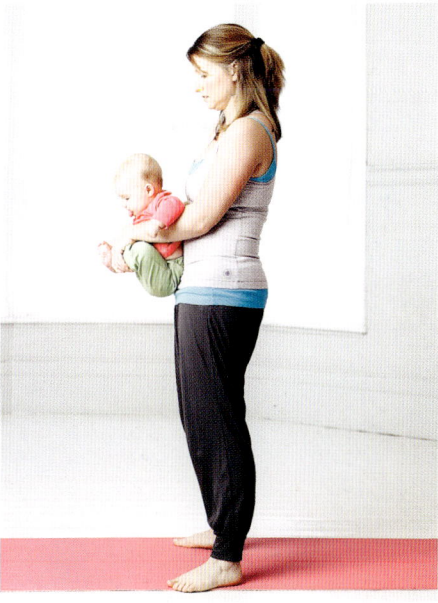

Haben Sie Ihr Baby nun einmal an Ihrem Körper entlang hochgehoben, achten Sie – wenn Sie es nach vorn, etwas von sich weg bewegen – darauf, dass Ihr Baby korrekt ausgerichtet in der „Schmetterlingshaltung" bleibt. Seine Ellbogen sollten entspannt auf Ihren Unterarmen liegen. Fangen Sie mit sanften Schwingbewegungen an und steigern Sie den Bewegungsumfang stufenweise. Lassen Sie sich von Ihrem Baby anleiten, wie langsam oder schnell, sanft oder dynamisch die Bewegung sein soll. Sie können die „Schmetterlingsschaukel" mit einer Pause – das Baby lehnt gegen Ihren Bauch – und einer sanften Fallbewegung kombinieren und dann einen Kinderreim oder jedes beliebige Lied, das zur Bewegung passt, für diese Übung auswählen. Besonders geeignet sind Verse, die das Ticken einer Uhr beschreiben.)

Langsam gesprochen/gesungen: „Große Uhren machen tick, tack."

Etwas schneller: „Kleine Uhren machen tick, tack, tick, tack."

Schnell gesprochen/gesungen: „und die kleinen Taschenuhren machen ticke-tacke-ticke-tacke-ticke-tacke-ticke-tacke ..."

Beenden Sie diese Übung, indem Sie Ihr Baby vor sich auf den Boden setzen, seine Füße mit einer Klatschbewegung zusammenklopfen und den Griff lösen.

Sobald Sie sich bei der Ausführung von Hebe- und Schaukelbewegungen im „Schmetterling" aus kniender Haltung sicher fühlen, probieren Sie diese Bewegungen als eine Methode aus, um Ihr sitzendes Baby vom Boden hochzuheben. Beugen Sie Ihre Knie in eine halbe Hocke und halten dabei die Füße fest verankert. Lassen Sie Ihre Arme unter die Arme Ihres Babys gleiten, um seine Füße im „Schmetterling" zusammenzubringen. Atmen Sie ein, während Sie Ihr Baby hochheben und halten Sie es dabei möglichst nahe an Ihrem Körper, da dies für Sie die angenehmste Art des Hebens ist. Lehnen Sie Ihr Baby gegen den Bereich zwischen Ihrem Schambein und Ihrem Bauchnabel, kann dies ein stabiler Stützpunkt sein, von dem aus Sie Ihr Baby mit minimaler Anstrengung geschickt in einen Hochstuhl oder Babysitz setzen können. Gleichzeitig ist es ein Ausgangspunkt für dynamischere „Schmetterlingsschaukeln" im Stand. Achten Sie darauf, dass Ihre Knie, vor allem mit zunehmendem Gewicht Ihres Babys, leicht gebeugt sind. Das schont Ihren Rücken!

Aktives Yoga im Gehen

Diese Gangarten bieten Ihnen Dehnungen, die Ihr Baby stimulieren, aber auch Ihnen zugute kommen und obendrein eine gute Möglichkeit bieten, um – wann und wo es Ihnen beliebt – gemeinsam Spaß zu haben. Sie integrieren Komponenten aus dem Yoga und vereinfachen den Übergang zu stehenden Haltungen, egal ob Sie diese nun neu beginnen oder wiederaufnehmen.

Überdies erhalten Sie hierbei während des Umgangs mit Ihrem Baby mehr Bewegungsfreiheit, indem eine Hand frei wird und Sie obendrein lernen, Ihren Schwerpunkt zu nutzen um die Gewichtsbelastung, die durch schwerere Babys auftritt, etwas abzufangen. Überall auf der Welt gibt es Mütter, die während des Arbeitens oder beim Tanzen ähnliche Gangarten praktizieren.

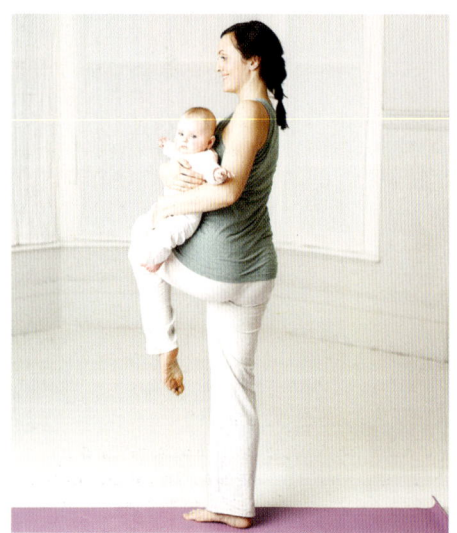 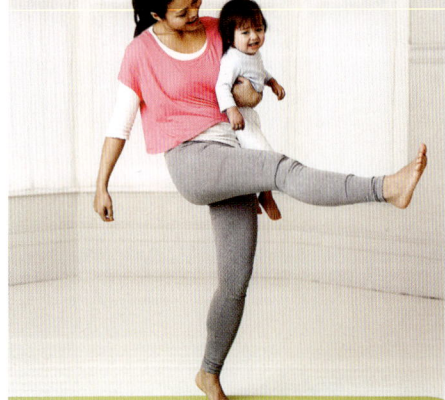 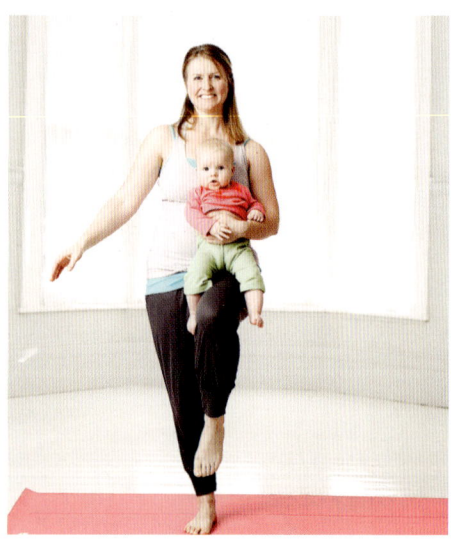

1 Seitliche Drehung im Gehen

Beginnen Sie mit Ihrem Baby von Ihnen abgewandt in einem bequemen Sicherheitsgriff (Seite 18). Heben Sie ein Knie auf eine für Sie mühelos erreichbare Höhe und lassen Sie Ihr Baby dabei gleichzeitig auf die Hüfte derselben Seite gleiten. Lassen Sie Ihr Baby, während Sie das Bein senken, zur anderen Hüfte gleiten und heben Sie in einer fließenden Schrittbewegung Ihr anderes Knie. Kommen Sie in einen gleichmäßigen Rhythmus und stimmen Sie Ihre Atmung darauf ab. Auch wenn Sie nicht weit gehen: Diese Übung ist eine dynamische Drehbewegung, an der Ihr Baby vollständig teilhat. Fühlen Sie sich bei der Ausführung sicher, können Sie sich in dieser Übung von Schritt- zu Hüpfbewegungen steigern. Achten Sie hierbei jedoch darauf, dass das Hin-und-Hergleiten Ihres Babys gleichmäßig und sanft bleibt.

2 Hohe Beinbebewegung

Mit wachsender Kräftigung Ihres Babys und zunehmender Selbstsicherheit Ihrerseits bei der Ausführung der „seitlichen Drehung im Gehen" können Sie nun mit Ihrem „Baby an Bord" durch das Heben des gesamten Beins mehr Schwung in die Bewegung bringen. Hierfür müssen Sie sich gut mit dem Sicherheitsgriff vertraut gemacht haben und Ihr Baby mit einem Ihrer Arme halten, nicht mit beiden. Bevor Sie Ihr Bein heben, vergewissern Sie sich, dass das Gewicht Ihres Babys auf Ihrem Hüftknochen und nicht in der Vertiefung Ihrer Taille liegt. Die Technik gibt Ihnen, selbst bei schwererem Baby, Bewegungsfreiheit. Ist Ihr Baby einmal in Position, heben und strecken Sie Ihr Bein. Lassen Sie Ihr Baby quer über Ihren Körper gleiten und heben Sie Ihr anderes Bein.

3 Gleichgewichtsübung

Bei dieser Gangart verlagern Sie Ihr Baby von einem Bein auf das andere, ohne dabei sein gesamtes Gewicht zu stützen. Diese Fertigkeit ist mit seinem zunehmendem Gewicht besonders sinnvoll. Beginnen Sie mit Ihrem Baby im Sicherheitsgriff. Heben Sie ein Knie an und lassen Sie Ihr Baby heruntergleiten, sodass es, mit seinem Rücken Ihrem Körper zugewandt, rittlings auf Ihrem Oberschenkel zum Sitzen kommt. Halten Sie es mit einem Arm quer über seinem Brustkorb und stützen Sie Ihren Fuß, falls nötig, auf ein Podest oder einen Hocker. Zum Beinwechsel bringen Sie Ihren freien Arm über den Brustkorb des Babys und lassen es waagerecht herübergleiten. Dabei senken Sie Ihr erhobenes Bein, heben das andere Knie und Ihr Baby sitzt nun auf Ihrem anderen Oberschenkel. Diese Schrittbewegungen sind nach einigen Minuten ein echtes Training für Sie.

4 „Krieger" im Gehen

Diese Adaption der klassischen „Kriegerhaltung", bei der das Baby auf dem vorderen Bein ist, erweitert die „Gleichgewichtsübung im Gehen" um eine vollständige Körperdehnung. Fühlen Sie sich mit dem Baby in diesem Sicherheitsgriff auf Ihrem Bein erst einmal sicher, können Sie beim Einatmen einen Schritt nach vorn machen und Ihren freien Arm nach oben ausstrecken. Versuchen Sie, von der Ferse des gestreckten hinteren Beins bis zu den Fingerspitzen eine vollständige Dehnung zu spüren. Atmen Sie aus uns bringen Sie nun den hinteren Fuß vorwärts in eine Linie mit dem vorderen Fuß. Lassen Sie Ihr Baby quer über Ihren Körper gleiten und wiederholen Sie die Bewegung auf der anderen Seite. Sobald Sie diese Übung sicher bewältigen, können Sie einen dynamischen Gang daraus entwickeln, bei dem Sie durch vollständiges Ein- und Ausatmen einen gleichmäßigen Rhythmus kreieren.

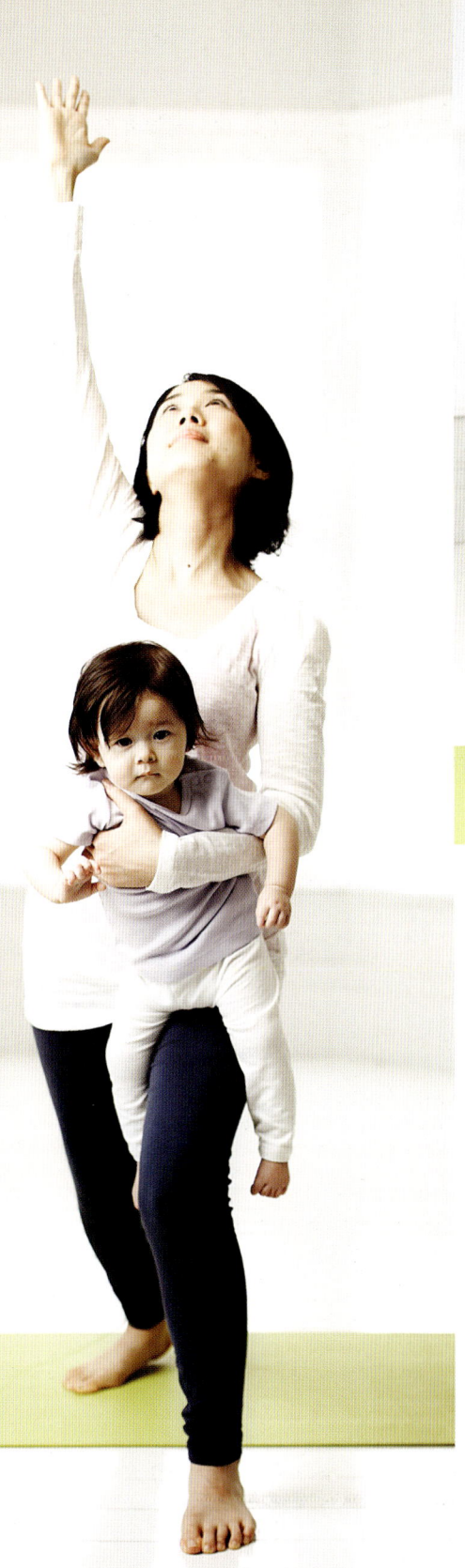

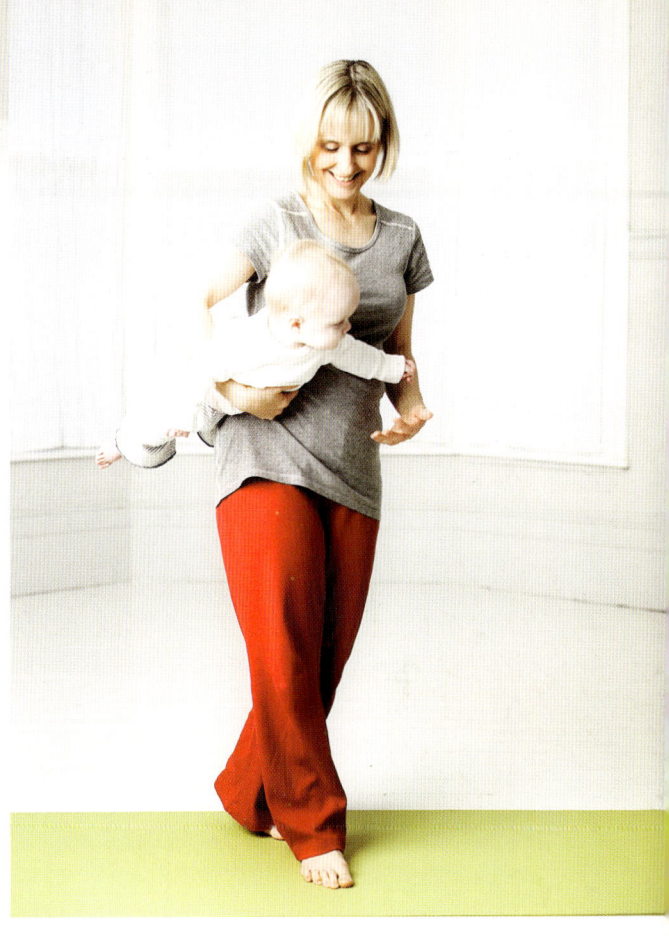

5 „Bündel halten"

Ihr Baby zur Seite und auf Taillenhöhe mit dem Gesicht nach unten zu halten und dabei den Unterarm sichernd über Babys Bauch auszustrecken, ist – sowohl für Sie als auch für Ihr Baby – eine überraschend angenehme Haltung. In diesem Griff können Sie sich mit den Hüften auf gleicher Höhe und Spannungsfreiheit in den Schultern schreitend, hüpfend oder sogar trabend umherbewegen. Mit zunehmendem Gewicht Ihres Babys beugen Sie Ihre Knie, um bergauf- oder bergab, hoch- oder hinunter zu gehen.

6 Walzer zum Abschluss

Diese aktiver Yogaserie im Gehen wird erst durch einen kleinen Tanz komplettiert. Fordern Sie Ihr Baby zu einem Walzer, dem Lieblingstanzrhythmus der meisten Babys, auf. Halten Sie es, Ihnen zugewandt, rittlings auf der Hüfte mit Ihrer Hand auf dem unterem Rücken Ihres Babys. Halten Sie seine andere Hand und erfreuen Sie sich und Ihr Kind mit diesem Tanz.

Baby-Yoga vor dem Schlafengehen

Werden Sie nach diesen vorangegangenen Kraftanstrengungen nun ruhiger, atmen Sie tiefer, verlängern Sie die Ausatmung und sprechen Sie mit leiser Stimme zu Ihrem Baby. Zeigen Sie Ihrem Baby auf diese Weise, dass es nun an der Zeit ist, zu schlafen. Das Zusammenleben mit Menschen, die ihre Babys niemals länger als einige wenige Sekunden schreien lassen und dennoch zur Schlafenszeit nicht auf Widerstand stoßen, ließ mich erkennen, dass auch westliche Eltern den Einschlafprozess dadurch erleichtern können, dass sie Ihre Fähigkeiten in den Bereichen Körpersprache, klare Intention und das richtige Gespür für die Reaktionen der Babys noch feiner herausbilden können.

Hier finden Sie einige praxisorientierte Anregungen, die Ihnen in Vorbereitung auf das Schlafengehen den Wechsel von Aktivität zu mehr Ruhe und Besonnenheit erleichtern können. Beachten Sie hierbei bitte, dass diese Bewegungen genauso für Sie wie für Ihr Baby gedacht sind und dass Ihr eigener Entspannungszustand das überzeugendste Argument für Ihr Baby ist, Ihre Aufforderung zum Schlafengehen freudig und gern anzunehmen. Das Entwickeln von Entspannungspraktiken wird Ihnen obendrein helfen, Wege zu finden, Ihr Baby nachts wieder in den Schlaf zurückzuführen und möglicherweise dazu beitragen, das Durchschlafen zu unterstützen.

Langsame Senkbewegungen

Diese Bewegungen wirken auf das Nervensystem Ihres Babys, machen es müde und schläfrig. Haben Sie sich erst einmal mit diesen langsamen Senkbewegungen vertraut gemacht, können Sie diese sehr effektiv mit „entspanntem Gehen" kombinieren.

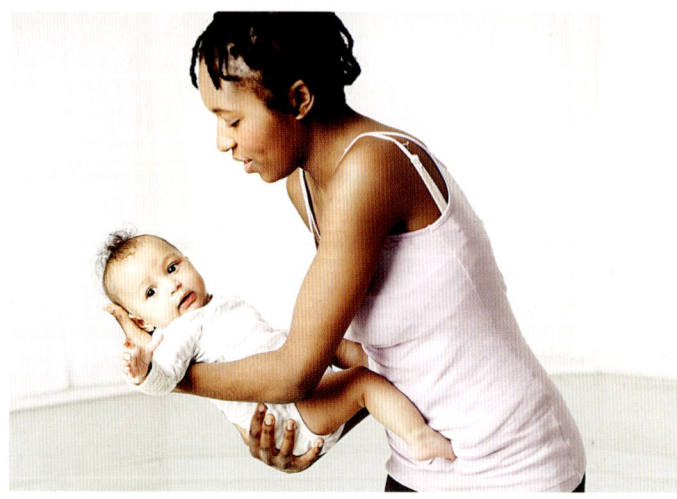

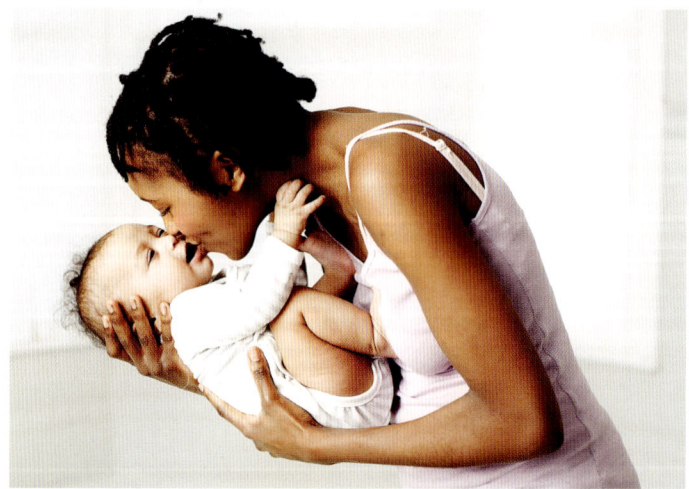

Senken Sie Ihr Baby aus dem Schulterhaltegriff, sodass es Sie ansehen kann, und stützen mit einer Hand seine untere Wirbelsäule, mit der anderen seinen Kopf. Diese Stütze gibt Ihrem Baby in jedem Alter ein Gefühl von Sicherheit. Sollte Ihr Baby sich schwer anfühlen, bringen Sie es näher an sich heran. Suchen Sie Augenkontakt und erzählen Sie Ihrem Baby, wie süß doch Schlaf sein kann.

Küsse und kuschelnde Umarmungen sind, wenn Sie Ihr Baby zum Einschlafen bringen möchten, ideale Kommunikationsmittel, um ihm zu versichern, dass die Welt ein guter Platz für es ist und es nun ganz beruhigt loslassen kann. Alle Babys brauchen diese Bestätigung, die ihnen Sicherheit gibt.

Beruhigende Mudras und verbindende Bewegungen

Wir kennen Mudras im Yoga als bewusste Gesten der Hand. In Indien werden Mudras traditionell zur Besänftigung von Babys angewandt, etwa im Anschluss an eine abendliche Massage oder aber auch als eigenständige Praktik. Mudras und Halt gebende Griffe signalisieren auf spielerische Art und Weise Geborgenheit, die nach einer vorübergehenden räumlichen Trennung, Aufregung oder Schmerzen Ihrem Baby Ihre Bindung zu ihm stärkt und erneut Ihre Beziehung bestätigt.

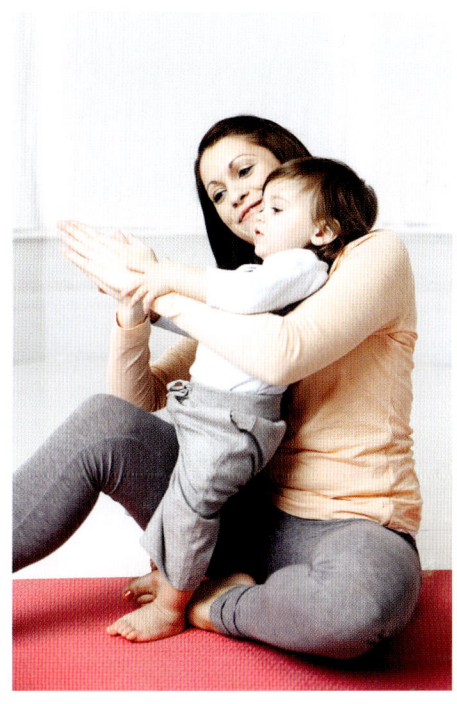
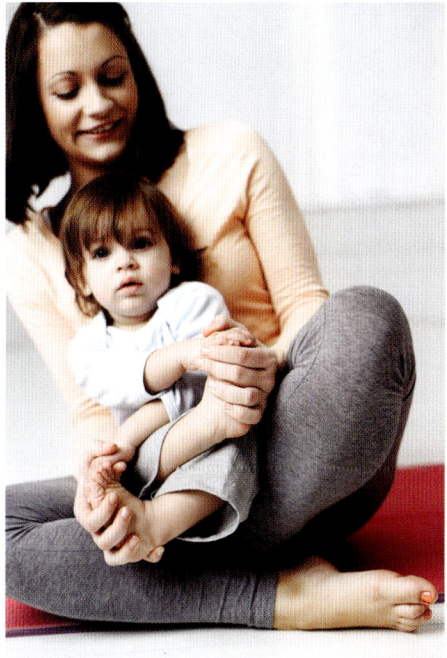

Sitzen Sie mit Ihrem Baby auf dem Schoß oder rittlings auf einem Ihrer Beine, während es sich an Ihren Körper anlehnt – soweit sich Ihr Baby in dieser Position entspannen kann. Halten Sie seine Hände oder lassen Sie Ihr Baby Ihre Handgelenke festhalten. Das Zusammenlegen der Hände ist das einfachste und grundlegendste aller Mudras. Mit den Fingern nach unten deutend schlangenförmige Bewegungen auszuführen, wird bei Ihrem Baby Ruhe und Konzentration hervorrufen.

Im Schneidersitz (mit den Beinen überkreuzt) oder auf den Knien sitzend, überkreuzen Sie die Arme und Beine Ihres Babys und halten Sie seine Hand mit seinem Fuß zusammen. Wiegen Sie Ihr Baby sanft in diesem verbindenden Haltegriff hin- und her und singen Sie dazu sein Lieblingslied.

Mit den Augen folgen

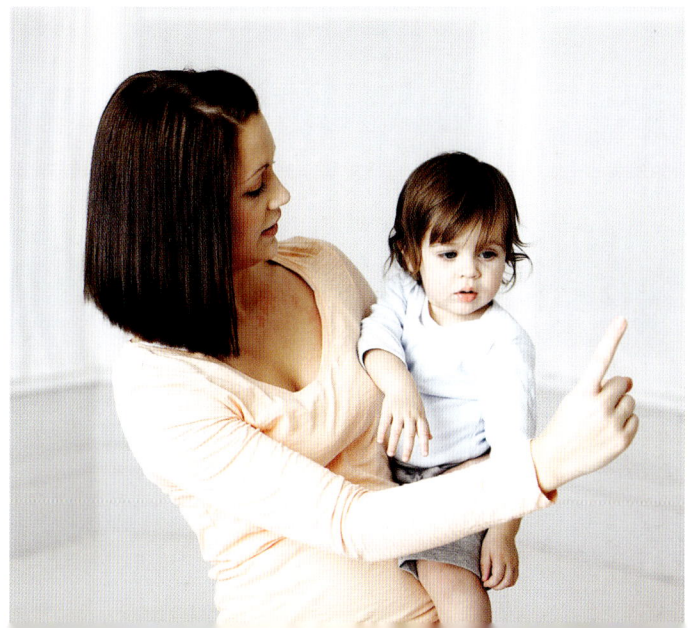

Gegenständen mit dem Blick zu folgen ist für Ihr Baby beruhigend. Bewegen Sie einfach Ihren Zeigefinger zur Seite hin und dann wieder zurück in die Mitte und halten Sie so die Aufmerksamkeit Ihres Babys. Besonders wirksam ist diese Praktik in Kombination mit langsamen und entspannten Schrittbewegungen im Zimmer, in dem das Baby schlafen wird.

4 Postnatales Yoga mit Baby

Bewegungen gemeinsam mit Ihrem Baby auszuführen, mag für Sie zunächst eine Herausforderung sein, es wird sich jedoch für Sie beide lohnen. Die in diesem Kapitel dargestellten postnatalen Yogaübungen wirken direkt auf die Muskeln im Bauch und Unterleib sowie im unteren Rücken und kräftigen diese tiefgehend durch die Integration von Atmung und Wirbelsäulenbewegungen. Die einfachen Dehnungen sind selbst für Yoga-Einsteigerinnen unkompliziert, aber dennoch sehr wirksam für alle frischgebackenen Mütter. Sollten Sie bereits ein anderes Übungsprogramm begonnen haben,

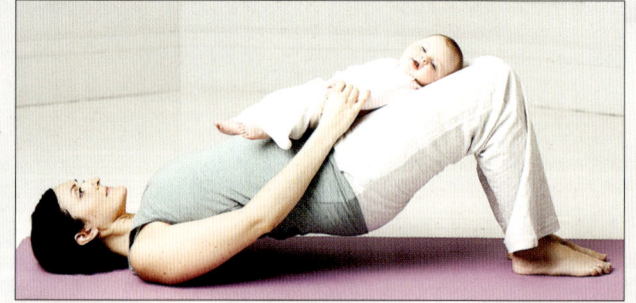

können Sie diese Dehnungen in Ihre Übungsreihe integrieren und obendrein jederzeit, unabhängig davon, wie Sie entbunden haben, damit beginnen. Je regelmäßiger Sie zusammen mit Ihrem Baby üben, desto selbstverständlicher wird diese Routine für Ihr Baby. Sie werden überrascht sein, wie viel Ihr Baby aufnimmt, lange bevor es die Bewegungen ausführen kann. Das Bewusstsein, Yoga mit Ihrem Baby ausüben zu können und es dabei nicht ausschließen zu müssen, wird Ihnen eine gute Grundlage dafür bereiten, Ihre Identität zu bewahren, ohne sich dabei körperlich von Ihrem Baby trennen zu müssen.

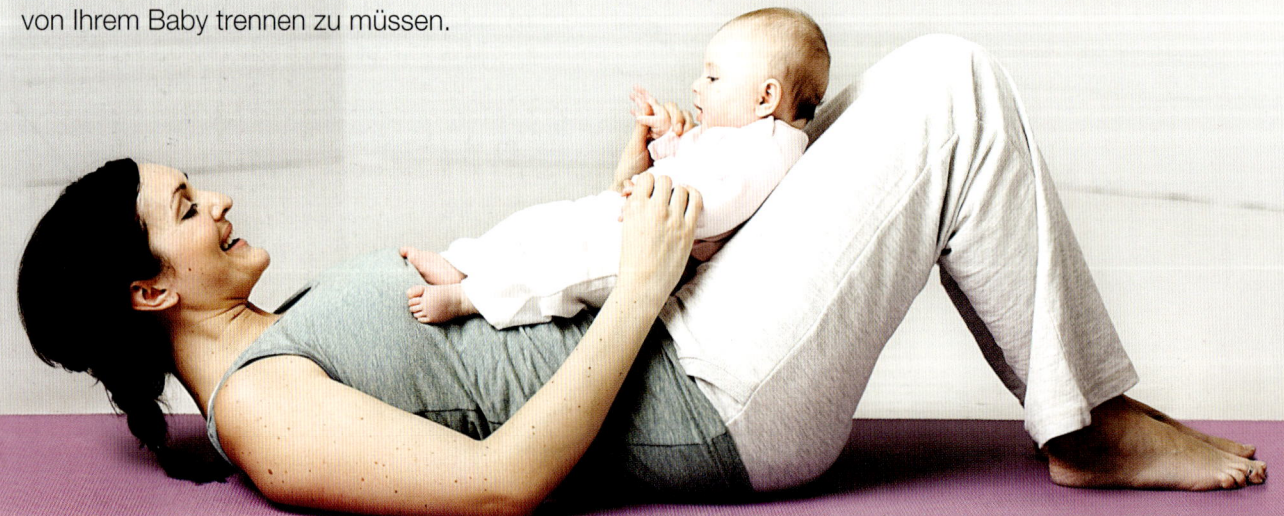

Kräftigung der Beckenmuskulatur

Legen Sie sich auf den Rücken, halten Sie die Knie gebeugt und stellen Sie Ihre Füße in angenehmer Entfernung flach am Boden auf. Der Abstand der Füße von Ihrem Körper ist für diese Übung entscheidend und sollte weder zu kurz noch zu lang sein. Legen Sie Ihr Baby Ihnen zugewandt mit seinem Rücken auf Ihre Oberschenkel und halten dabei seine Handgelenke. Sollte Ihr Baby schon sitzen, ist dies auch in Ordnung. Es gibt verschiedene aufbauende Übungen, die Sie gemeinsam praktizieren können. Haben Sie sich erst mit diesen vertraut gemacht, können Sie sie schon bald ganz einfach in die tägliche Übungsroutine einbauen.

1 Holen Sie Luft und drücken Ihren unteren Rücken beim Ausatmen zur Matte hin. In dieser klassischen Yogahaltung stärken Sie Ihre Bauchmuskeln, indem Sie diese zur Rückenmuskulatur hinziehen. Die Übung wird intensiver, wenn Sie Ihre Füße in den Boden drücken. Sie können Ihren Kopf heben, um Ihr Baby während des Ausatmens anzuschauen (siehe Bild gegenüber) und dadurch die Bauchmuskulatur noch stärker kräftigen. Entspannen Sie den Nacken nun vollständig – senken Sie den Kopf auf die Matte – und heben Sie Ihr Steißbein für Ihren nächsten Atemzug leicht an. Falls Ihr Baby möchte, wiederholen Sie diese Bewegung sechsmal in einem gleichmäßigem Atemrhythmus und legen dann eine Pause ein.

2 Haben Sie einmal einen gleichmäßigen Atemrhythmus gefunden, können Sie nun Ihre Beckenbodenmuskeln während des Einatmens nach innen ziehen und diese Muskelspannung während des Ausatmens entweder halten oder die Muskeln sogar noch weiter nach innen ziehen. Entspannen Sie Ihren Beckenboden ganz am Ende des Ausatmens. Fühlen Sie sich außer Atem, können Sie zwischendrin einmal zwischenatmen, bevor Sie dann beim nächsten Luftholen wieder mit der Übung beginnen. Druckausübung der Füße und das Heben des Kopfes verstärken diese Bewegung. Halten Sie den Kopf während des Ausatmens hindurch oben und lösen Sie erst am Ende, wenn Sie den Beckenboden entspannen.

3 In dieser Übung stärken Sie Ihre untere Rücken- und Gesäßmuskulatur und obendrein den Beckenboden. Legen Sie sich mit Ihrem Rücken und Kopf flach auf den Boden, atmen Sie ein und drücken Sie sich mit den Füßen ab, um den unteren Rücken anzuheben. Spannen Sie während Sie ausatmen die Gesäßmuskeln an und ziehen Sie den Beckenboden nach innen. Lösen Sie, senken Sie den Rücken zum Boden und schauen Sie Ihr Baby beim nächsten Atemzug an. Mit etwas Übung können Sie diese Bewegungen gut kombinieren.

Im rechten Winkel

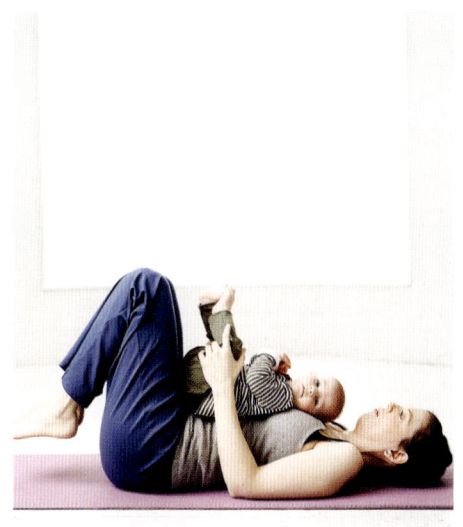 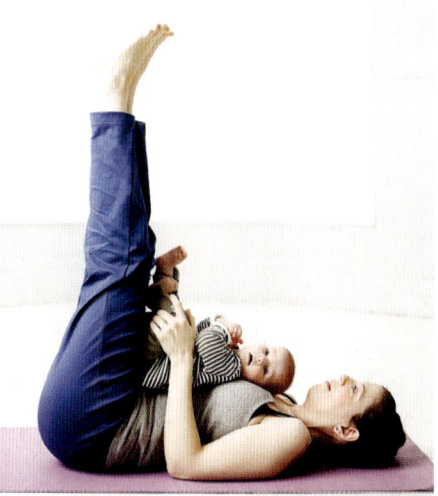

In dieser Übung helfen Ihnen die angehobenen Beine – zunächst gebeugt, dann gestreckt –, die Bauch- und Unterleibsregion sowie den unteren Rücken durch die ruhige Kraft der Tiefenatmung zu stärken. Ihr Baby kann hierbei auf Ihrem Körper liegen, seine Beine halten Sie dabei hoch gegen Ihre Beine. Drücken Sie die Basis Ihrer Wirbelsäule gegen den Boden. Haben Sie Ihre Atmung einmal so etabliert, dass Sie Ihre Beine ohne Anstrengung oben halten können, kann diese Haltung sowohl für Sie als auch für Ihr Baby sehr entspannend sein, während Sie zugleich intensiv die Muskulatur trainieren. Beugen Sie Ihre Beine, falls diese zu zittern beginnen, und versuchen Sie nach einigen Übungen erneut, sie anzuheben.

„Flieger"

Diese Lieblingsübung aus dem Baby-Yoga kann durch die korrekte Ausrichtung Ihrer Wirbelsäule und mithilfe von fließender Yoga-Atmung eine vollständige Muskelanspannung in der Bauch- und Unterleibsregion sowie im unteren Rücken bewirken.

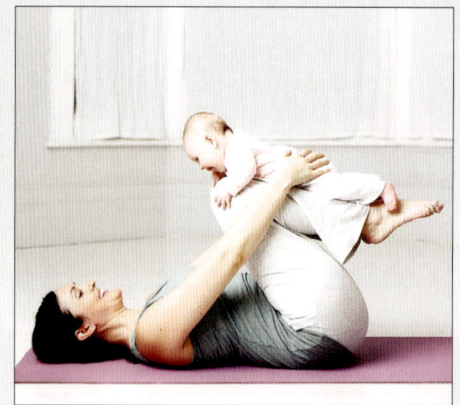

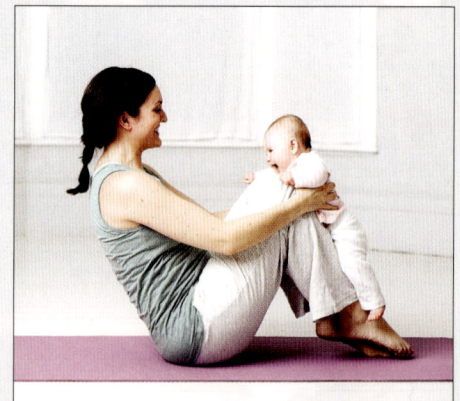

1 Legen Sie sich mit ausgerichtetem Rücken und gebeugten Knien auf den Boden. Ihr Baby ist Ihnen, entweder an Ihre Oberschenkel angelehnt oder sitzend, zugewandt. Greifen Sie nach Ihrem Baby, nehmen Sie es mit festem Griff unter den Armen hoch und lassen Sie Ihr Baby während Sie einatmen vorwärts zu Ihnen „herfliegen", sodass sich sein Gesicht direkt über Ihrem befindet. Atmen Sie aus und drücken Sie dabei Ihre Füße und den unteren Rücken gegen die Matte.

2 Bringen Sie Ihre Knie, zunächst in zwei Atemzügen mit jeweils einem Knie und sobald es sich für Sie gut anfühlt beide Knie gleichzeitig während Sie einatmen hoch. Halten Sie Ihr Baby nun beim nächsten Ausatmen auf Ihren gebeugten Beinen. Sollte diese Haltung für Sie beide angenehm sein, ist sie ideal, um den Beckenboden tiefgehend zu trainieren: Ziehen Sie die Muskeln beim Einatmen ein, beim Ausatmen zunächst noch tiefer bevor Sie sie zum Ende des Ausatmens entspannen. Wiederholen Sie die Übung sechsmal, sofern Ihr Baby zustimmt. Das Gewicht Ihres Babys bestimmt hier die Leichtigkeit und die Wirksamkeit dieser Übung

3 Atmen Sie nun, immer noch Ihr Baby haltend, tief ein und kommen Sie hoch in eine sitzende Haltung. Ziehen Sie beim Ausatmen Ihren Rücken gerade. Sie können die Übung hier beenden oder sich alternativ noch mal zurückneigen, um im Rhythmus einer Wippe wieder hochzukommen. Das Gewicht Ihres Babys ist auch hier wieder eine Hilfe. Wiederholen Sie diese Hebebewegungen in einer Übungseinheit nicht öfter als dreimal. Hatten Sie einen Kaiserschnitt, dann vermeiden Sie diese letzte Übung drei Monate lang nach der Geburt.

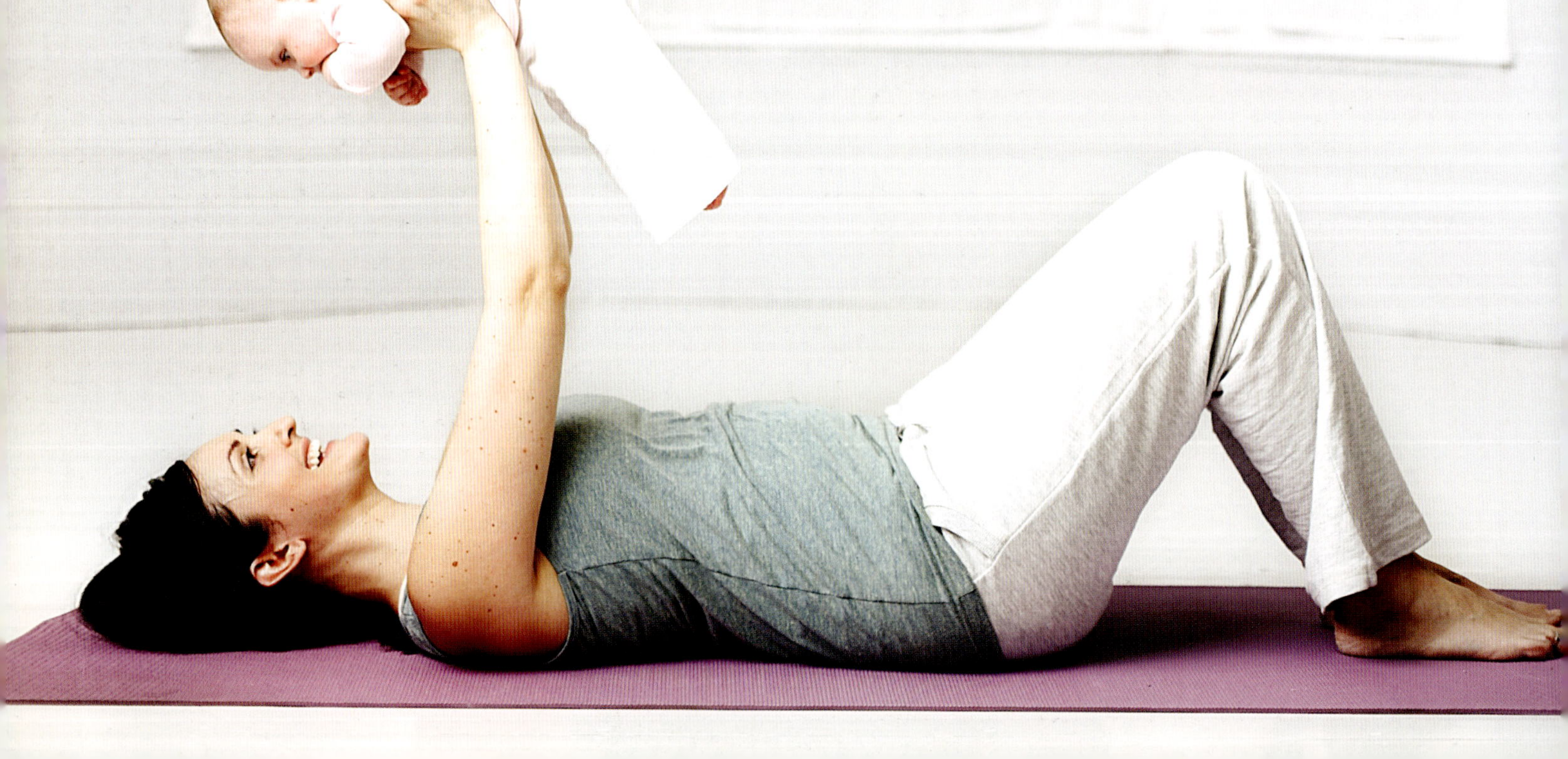

„Boot"

Diese klassische Yogahaltung bewirkt ein intensives Training Ihrer Rücken- und Bauchmuskulatur, ist aktivierend und belebend. Diese Haltung ist erst ab Ihrem vierten postnatalen Monat geeignet und Sie sollten Yoga-Erfahrung haben, um sie vollständig ausführen zu können. Sind Sie ganz neu zum Yoga gekommen, ist der erste Schritt der unten abgebildeten Abfolge sinnvoll und förderlich.Der in Schritt 4 dargestellte „Schwan" ist eine sehr entspannende Haltung, die Ihr Baby möglicherweise faszinieren wird.

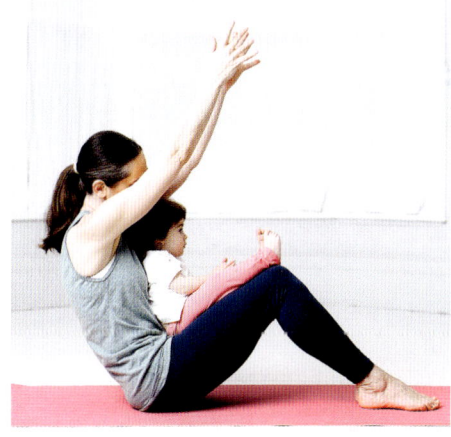

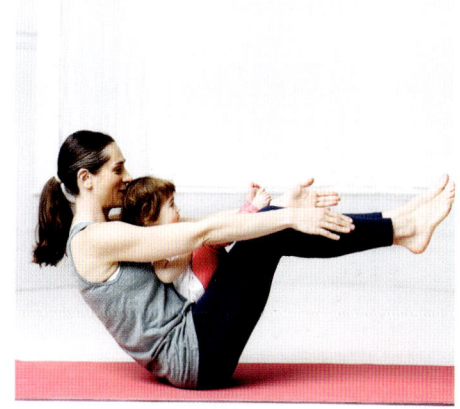

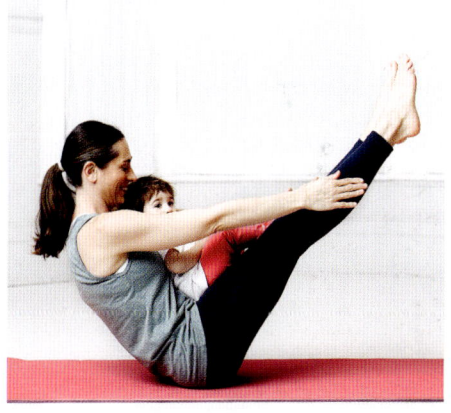

1 Sitzen Sie mit gebeugten und geschlossenen Knien auf Ihrer Matte. Setzen Sie Ihr Baby mit seinem Rücken gegen Ihren Körper, seine Beine sind dabei an Ihren Oberschenkeln entlang ausgestreckt. Strecken Sie Ihre Arme vor sich aus und atmen Sie tief ein und wieder aus – je tiefer Sie atmen, umso besser können Sie Ihre Wirbelsäule aufrichten. Diese Übung ist weitaus anstrengender als es scheint. Entspannen Sie die Arme und atmen Sie weiterhin tief.

2 Sobald Sie in dieser Haltung, mit den Füßen auf der Matte, Ihren Rücken gerade machen können, gehen Sie zum nächsten Schritt über. Atmen Sie ein und heben Sie Ihre Arme hoch. Beim Ausatmen senken Sie Ihre Arme, strecken Sie sie waagerecht aus und heben Sie dabei Ihre gebeugten Beine auf die gleiche Höhe. Ihr Baby ist nun ebenfalls in der „Bootshaltung". Halten Sie diese Pose nur einige Sekunden und atmen Sie dabei tief. Kommen Sie in eine sitzende Position zurück und lösen Sie die Arme.

3 Können Sie den Rücken, während Sie dieBeine anheben, gerade halten, versuchen Sie jetzt, diese zu strecken, während Sie Ihre Arme beim Ausatmen waagerecht senken. Ziel ist es, den unteren Rücken so hoch zu strecken, dass er zusammen mit Ihren gerade ausgestreckten Beinen ein „V" bildet, und dabei Tiefenatmung zum Halten einzusetzen. Lösen Sie die Haltung, sobald Sie anfangen, zu verspannen.

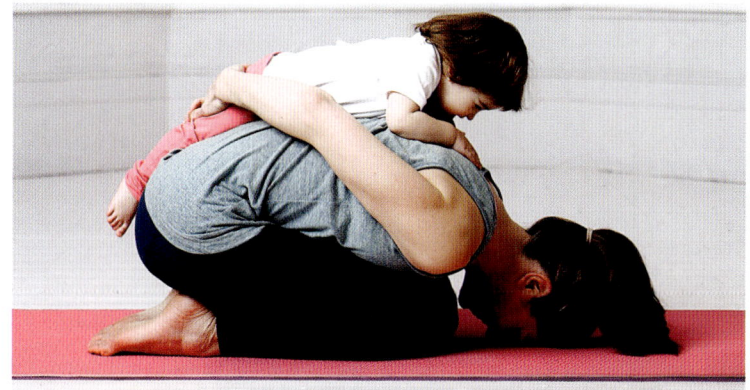

4 Sitzen Sie auf Ihren Fersen und beugen Sie sich in der klassischen Yogahaltung „Schwan", der Gegenhaltung zum „Boot", mit Ihrem Kopf auf der Matte vor. Ist Ihr Baby alt genug, halten Sie es auf Ihrem Rücken, sodass es auf diese Weise Ihre Dehnung unterstützt. Tiefenatmung hilft Ihnen, in dieser Haltung zu entspannen und in einen heilenden Raum einzutreten.

Stärkung des Lendenbereichs

Regelmäßiges Üben dieser Sequenz stärkt den lumbalen Bereich, der nicht nur durch die Schwangerschaft, sondern auch durch das Tragen schwerer Gegenstände wie des Kinderwagens unweigerlich beansprucht ist. Diese Rollbewegungen in der klassischen Yoga-„Katzenstellung" beugen Rückenschmerzen vor und lindern diese. Sie können die Übung immer dann ausführen, wenn Ihr Rücken schmerzt. Ihr Baby wird es obendrein sehr unterhaltsam finden, Sie abwechselnd aus der Entfernung und aus der Nähe sehen zu können. Diese fließende Bewegung kann für Sie nach der Entbindung zum ersten (knienden) „Sonnengruß" werden.

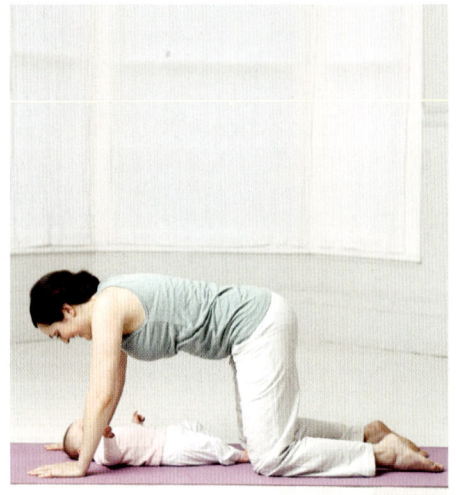 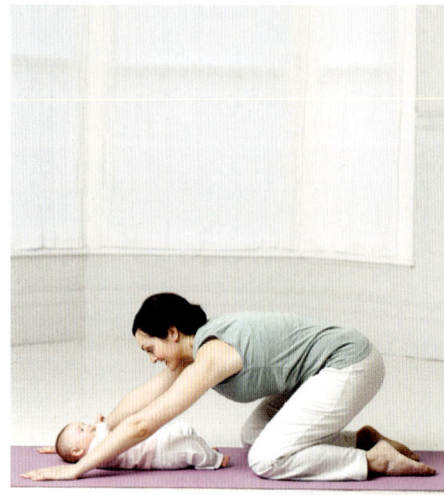 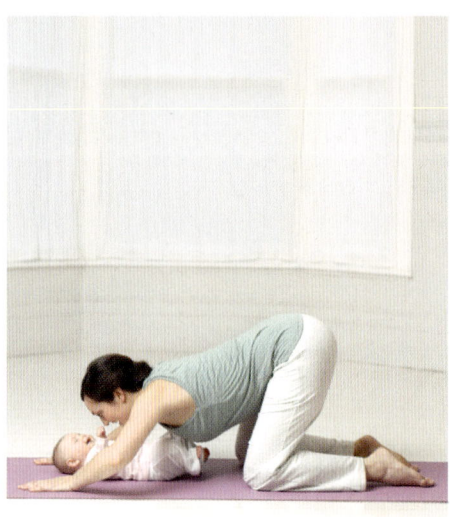

1 Achten Sie darauf, dass sich Ihre Knie direkt unter Ihren Hüften und Ihre Hände unter den Schultern befinden. Am besten liegt Ihr Baby Ihnen zugewandt auf seinem Rücken mit seinem Gesicht unter Ihnen. Während Sie Ihr Baby anschauen, schieben Sie Ihre Schulterblätter im Rücken zusammen, um zu gewährleisten, dass er flach ist und sich dabei Nacken und Wirbelsäule in einer Linie befinden. Dies ist die „Katzenstellung".

2 Atmen Sie ein und lehnen Sie sich dann beim Ausatmen so nach hinten, dass Sie Ihren unteren Rücken in Richtung Fersen strecken, ohne dabei die Hände zu bewegen.

3 Atmen Sie erneut ein und beugen Sie Ihre Ellenbogen leicht. Gleiten Sie nun, während Sie lange ausatmen, mit Ihrem Gesicht über den Bauch, den Brustkorb und das Gesicht Ihres Babys schwebend vorwärts.

4 Fahren Sie mit der Vorwärtsdehnung fort, bis Ihre Arme wieder gerade sind. Holen Sie Atem für eine neue Runde und führen Sie die Schulterblätter erneut zusammen.

5 Atmen Sie aus, während Sie sich wieder in Richtung Ihrer Fersen zurückstrecken.

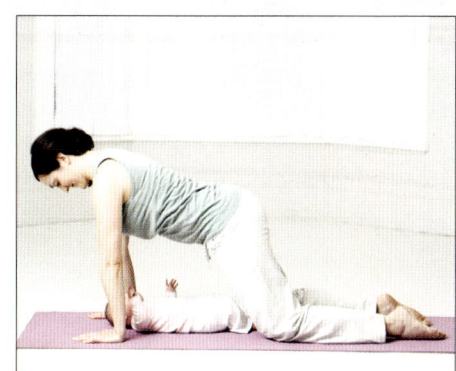 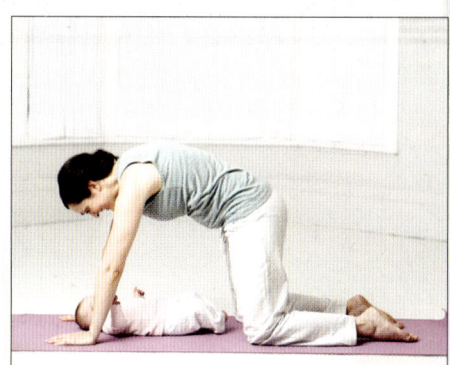

6 Möglicherweise können Sie dieses Mal auf Ihren Fersen sitzen, bevor Sie einatmen und wieder nach vorn gleiten. Genießen Sie dieses Gefühl an Weite, das hierbei in Ihrem unteren Rücken entsteht.

Wiederholen Sie diese Praktik dreimal und machen Sie sie im Idealfall zu einer täglichen morgendlichen Übungsroutine, die neben der Beckenbodenkräftigung zum zweiten Eckpfeiler Ihres postnatalen Yoga wird.

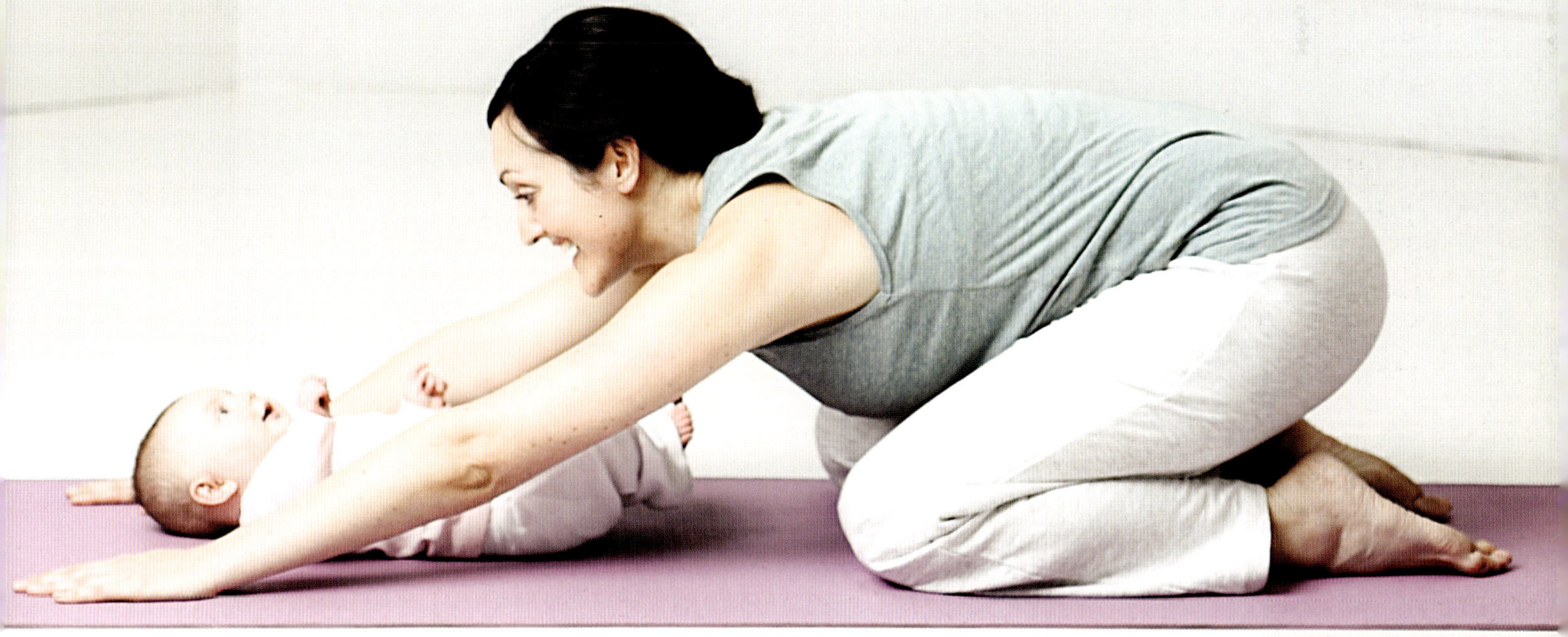

Haltungen im Stand

Sobald Sie körperlich bereit sind, stehende Haltungen auszuführen, bieten Ihnen die gestreckte Dehnung, das klassische „Dreieck" und vorwärtsbeugende Haltungen eine Ausdehnung, die jene Muskeln kräftigt, die Sie durch das Füttern und Tragen Ihres Babys mit hoher Wahrscheinlichkeit beanspruchen. Die Übungen haben zudem in nur wenigen Minuten eine erfrischende und energetisierende Wirkung.

Lange Dehnung

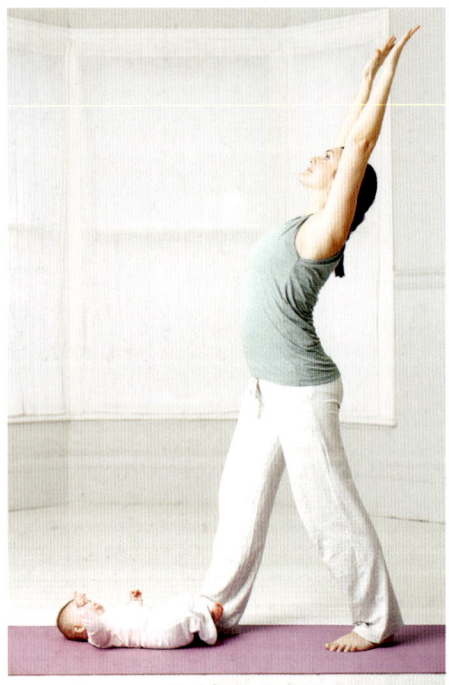
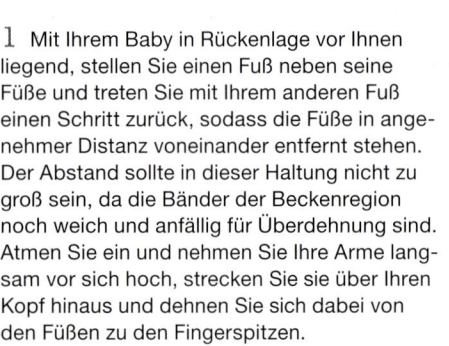
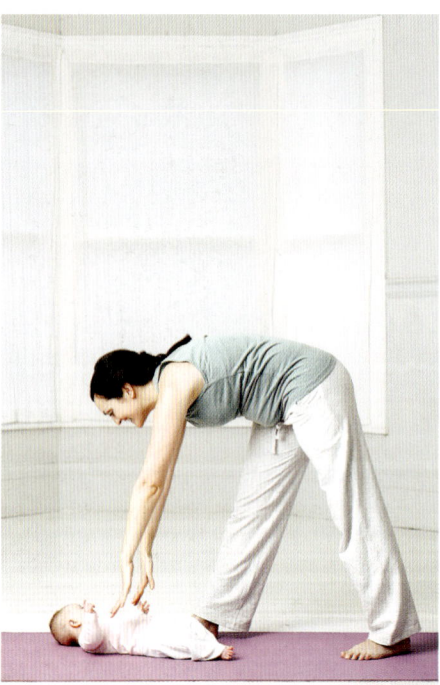
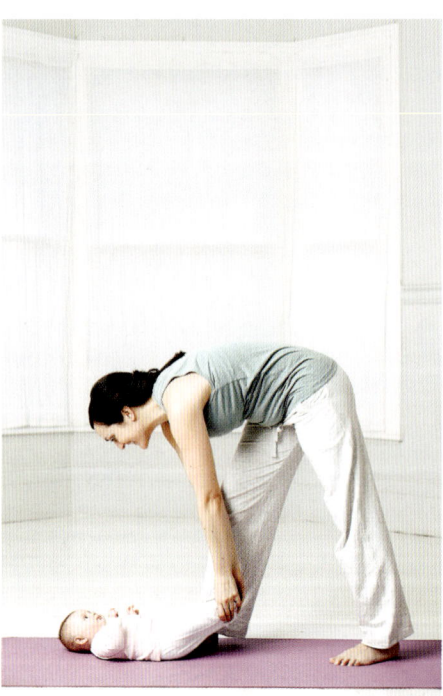

1 Mit Ihrem Baby in Rückenlage vor Ihnen liegend, stellen Sie einen Fuß neben seine Füße und treten Sie mit Ihrem anderen Fuß einen Schritt zurück, sodass die Füße in angenehmer Distanz voneinander entfernt stehen. Der Abstand sollte in dieser Haltung nicht zu groß sein, da die Bänder der Beckenregion noch weich und anfällig für Überdehnung sind. Atmen Sie ein und nehmen Sie Ihre Arme langsam vor sich hoch, strecken sie sie über Ihren Kopf hinaus und dehnen Sie sich dabei von den Füßen zu den Fingerspitzen.

2 Atmen Sie aus, während Sie Ihre Arme nach vorn ausstrecken und in weitem Bogen zu Ihrem Baby nach unten gleiten. Ihr hinterer Fuß bleibt dabei fest auf dem Boden stehen.

3 Falls nötig, beugen Sie Ihre Knie, um Ihr Baby in einer langen Bewegung von den Schultern bis zu den Füßen zu streicheln. Leichtes Rütteln an seinen Füßen integriert es in diese Übung. Diese Dehnung kann, dreimal wiederholt, auch als alleinstehende Übung praktiziert werden.

Einfaches Dreieck

Einfache Vorwärtsdehnung

Klassische Vorwärtsdehnung

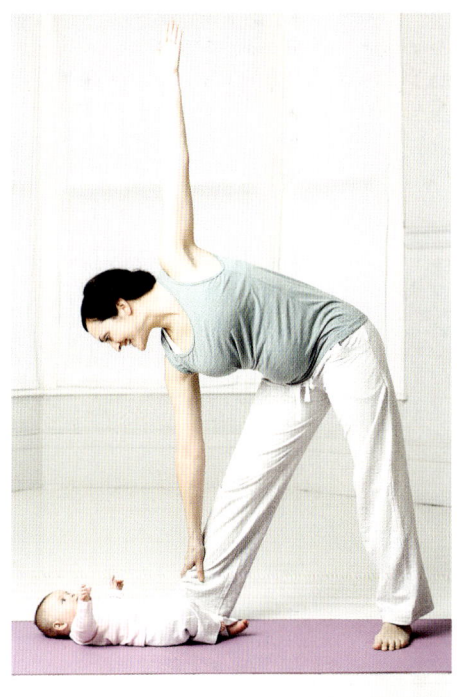

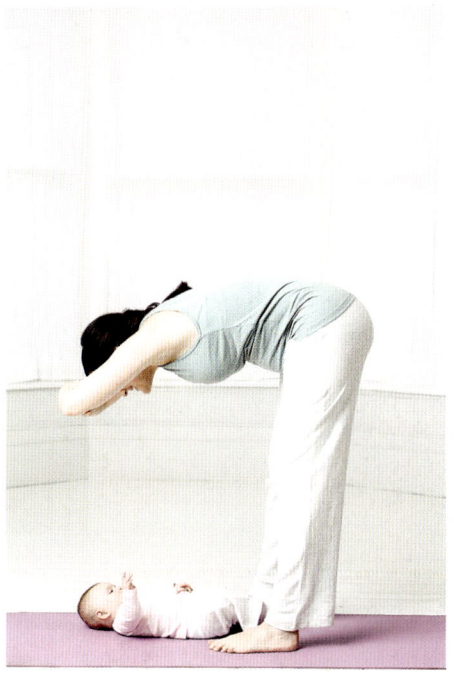

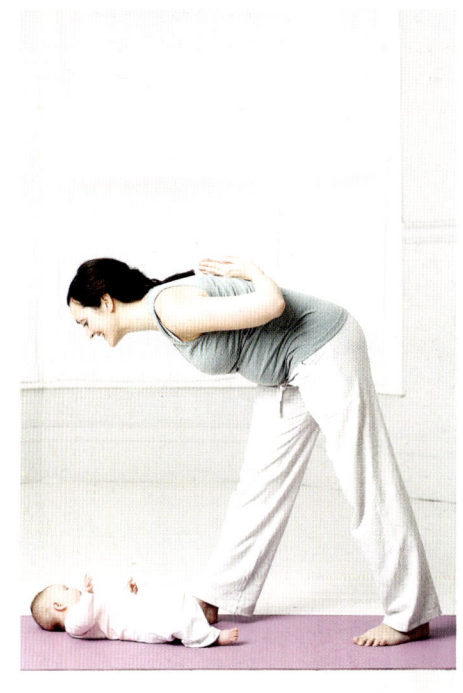

Von Schritt 3 der gegenüberliegenden Seite ausgehend, drehen Sie nun Ihren hinteren Fuß nach außen (45°), strecken den Arm auf der Seite Ihres hinteren Beins beim Einatmen hoch und atmen Sie aus, während Sie die Dehnung halten. Legen Sie Ihre andere Hand dort auf Ihr vorderes Bein, wo es für Sie angenehm ist. Falls möglich, drehen Sie Ihren Kopf nun langsam, um zu Ihrer Hand heraufzuschauen und so eine größere Rotation des Brustkorbs zu erreichen. Holen Sie Luft und senken Sie den Arm beim Ausatmen langsam. Begrüßen Sie Ihr Baby durch erneutes Rütteln an seinen Füßen und wechseln Sie die Beine, um die andere Seite zu dehnen. Machen Sie dann, mit Ihrem Baby vor Ihnen liegend, eine kurze Entspannungspause in der „Schwanhaltung" (siehe Seite 77).

Um zu dieser Kurzübung komplettierend eine entspannte und dennoch effektive Ausdehnung Ihrer gesamten Wirbelsäule zu erreichen, strecken Sie Ihre Arme – verschränkt um Ihre Ellenbogen – an den Ohren entlang über den Kopf. Geben Sie Ihrem gesamten Rücken eine wohltuende Dehnung, indem Sie Ihre Ellenbogen bei jeder Ausatmung waagrecht nach vorn ziehen. Achten Sie darauf, dass Sie in den Knien weich bleiben und beugen Sie sie im Zweifelsfall. Lösen Sie die Arme und begrüßen Sie Ihr Baby mit einer schön langen Streichbewegung.

Von der Grundstellung der Dreieckshaltung ausgehend, bringen Sie Ihre Hände hinter Ihren Rücken und führen Ihre Handflächen idealerweise an den Schulterblättern anliegend zusammen. Alternativ können Sie Ihre Ellenbogen hinter Ihrem Rücken auf Taillenhöhe halten. Holen Sie Luft, um sich aus dem Stand heraus vorwärts zu strecken, und halten Sie dabei Ihren hinteren Fuß fest auf dem Boden. Beim Ausatmen strecken Sie sich nun soweit wie möglich horizontal über Ihr Baby aus. Gehen Sie nicht weiter, wenn Sie bemerken, dass sich Ihr Rücken rundet. Atmen Sie ein und während des Ausatmens strecken Sie sich langsam in eine aufrechte Stellung zurück. Wiederholen Sie diese Dehnbewegung nun mit dem anderen Bein vorne.

Dehnungen im Sitzen

Wecken Sie durch Yoga-Drehhaltungen und Vorwärtsbeugen, die während der Schwangerschaft nicht möglich waren, Ihre gesamte Wirbelsäule wieder auf. Aufrecht sitzend ausgeführt, unterstützen diese Dehnungen den Spannungsabbau in den Schultern. Sie können sich bei Bedarf auf einen Schaumstoffblock oder ein Telefonbuch setzen, um den unteren Rücken zu entlasten. Ihr Baby sitzt dabei entweder gegen Sie gelehnt oder liegt Ihnen zugewandt auf dem Boden. Es wird zunächst entspannt beobachten und dann allmählich die Posen nachahmen.

Schulterdehnungen

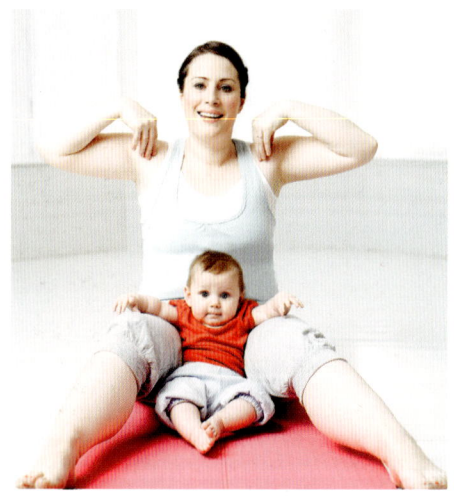

Richten Sie sich in der Sitzhaltung so aus, dass Ihr Rücken so gerade wie möglich ist. Legen Sie Ihre Finger auf Ihre Schultern. Atmen Sie ein und heben Sie Ihre Ellenbogen seitlich an, der Nacken bleibt dabei locker. Atmen Sie aus und lassen Sie die Ellenbogen fallen. Wiederholen Sie dreimal und fühlen Sie, wie Ihnen dabei „eine Last von den Schultern fällt".

Schulterkreisen

In derselben Position kreisen Sie Ihre Ellenbogen zunächst rückwärts, um Raum im Brustkorb zu schaffen, und anschließend vorwärts, damit der obere Rücken frei wird. Der Rhythmus Ihres Atems hilft Ihnen, die Bewegungen aufeinander abzustimmen: Einatmen und anheben, ausatmen und kreisen.

Auf und zu

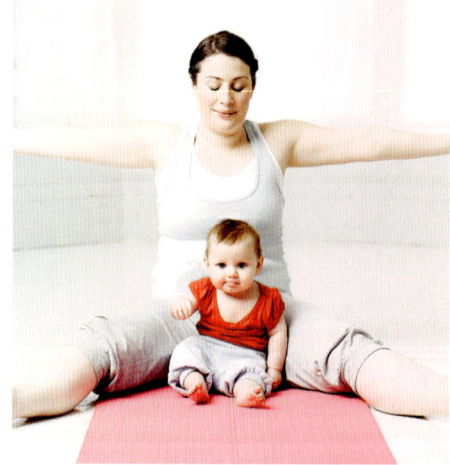

Strecken Sie Ihre Arme vollständig vor sich aus und halten Sie die Handinnenflächen aneinander. Atmen Sie ein und öffnen dann beim Ausatmen Ihre Arme so weit Sie können. Strecken Sie Ihre Finger dabei aus. Atmen Sie ein, während Sie zur Ausgangsposition zurückkommen. Wiederholen Sie diese Bewegung dreimal. Sich langsam mit dem Atem zu dehnen, mag Ihnen, wenn Sie ganz neu zum Yoga gekommen sind, zunächst ungewohnt vorkommen. Mit zunehmender Praxis erhöhen Sie Ihr Bewusstsein für das Erreichen tieferliegender Muskeln und womöglich mag Sie die dabei erzeugte ruhige Energie überraschen.

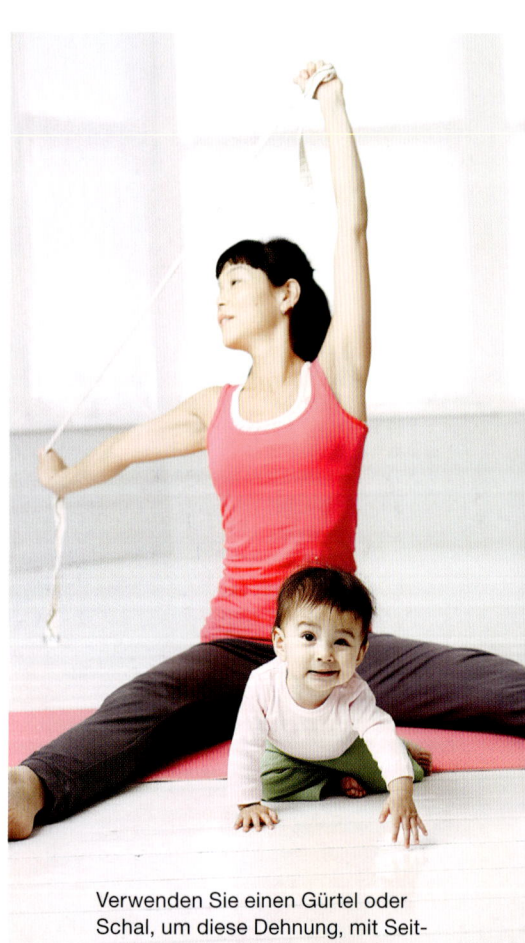

Verwenden Sie einen Gürtel oder Schal, um diese Dehnung, mit Seitwärts- und Kreisbewegungen kombiniert, dynamischer zu machen.

Einfache Vorwärtsbeuge

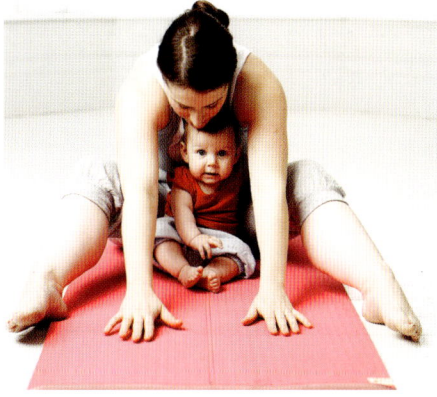

1 Von der offenen Dehnung ausgehend, atmen Sie ein, heben Ihre Arme und strecken sie mit den Handflächen nach vorn zeigend über Ihren Kopf. Schauen Sie beim Ausatmen nach oben, um noch mehr Dehnung zu erreichen.

2 Holen Sie Luft und dehnen Sie sich beim Ausatmen langsam mit gestreckten Armen, vorwärts, bis Ihre Hände die Matte erreichen. Atmen Sie ein und vollständig wieder aus, lösen Sie dann und kommen Sie wieder hoch. Anfangs ist es möglicherweise nötig, die Knie dabei zu beugen, um diese Dehnung bequem ausführen und den Rücken gerade ganz nach vorn strecken zu können.

„Ruderboot"-Vorwärtsbeuge

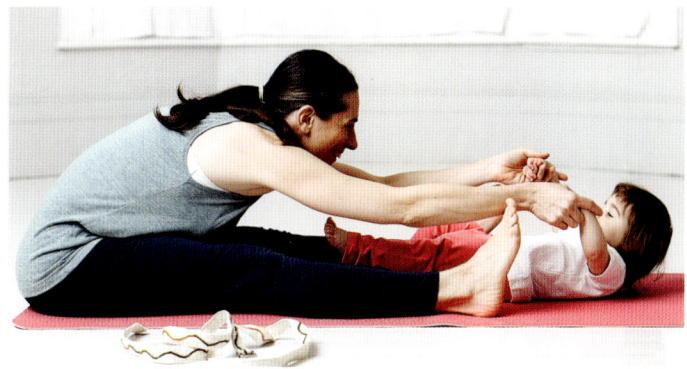

Sanfte Drehhaltung

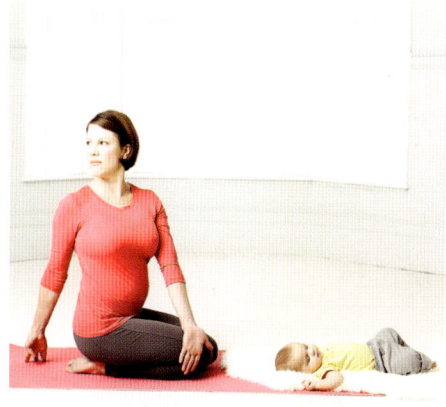

Bei Drehhaltungen im Yoga geht es um eine Rotation der Wirbelsäule, die unter Einbeziehung des Atems die Abdominal- und Rückenmuskulatur kräftigt und gleichzeitig Raum im Oberkörper schafft. Diese hier unterstützt das Zusammenbringen jener Bauchmuskeln (Sie können über Ihrem Bauchnabel mit Ihren Fingern eine Lücke erspüren) und wirkt auf das Bindegewebe in der Beckenregion. Sitzen Sie auf Ihren Fersen und legen Sie einen Handrücken gegen die Außenseite des entgegengesetzten Knies. Atmen Sie ein und setzen Sie Ihren anderen Arm hinter sich auf den Boden. Beide Arme dienen Ihnen als Hebel, während Sie Ihre Drehung bei jedem Ausatmen von der unteren Wirbelsäule beginnend aufwärts zunehmend größer werden lassen. Strecken Sie dabei Ihre Wirbelsäule in Richtung Kopf und forcieren Sie nichts. Diese „Bewegung in der Stille" ist für ihre zahlreichen positiven Wirkungen bekannt.

Sobald Ihr Baby in der Lage ist, mühelos aus dem Liegen selbstständig hochzukommen, probieren Sie, mit Ihrem Baby Ihnen zugewandt, das „Ruderboot" aus – eine ausgelassen-fröhliche vorwärtsdehnende Übung. Atmen Sie durch die Ruderbewegungen hindurch oder singen Sie dazu einen passenden Kinderreim:

„Ru-, Ru-, Ruderboot,
wir rudern auf dem See.
Begegnet uns ein Krokodil,
dann schreien wir: Oh weh!"

Verändern Sie den Abstand zwischen Ihren Füßen, um diese Dehnung entsprechend leichter oder anstrengender zu machen. Das Schließen der Lücke bringt Sie näher an die klassische Yoga-Vorwärtsdehnung, deren positive Auswirkung nicht nur eine schlanke Taille ist.

Kniende Dehnungen

Diese Dehnungen bieten eine stabile Grundlage, um die Krümmung Ihrer Wirbelsäule nach der Schwangerschaft wieder aufzurichten und helfen Ihnen somit dabei, Ihre Körperhaltung und Ihr Gleichgewicht wiederzuerlangen. Üben Sie zunächst langsam, um aus der Verlängerung des Atems während jeder Dehnung bestmögliche Effekte für sich zu erzielen. Danach können Sie zu einem dynamischeren Rhythmus übergehen, dem Ihr Baby möglicherweise folgen möchte. Zudem sind einige der Haltungen während der Schwangerschaft ebenfalls förderlich.

Diagonale Dehnung auf allen vieren

Beinstreckung und Vorwärtsbeuge auf allen vieren

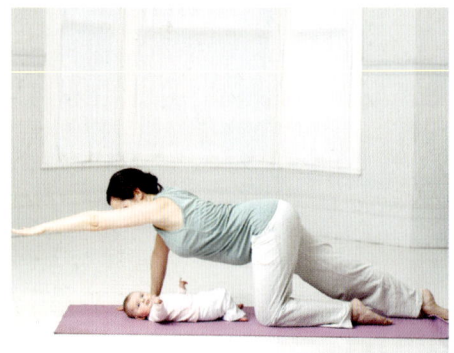

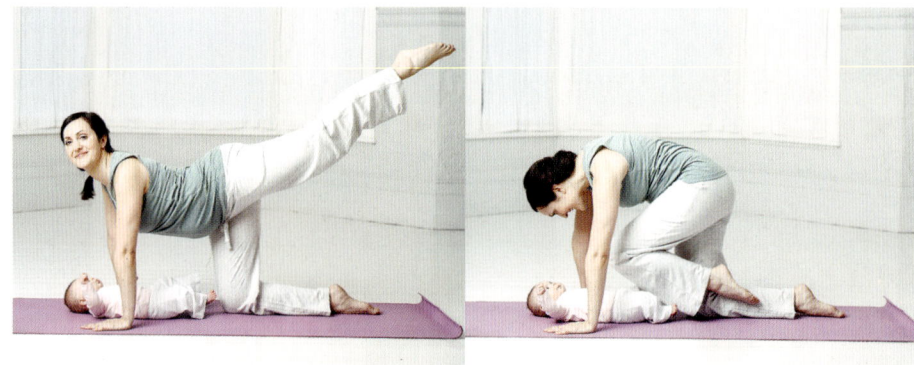

Von einer stabilen und ausgerichteten Katzenstellung (Seite 78) ausgehend, atmen Sie ein, strecken ein Bein nach hinten aus und den entgegengesetzten Arm waagerecht nach vorn. Steigern Sie diese diagonale Dehnung beim Ausatmen und achten Sie darauf, die Hüften stabil in einer Linie mit dem auf der Matte liegenden Knie zu halten. Zurück in der Katzenstellung, lösen Sie Ihre Hüften, um den unteren Rücken zu entspannen. Wiederholen Sie die Übung dreimal im Atemrhythmus.

1 Achten Sie darauf, Ihre Hände in der Katzenstellung genau unter Ihren Schultern zu halten. Atmen Sie ein und strecken Sie ein Bein – horizontal oder sogar noch höher – nach hinten aus. Atmen Sie in diese Dehnung aus und halten Sie Ihr Bein dabei entspannt. Sie können Ihren hinteren Fuß entweder nach außen drehen oder strecken – je nachdem, wie angenehm sich die jeweilige Dehnung für Ihren unteren Rücken anfühlt.

2 Atmen Sie ein und bringen Sie Ihr zuvor gestrecktes Bein in Richtung Ihres Gesichts vorwärts, während Sie den Rücken dabei rund machen. Atmen Sie vollständig aus und kehren Sie in die Katzenstellung zurück. Führen Sie dieselbe Bewegung mit dem anderen Bein aus und wiederholen Sie sie dreimal. Praktizieren Sie diese Dehnung mehrmals täglich, wenn Sie das Gefühl haben, Rückenschmerzen zu entwickeln.

Offene, weite Dehnung

Von einer stabilen Katzenstellung ausgehend, strecken Sie ein Bein zur Matte nach hinten aus, während Sie die Hüfte nach außen aufdrehen. Für mehr Stabilität drehen Sie auf der Matte Ihr anderes Knie nach innen und Ihren Fuß nach außen. Holen Sie Luft und strecken Sie Ihren Arm an der Seite des gestreckten Beins über Ihren Kopf aus. Diese Haltung ist sowohl während der Schwangerschaft als auch danach gleichermaßen förderlich und hilft Ihnen dabei, die Atmung auszuweiten und sich leichter und energiegeladen zu fühlen.

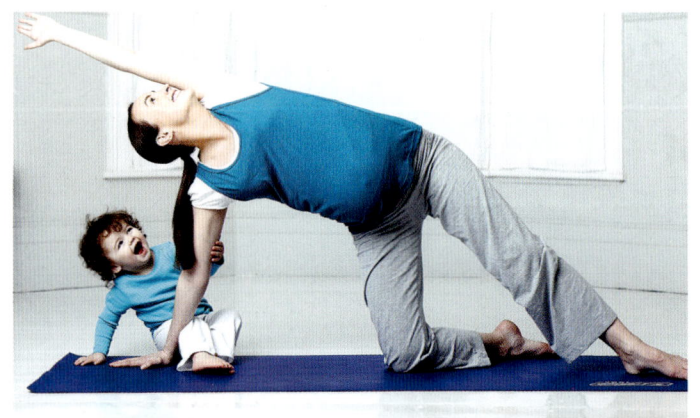

Adaptierte Standhaltungen

Sicheres Halten ist die Grundbedingung, wenn Sie Ihr Babys in eine Standhaltung einbeziehen möchten. Nehmen Sie sich anfangs Zeit dafür, Ihr Baby von einer Seite zur anderen zu verlagern. Knuddeln und Umarmungen kommen jederzeit positiv an und bestätigen Ihrem Baby seine wesentliche Beteiligung an dieser Übung. Während Sie Stabilität gewinnen, trainiert Ihr Baby zudem sein Gleichgewicht.

Adlerhaltung	Hohe Beinbeuge	Baumhaltung	Dreieck

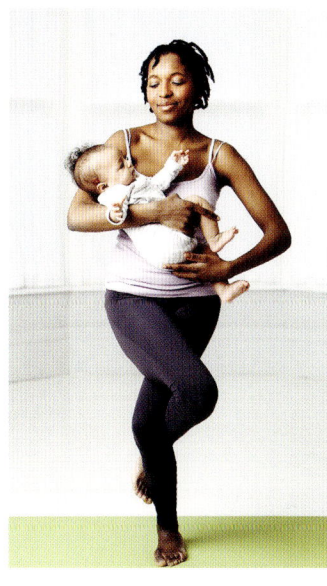
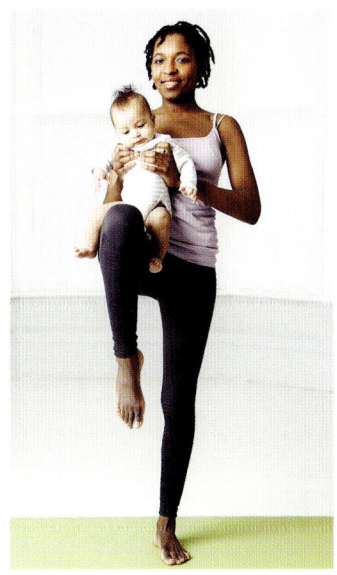
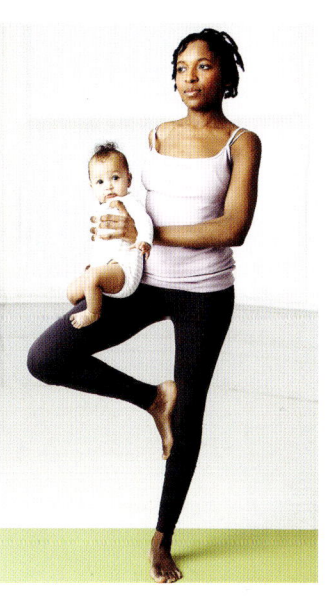
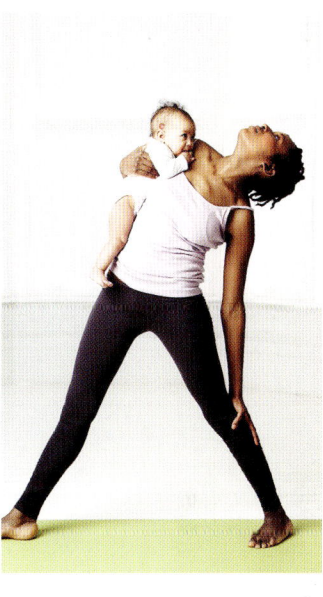

Adlerhaltung

Diese Übung regt dazu an, die Abdominalmuskulatur einzuziehen, während Sie tief atmen. Halten Sie Ihr Baby im Wiegegriff (Seite 18), beugen Sie Ihre Knie und wickeln Sie ein Bein um das andere herum. Falls Sie können, bringen Sie Ihren Fuß hinter Ihre Wade. Atmen Sie vollständig und langsam durch und richten Sie den Fokus auf eine verlängerte Ausatmung. Öffnen Sie die Beine, machen Sie einige kleine Schritte zur Entspannung und wiederholen Sie die Übung auf der anderen Körperseite.

Hohe Beinbeuge

Halten Sie Ihr Baby rittlings auf einem Ihrer Oberschenkel, während Sie Ihr Knie so hoch Sie können anheben. Halten Sie den Fuß Ihres Standbeins fest verankert, um eine bessere Dehnung Ihres unteren Rückens zu erreichen, während der Oberkörper gerade bleibt. Das langsame Ausführen der Übung mit langem Ausatmen kann sehr beruhigend sein. Zudem können Sie Spannung abbauen, indem Sie aus dieser Pose eine aktive, tänzelnd-paradierende Bewegung mit schnellerem Atemrhythmus machen und Ihr Baby dabei zum Seitenwechsel von einer Seite zur anderen herübergleiten lassen.

Baumhaltung

Legen Sie einen Fuß gegen die Innenseite des anderen Beines. Setzen Sie Ihr Baby hoch auf Ihrem Oberschenkel, gegen Ihren Körper anlehnend, ab und bringen Sie Ihr gebeugtes Knie ganz zur Seite heraus. Versuchen Sie nicht, diese Pose zu halten, sollten Sie sich dabei instabil fühlen, und entspannen Sie mithilfe einiger kleiner Schritte während des Seitenwechsels.

Dreieck

Ihr Baby im Schulterhaltegriff, stehen Sie wie auf dem Bild: Den hinteren Fuß leicht nach innen gedreht und fest verankert, das vordere Bein ausgestreckt. Lassen Sie Ihr Baby an Ihrer Seite heruntergleiten und strecken Sie – soweit Sie sich sicher dabei fühlen, es mit einem Arm an Ihrem Körper zu halten – Ihren anderen Arm am hinteren Bein entlang aus. Ihr Baby verhilft Ihnen dabei zu einer guten Dehnung Ihrer Seite von der Hüfte bis zur Schulter, auch wenn der Arm nicht frei nach oben ausgestreckt werden kann. Atmen Sie aus, während Sie in die aufrechte Haltung zurückkommen. Entspannen Sie Ihre Beine, bevor Sie das Asana auf der anderen Seite wiederholen.

Weiter mit Rückbeugen...

Rückbeugen sind äußerst dehnend für die Vorderseite des Körpers und in der Hauptsache bewirken sie Stimulation und Balance des Nerven- und des endokrinen Systems.

Auch bei jahrelanger vorheriger Erfahrung ist es nach der Geburt nötig, langsam von der sanften Brückenstellung zur vollständigen Rückbeuge fortzuschreiten.

Sanfte Brückenstellung

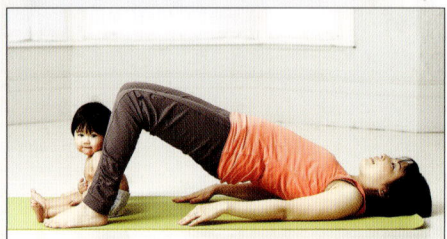

Der Fokus liegt auf dem unteren Rücken: Knüpfen Sie an die Brückenstellung an, die Sie zur Beckenbodenkräftigung praktiziert haben (Seite 75). Ihr Baby kann zwischen Ihren Füßen sitzen. Drücken Sie mit Ihren Händen auf beiden Seiten Ihres Körpers gegen die Matte, um die Wirksamkeit zu erhöhen. Versuchen Sie, dies einige langsame Atemzüge durch zu halten und strecken Sie dabei Ihr Steißbein nach jedem Atemzug in Richtung Ihrer Füße. Wiederholen Sie die Übung dreimal, bringen Sie dann als Gegenstellung Ihre Knie in gebeugter Haltung zum Brustkorb und entspannen Sie Ihren unteren Rücken einen Augenblick lang.

Rückbeuge aus dem oberen Rücken

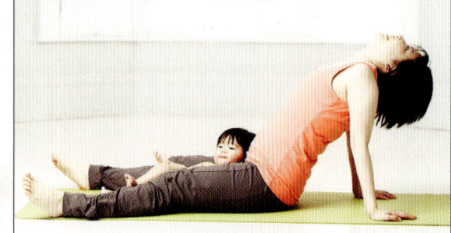

Sitzen Sie aufrecht mit Ihren Beinen leicht auseinander und Ihrem Baby an Sie gelehnt dazwischen. Stellen Sie Ihre Handflächen hinter sich auf den Boden und drücken Sie dagegen, um den oberen Rücken und den Brustkorb zu dehnen. Atmen Sie tief. Lassen Sie den Kopf nach hinten sinken, was die Dehnung verstärkt. Tun Sie dies allerdings nur, wenn es für Sie angenehm ist.

Vollständige Rückendehnung

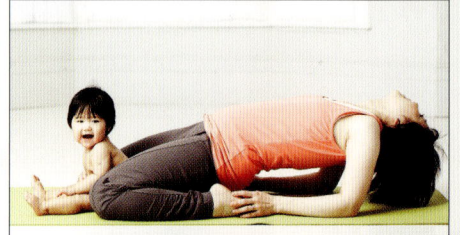

Diese klassische Yogahaltung kann überraschend entspannend sein, erfordert allerdings Gelenkigkeit und vorherige Erfahrung mit Rückendehnungen. Sitzen Sie zwischen Ihren Fersen, mit Ihrem Baby zwischen Ihren Knien, und lassen Sie sich ganz allmählich nach hinten herab, um sich auf die Ellenbogen abzustützen. Üben Sie dies einige Wochen lang, bevor Sie versuchen, Ihre Füße zu erreichen und Ihren Kopf auf die Matte abzulegen. Atmen Sie einige Runden lang tief und ruhen Sie sich dann in der Vorwärtsbeuge (Seite 77) aus. Achten Sie darauf, während des Positionswechsels keinen Druck auf den Rücken auszuüben.

Achtung

Rückbeugen sind während der Schwangerschaft nicht ratsam und bedürfen, bevor Sie diese postnatal angehen, entsprechender Vorbereitung sowohl des unteren als auch des oberen Rückens. Warten Sie nach der Entbindung mindestens sechs Monate, bevor Sie eine vollständige Rückbeuge ausprobieren.

Entspannung

Entspannung festigt und verstärkt die positiven Auswirkungen der Haltungen und ist somit eine wesentliche Komponente jeder Yogaübung. Entspannen Sie sich – insbesondere nach einer vollständigen Rückendehnung – im „Schwan" (Seite 77) oder in Shavasana, der Totenstellung.

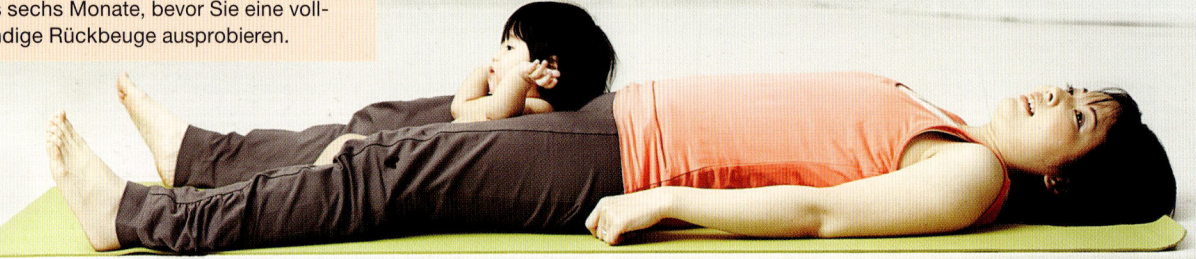

5 Baby-Yoga für mehr Mobilität

In den ersten 18 Monaten nach ihrer Geburt müssen alle Babys ihre eigene Art und Weise herausfinden, wie sie rollen, sitzen und sich umherbewegen. Einige lernen zu krabbeln, bevor sie stehen und schließlich entdecken, dass sie laufen können – andere dagegen nicht. Jede Kultur unterstützt die Babys während dieser Zeit unterschiedlich. Kulturvergleichende Studien zeigen, dass Babys in wirtschaftlich schwächeren Teilen der Welt genauso gute oder sogar bessere Ergebnisse als Babys aus wohlhabenderen Familien erreichen können, soweit sie eine geeignete körperliche Stimulation von liebevollen Bezugspersonen erhalten. Das Halten, Massieren und Spielen mit Babys auf dem bloßen Erdboden scheint besser zu funktionieren als alle technischen Errungenschaften und entwicklungsförderndes Spielzeug. Baby Yoga hilft, auf die Erfolge unseres Babys aufmerksam zu werden, wenn es in seiner Körperkontrolle bahnbrechende Fortschritte erzielt. Es macht uns zudem wachsam für die Frustration, die es erlebt, sollte dies nicht geschehen. Verbringt Ihr Baby beispielsweise Zeit damit, seine Füße zu halten und sie zu seinem Mund zu führen, zeigt es die Bereitschaft, neue Möglichkeiten des „Zur-Seite-Rollens" zu entdecken. Wir sind unserem Baby die liebsten Zuschauer. Sie sonnen sich dabei in unserer Aufmerksamkeit – nicht nur wegen Ihrer errungenen Fähigkeiten, sondern auch zu ihrem eigenen Vergnügen. Die Methoden dieses Kapitel können Ihnen dabei helfen, diese magischen Momente wahrzunehmen. Möglicherweise sind die Darstellungen für Sie hilfreich, um Ihr Baby bei der Herbeiführung dieser Momente zu unterstützen.

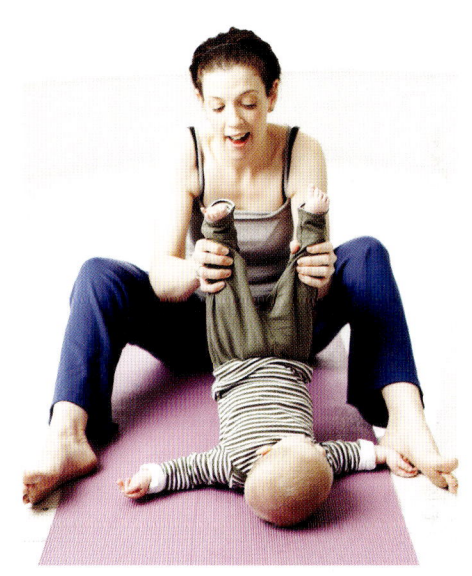

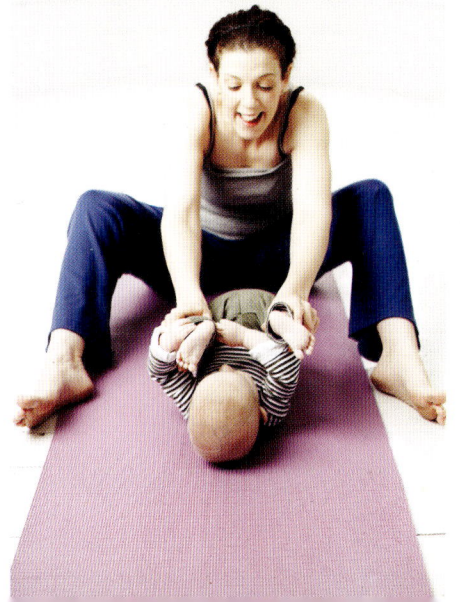

Aktive Hüftsequenz

Bereits bekannte Bewegungen werden hier spielerisch mit Dehnungen kombiniert, um Ihrem prämobilen Baby zu helfen, sich an seiner Energie zu erfreuen und mit seinen Frustrationen besser klarzukommen. Sollten Sie in dieser Phase neu zum Baby-Yoga kommen, beginnen Sie mit der dynamischen Hüftsequenz (Seite 54–55) und integrieren Sie dann der Reihe nach jede der Bewegungen aus dieser aktiven Hüftsequenz. Falls Ihr Baby dabei die Rückenlage ablehnt, können Sie die dynamische Hüftsequenz in einer sitzenden Position anwenden.

1 Pflughaltung

In dieser Haltung sind die Beine Ihres Babys in Richtung Boden hinter dem Kopf ausgestreckt. Das ist für die Entwicklung seiner Muskulatur im unteren Rücken förderlich. Die Haltung aktiviert obendrein die Schilddrüse und unterstützt die Verdauung, den Kreislauf und die Atmung. Babys, die zu Verstopfung neigen, werden möglicherweise durch regelmäßiges Üben der Pflughaltung mobiler. Vermeiden Sie diese Übung jedoch nach einer Mahlzeit. Wenn Ihr Baby in Rückenlage seine Beine anhebt, halten Sie diese oberhalb der Knie, um ihm – ohne dabei jemals etwas zu forcieren – zu helfen, diese zu strecken. Halten Sie sein Steißbein mit sanftem Druck auf der Matte, um so die Wirbelsäule zu verlängern, und lösen Sie dann. Ist Ihr Baby dabei zufrieden, können Sie seine Beine über sein Gesicht ausstrecken (siehe Fotos auf Seite 87).

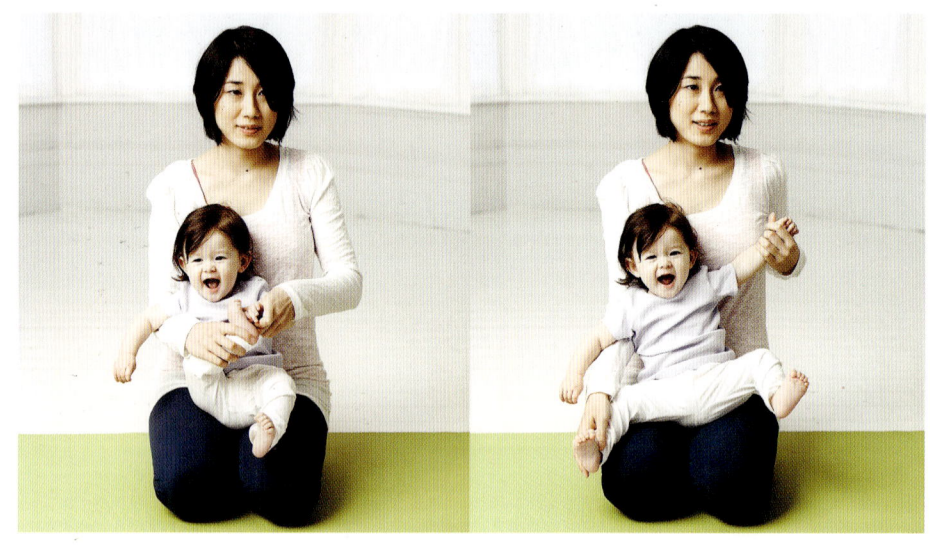

2 Füße zusammenklopfen

Statt die Hand Ihres Babys sanft in Richtung seines entgegengesetzten Fußes zu bringen, nehmen Sie hier eher eine energische und rhythmisch wiederholte Diagonaldehnung vor. Ihr Baby kann diese Bewegung zwar nicht selbstständig bewerkstelligen, wird Ihre Mithilfe hierbei jedoch liebend gern annehmen.

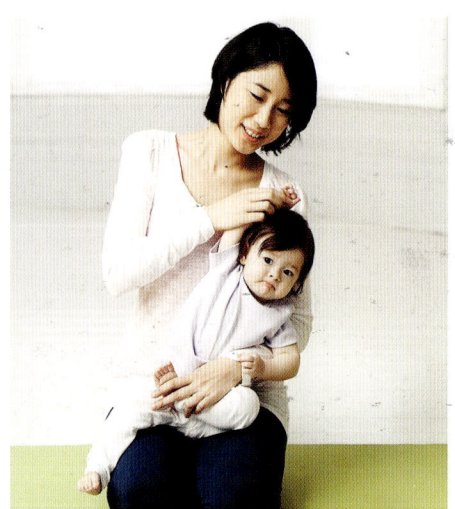

3 Dehnung im „Halben Lotos"

Diese Dehnung gibt Ihrem Baby von seinem gestreckten Fuß bis zur – über den Kopf ausgestreckten – Hand eine seitliche Dehnung und führt Ihr Baby damit an Bewegungen heran, um die es sich zwar schon bemüht, aber noch nicht koordinieren kann. Versuchen Sie den Seitenwechsel in einem gleichmäßigen Rhythmus ablaufen zu lassen und respektieren Sie jederzeit, insbesondere bei der Aufwärtsdehnung seines Arms, möglichen Widerstand Ihres Babys.

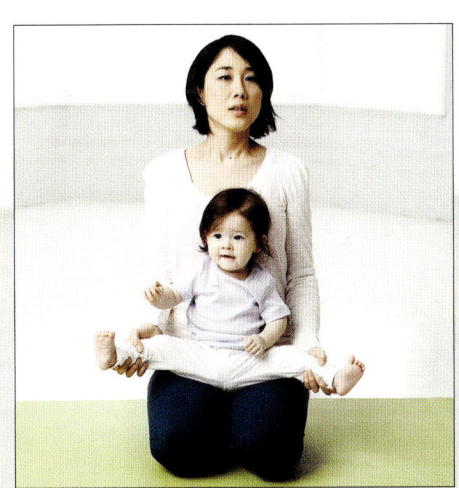

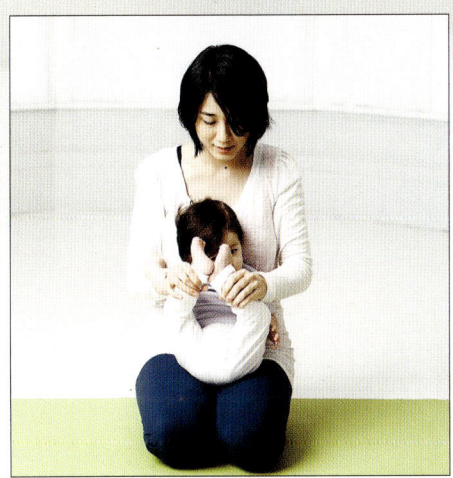

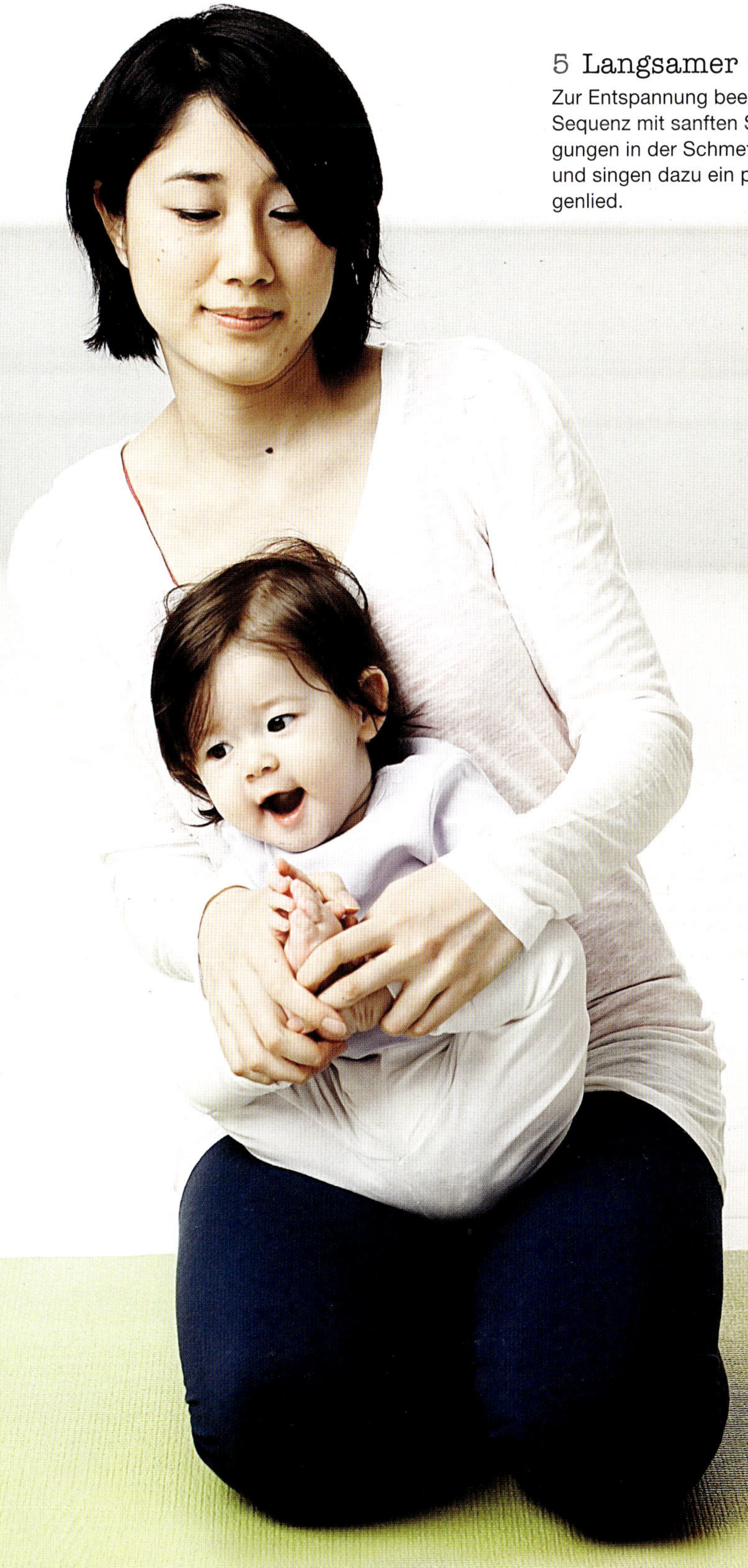

5 Langsamer werden

Zur Entspannung beenden Sie diese Sequenz mit sanften Schaukelbewegungen in der Schmetterlingshaltung und singen dazu ein passendes Wiegenlied.

4 Hoch zur Nase

Damit Ihr Baby bei dieser Übung nicht abrutscht, setzen Sie es hoch auf Ihren Schoß, mit seinem Rücken dicht an Ihrem Körper. Wechselweise öffnen Sie nun die Beine Ihres Babys weit und bringen sie dann zur Nase hoch zusammen. Sie können darüber hinaus, als Teil dieses Bewegungsablaufs, die Beine Ihres Babys übereinander kreuzen (zweimal, siehe große Abbildung).

Festigung der Sitzfähigkeit

Lassen Sie sich von Ihrem Baby leiten, wenn Sie seine Sitzfähigkeit durch unterhaltsame Spiele stärken wollen. Keine Eile: Ihr Baby wird sitzen, sobald es dazu bereit ist. Ob das früher oder später pasiert, liegt an seiner Individualität und keinesfalls an seiner Intelligenz. Anschließend macht Ihr Baby möglicherweise mit Knie-, Vorwärtsdehnungs- und vielleicht Krabbelversuchen weiter.

Rückenstütze in der Schmetterlingshaltung

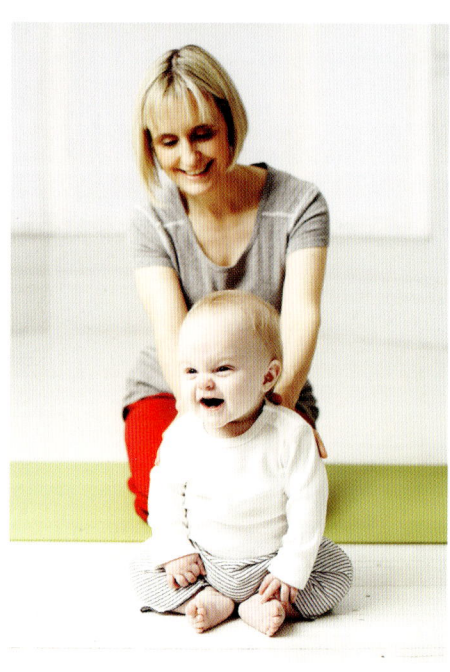

Stützen Sie den unteren Rücken Ihres Babys mit Ihren flachen Händen sanft, aber fest und geben Sie ihm dadurch Widerstand. Dieser wird ihm helfen, seinen unteren Rücken zu stärken und eine stabile Basis für das Sitzen zu entwickeln.

Arme schwingen

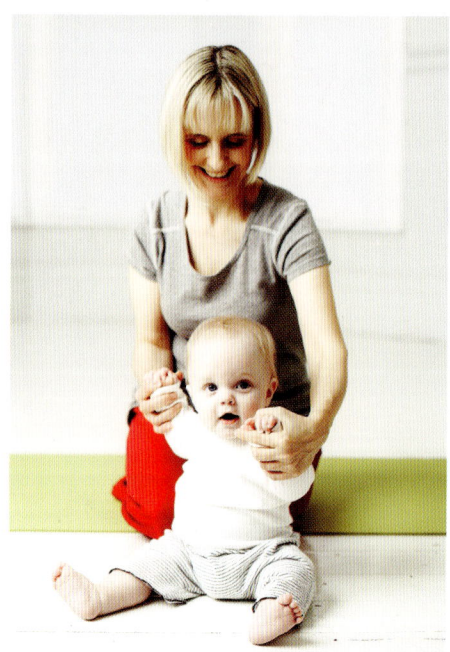

Schwingen Sie die Arme Ihres Babys rhythmisch, anfangs sanfter und dann dynamischer. Diese fröhliche Bewegung unterstützt das Baby im stabilen Sitzens. Ein möglicher Reim – am besten gesungen – für diese Bewegung wäre:

> „Wir dreschen, wir dreschen,
> wir dreschen das Korn.
> Und ist es gedroschen,
> so geht es von vorn.
> Die Schlegel, die Schlegel,
> sie fliegen im Takt.
> Klipp-klapp, klipp-klapp, klipp-klapp."

Hände klatschen

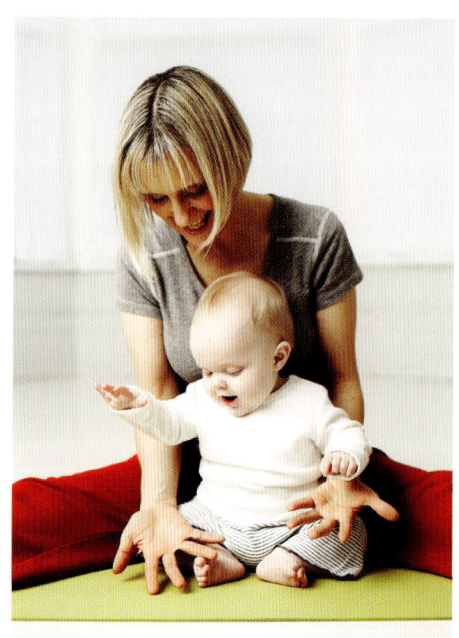

Alle Babys lieben Handspiele. Klatschspiele machen den Übergang von unterstütztem zu selbstständigem Sitzen für Ihr Baby vergnüglicher. Dabei ist es unerheblich, ob Ihr Baby die Bewegung selbst bewerkstelligen kann oder ob es dabei auf Ihre Führung angewiesen ist.

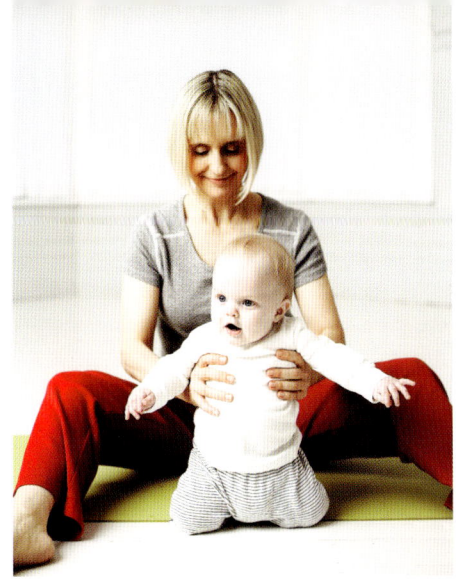

Schulter halten

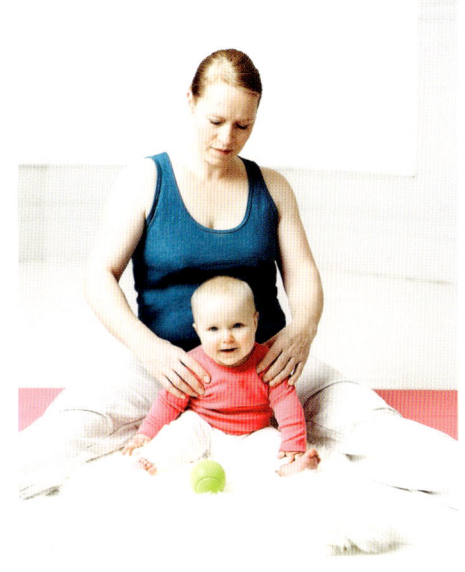

Sobald Ihr nun schon älteres Baby damit beginnt, bereits kurze Augenblicke lang selbstständig zu sitzen, können Sie es mit sanftem Druck Ihrer Hände an seinen Schultern dabei unterstützen, in einer sitzenden Haltung seinen Brustkorb zu öffnen und seine Wirbelsäule freier zu bewegen. Dies schafft lebenslang anhaltende Grundlagen für eine gute Körperhaltung mit all ihren gesundheitlichen Vorteilen.

Mini-Heldenstellung

Viele Babys mögen die „Kniesitz"-Haltung zwischen ihren Füßen, die eine Mini-Version der klassischen Heldenstellung ist. Indem Sie Ihr Baby fest unter seinen Armen halten, helfen Sie ihm dabei, sich aufzurichten. Anschließendes Lösen bringt Ihr Baby dazu, sich zwischen seine Füße zurückzusetzen. Sollte Ihr Baby an dieser Übung arbeiten, wiederholen Sie sie einige Male, da sie ihm bei späteren Krabbelversuchen zugutekommen wird.

Paddelbewegung zum Ball

Viele Babys zeigen uns – wenn wir ihnen dabei zuschauen – wie sie über die kniende Position vom Sitzen zum Krabbeln fortschreiten. Häufig sehen wir sitzende Babys, die ein Bein vorwärts ausgestreckt und das andere nach hinten gebeugt haben, insbesondere wenn sie eifrig dabei sind, ein Ziel zu erreichen. Diagonale Paddel-Armdehnungen unterstützen Ihr sitzendes Baby dabei, mehr Kraft und Antrieb zu erreichen, um den eigenen Arm zu strecken und sich vorwärts zu bewegen und dabei das Krabbeln als Fortbewegungsart zu entdecken. Ihr Baby wird schon bald seinen Weg zum Ball finden.

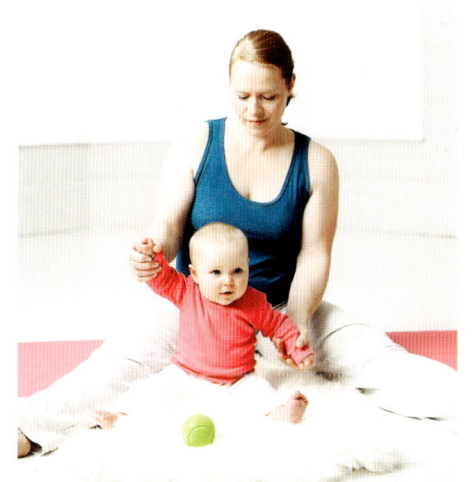

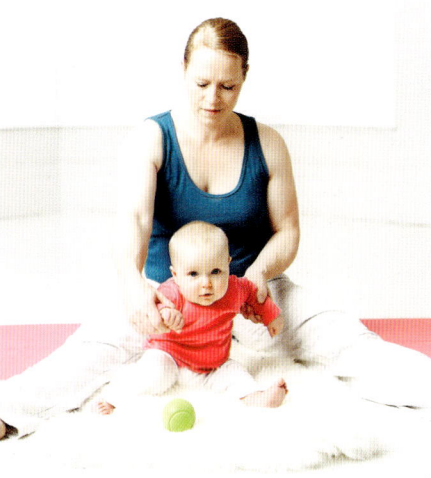

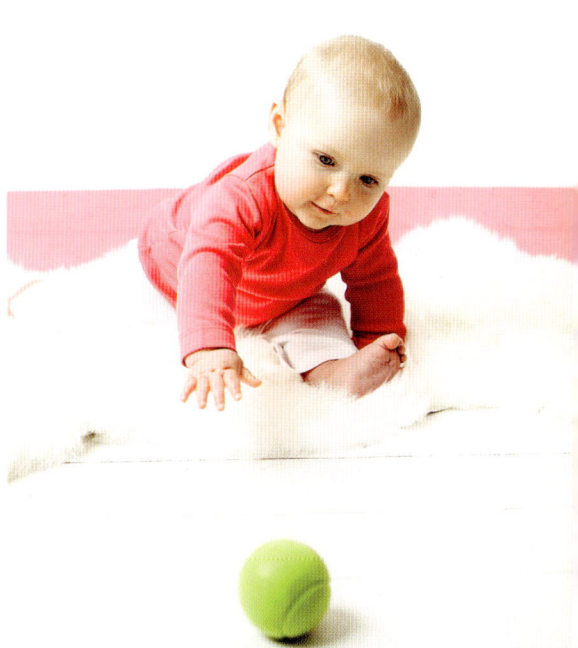

Hilfestellungen beim Krabbeln

Die Haltegriffe unterstützen Ihr Baby, die gesamte Vorderseite seines Körpers entspannt zu halten, während nur der Rücken bei seinen Krabbelversuchen zum Einsatz kommt. Durch leichtes Anheben Ihres Babys helfen Sie ihm, ein Gefühl für die Vervollständigung dieser Bewegungen, die es nahezu gemeistert hat, zu erlangen.

Brustkorb-Hebebewegung

Schulter-Hebebewegung

Oberkörper abheben

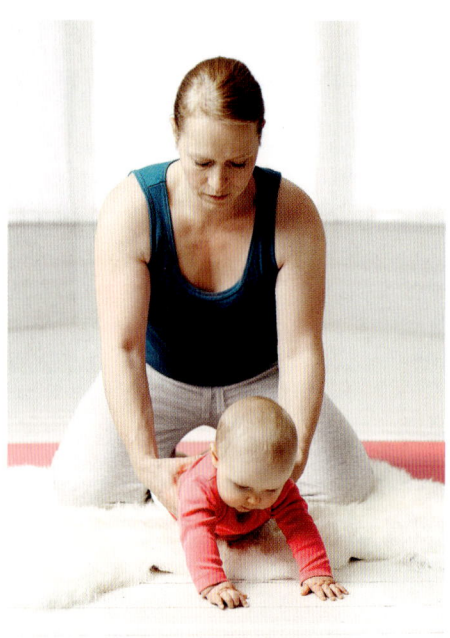

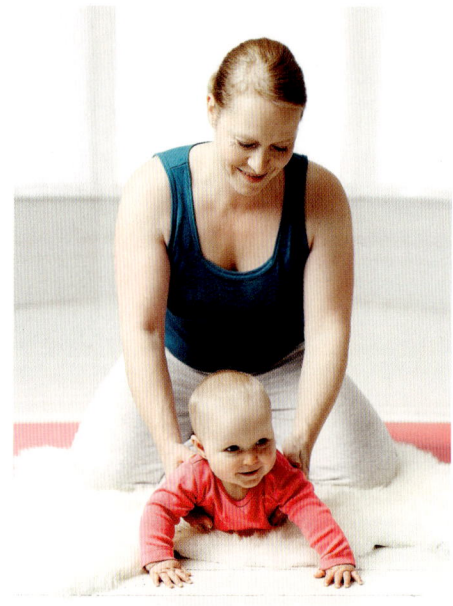

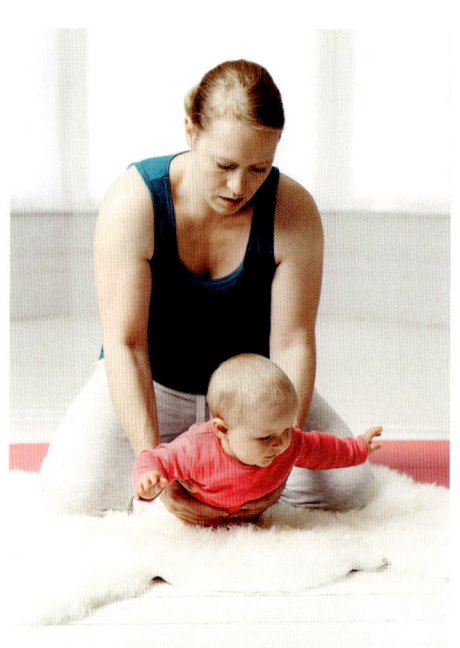

Sobald Ihr Baby aus der sitzenden Schmetterlingshaltung oder knienden Heldenstellung vor sich den Boden erreichen kann, legen Sie Ihre Hände von beiden Seiten so um seinen Brustkorb, dass Ihre Finger seine Brust stützen und sich Ihre Daumen direkt unterhalb seiner Schulterblätter befinden. Mit den Daumen und Fingern abwechselnd ausgeübter sanfter Druck bewirkt eine kleine Hebung des gesamten Oberkörpers, während die Hände Ihres Babys auf der Matte bleiben.

Wandeln Sie den vorigen Haltegriff ab, indem Sie Ihre Daumen unterhalb der Schulterblätter Ihres Babys etwas weiter unten platzieren. Dies unterstützt Ihr Baby dabei, seinen Oberkörper – wie in der klassischen Kobrahaltung – anzuheben und sich von den Händen aus hochzuschieben, und erleichtert ihm die Vorwärtsstreckung seiner Arme. Ihr Baby liegt mittlerweile auf dem Bauch, da es seine Beine nun, aus der ursprünglichen Position auf allen Vieren, nach hinten ausgestreckt hat.

Bewegen Sie Ihre Hände auf dem Rücken Ihres Babys nun noch weiter nach unten. Der Druck unterstützt Ihr Baby dabei, seine Arme und seinen Oberkörper vom Boden abzuheben, soweit es dazu bereit ist. Lassen Sie Ihre Hände unter seine Arme gleiten, um Ihr Baby zu stützen, heben Sie es aber nicht weiter an, als es selbst dazu in der Lage ist. Lassen Sie Ihr Baby die Haltung lösen, sobald es genug von ihr hat.

Hilfestellung für die Hüfte

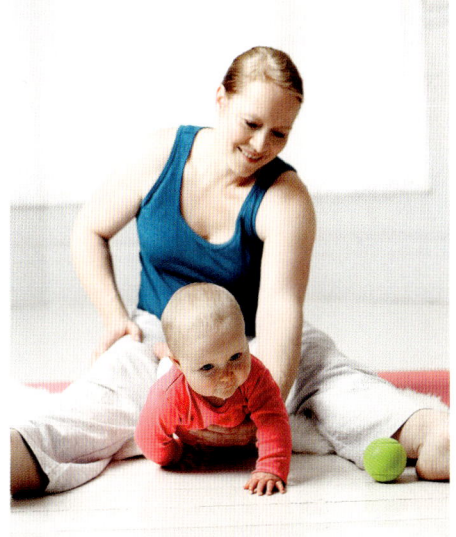

Sollte sich Ihr Baby aus kniender Haltung ohne Hilfe nach vorn strecken können, dann allerdings feststecken und darüber frustriert sein, können Sie hier leicht unterstützend einwirken: Lassen Sie eine Ihrer Hände unter die Hüften des Babys gleiten. Oft reicht das aus, um seiner unteren Wirbelsäule mehr Bewegungsfreiheit zu geben. Heben Sie seine Hüften nicht an, da Ihr Baby dadurch nach vorn kippen könnte.

Starthilfe durch eine Schaufelbewegung

Es kommt immer wieder vor, dass Babys bei ihren Krabbelversuchen ständig in ihre Bauchlage zurückfallen. Sollte dies der Fall sein, knien Sie sich neben Ihr Baby und lassen Sie eine Hand unter seine Brust, die andere unter seine Hüften gleiten. Atmen Sie ein und heben Sie Ihr Baby etwas an, wobei Sie ihm seine Hände und Füße auf dem Boden lassen. Achten Sie darauf, Ihrem Baby sein Gewicht nicht abzunehmen. Diese Übung kann dabei helfen, die zum Krabbeln erforderliche Beinbewegung hervorzubringen.

Start aus der Heldenstellung

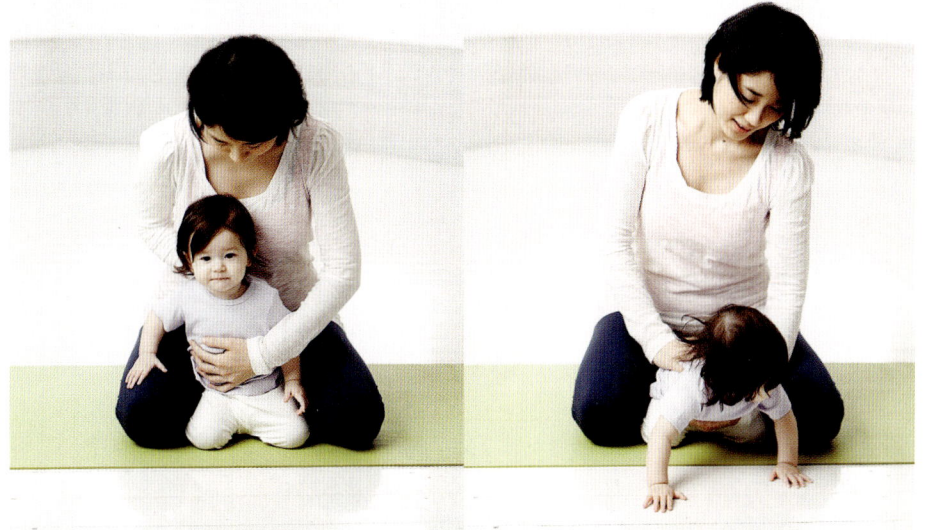

Den Bauch und Rücken Ihres Babys zu stützen, gibt ihm möglicherweise genau den Widerstand, den es braucht, um loszustarten, nachdem es die vergangenen Wochen über während längerer Perioden in der knienden Heldenstellung Kräfte sammeln konnte. Genießen Sie die Verwunderung, die diese neu entdeckte Freiheit bei Ihrem Baby und bei Ihnen auslöst.

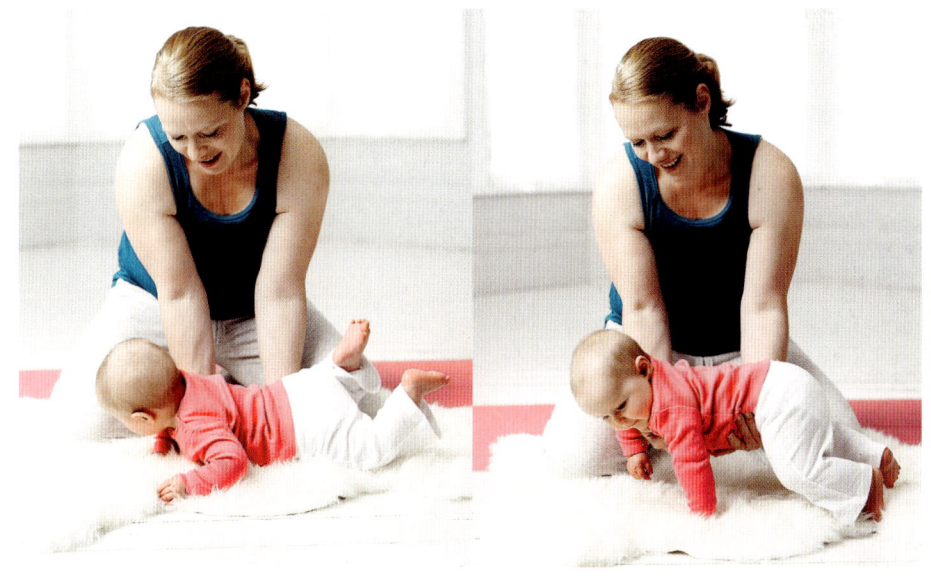

Weitere Hilfestellungen

Manchmal scheint es als würde bei den Babys die Phase vom „Fast-Krabbel-Stadium" zur vollständigen Mobilität sehr lange dauern. Doch das eilt nicht. Ihr Baby muss eine ganze Reihe vielfältiger Bewegungen für eine zielgerichtete Krabbelbewegung kombinieren, was von jedem Baby unterschiedlich bewerkstelligt wird.

Nicht alle Babys krabbeln – manche gehen direkt zum Stehen über. Die Krabbelphase ist jedoch förderlich und daher ist es vermutlich besser, diese Erfahrung zu machen. Die hier präsentierten Baby-Yoga-Dehnungen unterstützen diejenigen Babys, die es schon fast geschafft haben.

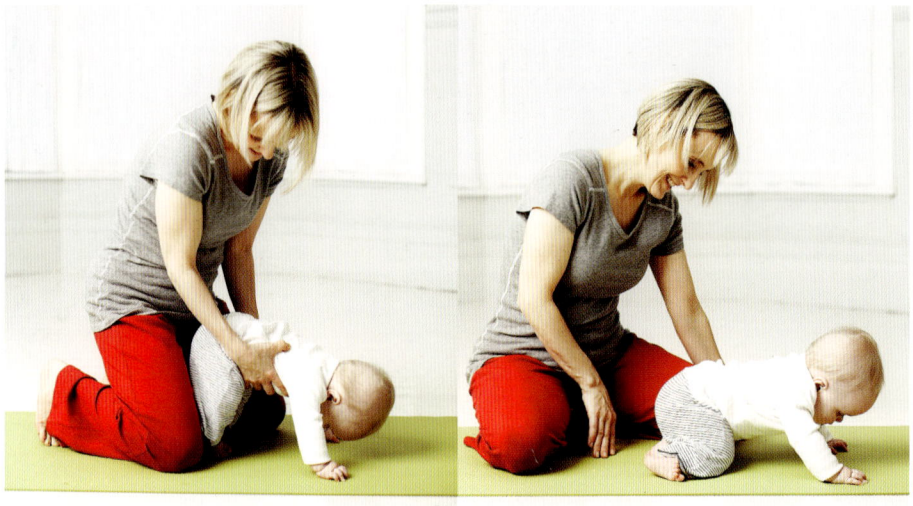 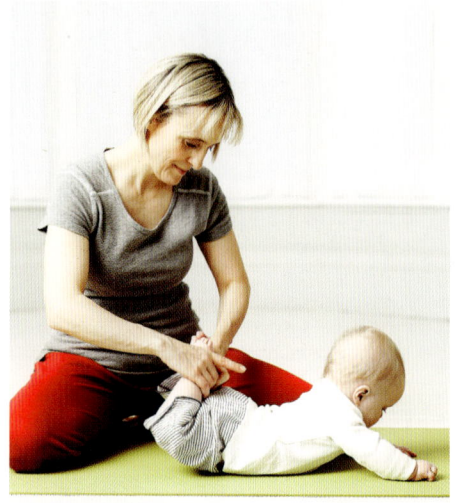

Sollte Ihr Baby aus der knienden Startposition seine Arme zwar nach vorn strecken, aber sich nur wenig bewegen, versuchen Sie, die Beinbewegung durch das Anheben seiner Hüften hervorzubringen.

Falls Ihr Baby bei der Bewegung seiner Beine unter dem Körper noch Hilfe braucht, können Sie, die Füße über dem Po zusammenhaltend, seine Beine etwas anheben und sanft dehnen. Dieses steigert die Kraft und Beweglichkeit des Rückens.

Strecken Sie außerdem jeweils ein Bein nach hinten aus...

...und bringen Sie dann das Knie vorwärts. Halten Sie dabei seinen Unterschenkel und stabilisieren Sie gleichzeitig mit Ihrer anderen Hand seine Hüfte. Diese Hilfestellung mag Ihrem Baby genügen, um seine Beine wirkungsvoll in einer Vorwärts- (oder zunächst Rückwärts-) Krabbelbewegung einzusetzen

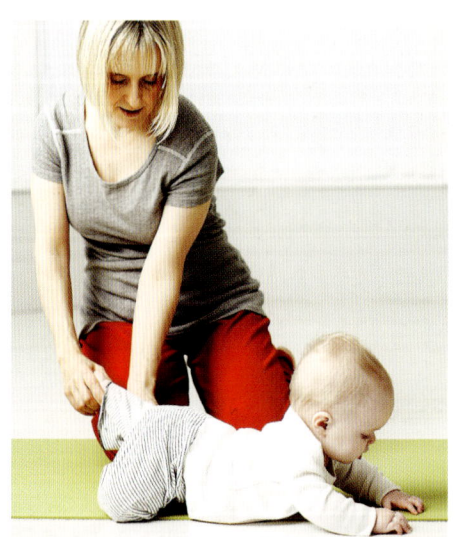 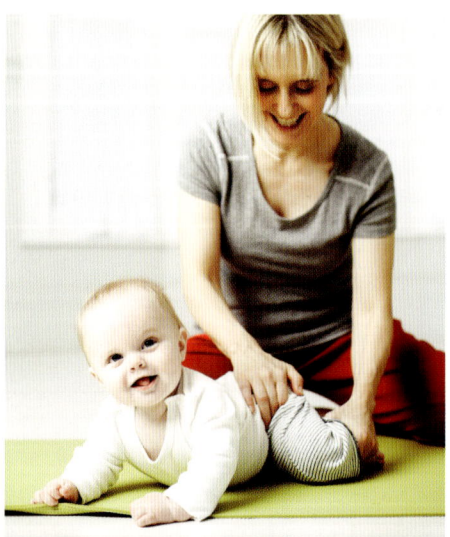

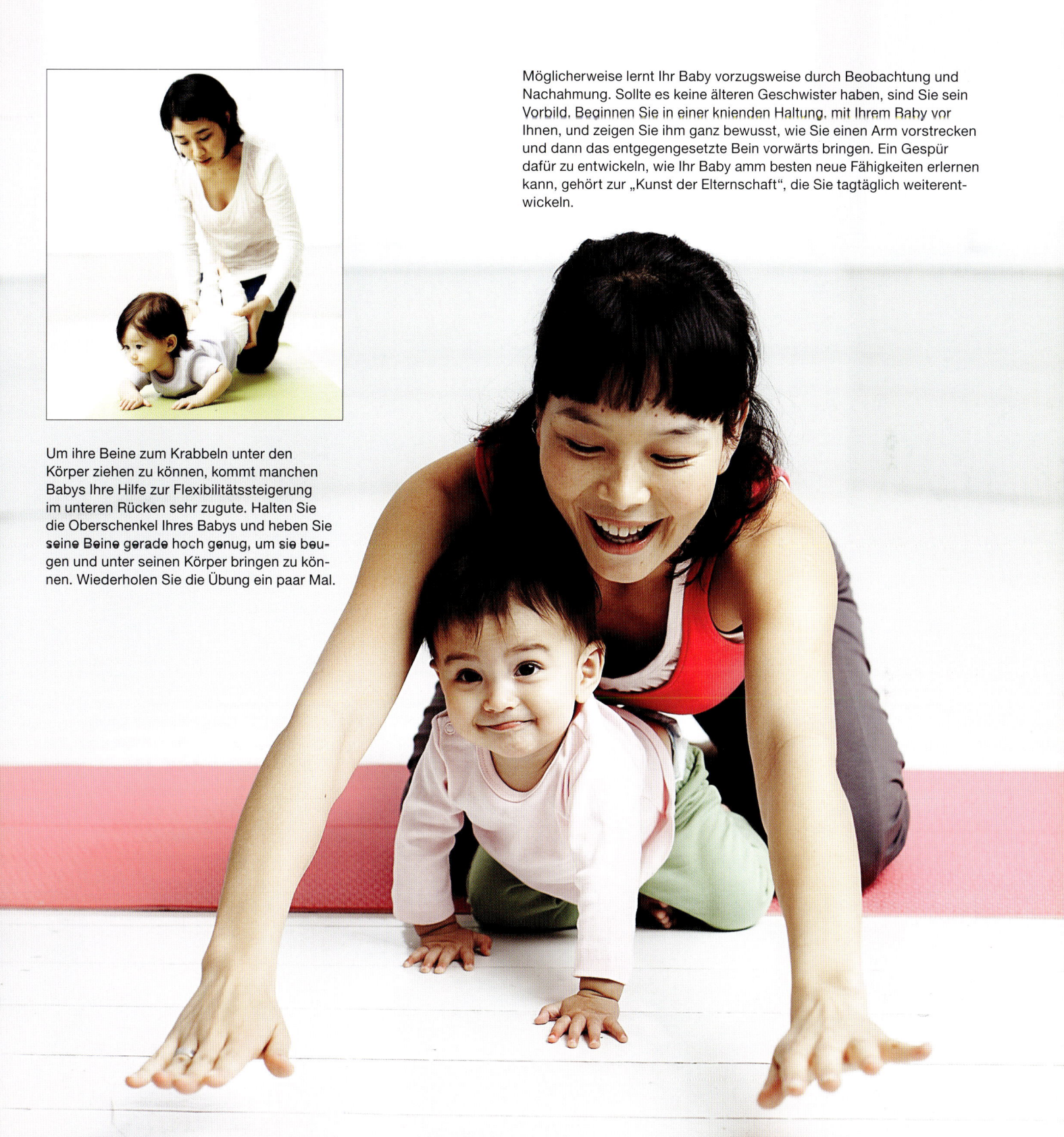

Möglicherweise lernt Ihr Baby vorzugsweise durch Beobachtung und Nachahmung. Sollte es keine älteren Geschwister haben, sind Sie sein Vorbild. Beginnen Sie in einer knienden Haltung, mit Ihrem Baby vor Ihnen, und zeigen Sie ihm ganz bewusst, wie Sie einen Arm vorstrecken und dann das entgegengesetzte Bein vorwärts bringen. Ein Gespür dafür zu entwickeln, wie Ihr Baby amm besten neue Fähigkeiten erlernen kann, gehört zur „Kunst der Elternschaft", die Sie tagtäglich weiterentwickeln.

Um ihre Beine zum Krabbeln unter den Körper ziehen zu können, kommt manchen Babys Ihre Hilfe zur Flexibilitätssteigerung im unteren Rücken sehr zugute. Halten Sie die Oberschenkel Ihres Babys und heben Sie seine Beine gerade hoch genug, um sie beugen und unter seinen Körper bringen zu können. Wiederholen Sie die Übung ein paar Mal.

Im sicheren Stand

Möglicherweise sind die Stehversuche Ihres Babys weniger auffällig gewesen als seine Bemühungen, auf den Händen oder Knien zu krabbeln oder sich auf dem Po umherzuschieben. Kann sich Ihr Baby allerdings erst mal hochziehen, wird es auch bald stehen. Es ist wichtig, Ihrem Baby durch anhaltende Unterstützung den Übergang zum Laufen zu erleichtern, was dann die Anzahl seiner Stürze – und damit verbundenes Leid und Frustration – deutlich reduzieren wird. Die Prinzipien des Yoga sind maßgeblich für die folgenden einfachen und interaktiven Übungen. Probieren Sie diese aus, während Sie gemeinsamen mit Ihrem Baby spielen.

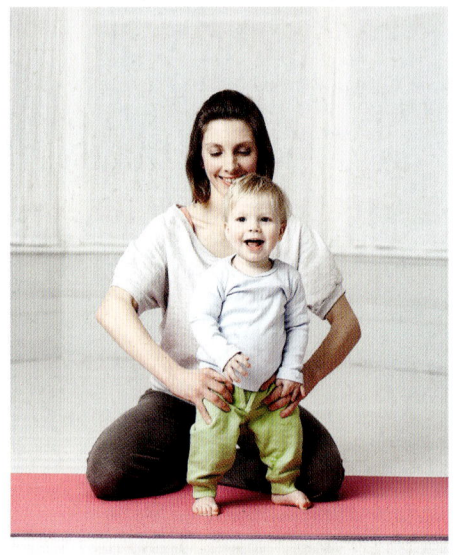 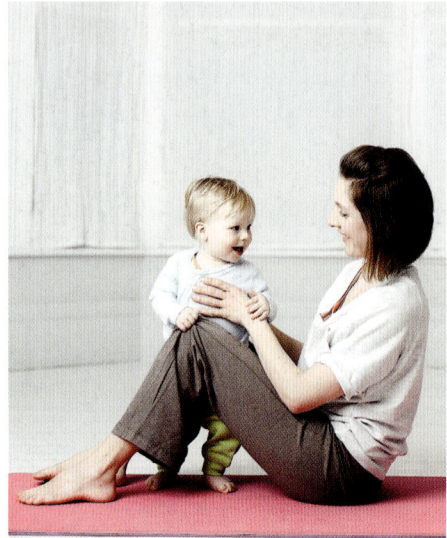 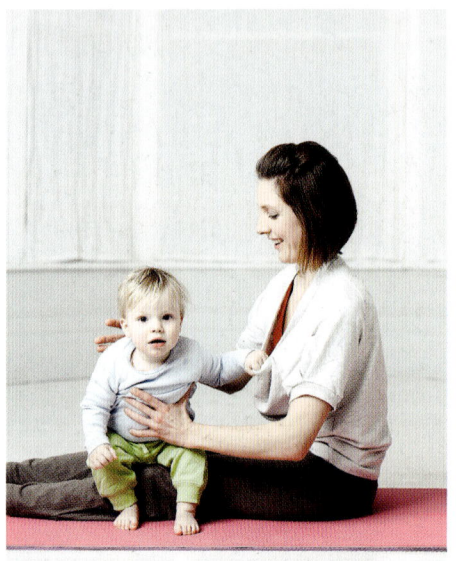

Stellen Sie Ihr Baby auf seine Füße, von Ihnen wegschauend, vor sich hin. Legen Sie Ihre Hände, mit Ihren Fingern nach innen gestreckt, auf seine Hüften und üben Sie mit Ihren Daumen an der Hinterseite seiner Hüften leichten Druck nach unten aus. Gewöhnlich sind Babys in dieser stabilisierenden Haltung – wenigstens einige Sekunden lang – glücklich.

Setzen Sie sich auf Ihre Matte und stellen Sie Ihr Baby zwischen Ihre Beine seitlich vor sich hin. Bringen Sie Ihre Knie höher und setzen Sie sie ein, um Ihr Baby aufrecht zu halten. Legen Sie Ihre Hände auf seinen Brustkorb und oberen Rücken, um so die Stütze Ihrer Knie zu vervollständigen.

Sitzen Sie mit ausgestreckten Beinen auf Ihrer Matte und setzen Sie Ihr Baby nach außen gewandt auf einen Ihrer Oberschenkel. Ein sanfter Impuls von Ihnen auf seinen Rücken wird Ihr Baby dazu ermuntern, auf seine Füße hochzuschnellen, während Sie es mit Ihren Händen an seiner Brust und seinem oberen Rücken stützen. Wiederholen Sie die Übung einige Male.

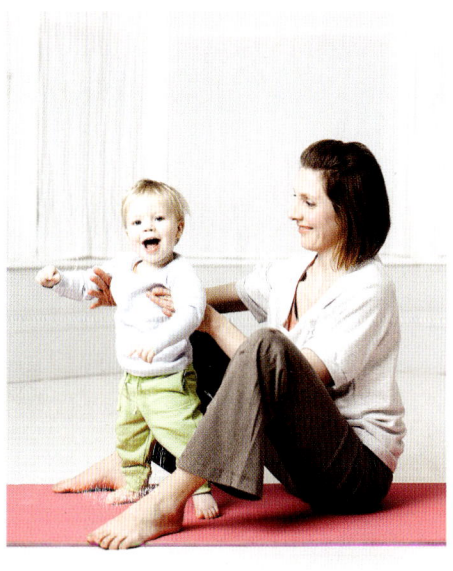

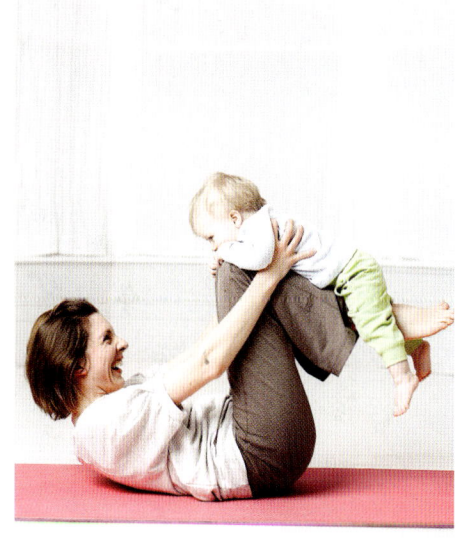

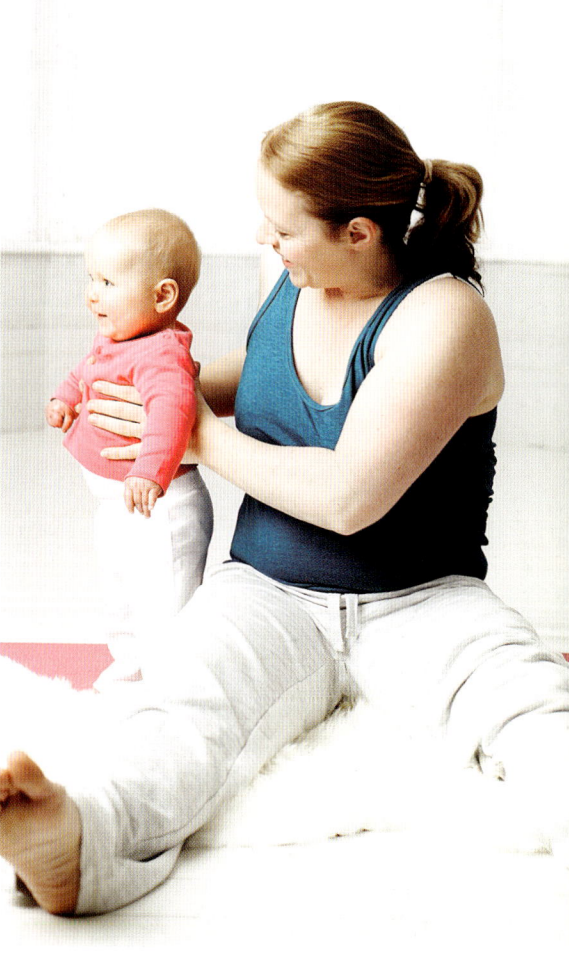

Heben Sie Ihre Knie im Sitzen an. Setzen Sie Ihr Baby auf die Vorderkante eines Knies und lassen Sie es Ihr Bein heruntergleiten, sodass seine Füße zum Boden kommen. Um beim Heben Ihres Babys Belastung zu vermeiden, können Sie es auf Ihr Knie setzen, während das Bein noch gerade ist, und dann beim Anheben einatmen. Sollten Sie schwanger sein, vermeiden Sie diese Übung unbedingt.

Möglicherweise hat sich Ihr Baby bereits mit dem „Flieger" (Seite 76) vertraut gemacht. Sie können aus dieser Praktik nun eine stehende Gleichgewichtsübung machen. Mit aufgestellten Beinen sitzend, lehnen Sie Ihr Baby aufrecht und Ihnen zugewandt gegen Ihre Schienbeine. Halten Sie es unter den Armen, rollen Sie zurück und nutzen Sie den Schwung, um wieder zurück in den Sitz hochzukommen. Ihr Baby kann sich mit seinen Füßen vom Boden abstoßen, wenn Sie zurück- und wieder hochrollen. Sind Sie voller Energie, können Sie hieraus eine Wippbewegung machen, die Ihrem Baby neben der Hilfe zum „Stehenlernen" noch ein heiteres Hochgefühl beschert.

Sollte Ihr Baby dafür nicht zu schwer sein, können Sie es während Ihrer sitzenden Yogaübung dabei unterstützen, stehen zu lernen. Kommt Ihr Baby aus der, auf einem Ihrer Oberschenkel, sitzenden Haltung leicht in den Stand, halten Sie es von beiden Seiten fest und heben Sie es in Form eines Regenbogens quer über Ihre Beine zur Landung an der Außenseite Ihres anderen Oberschenkels. Lockern Sie den Griff, um Ihrem Baby dabei zu helfen, seinen Stand zu finden. Vielleicht wird es hin- und herwanken oder sich setzen. Nach einigen Hebungen wird Ihr Baby möglicherweise vergnüglich in hockender Position den nächsten „Regenbogen" erwarten.

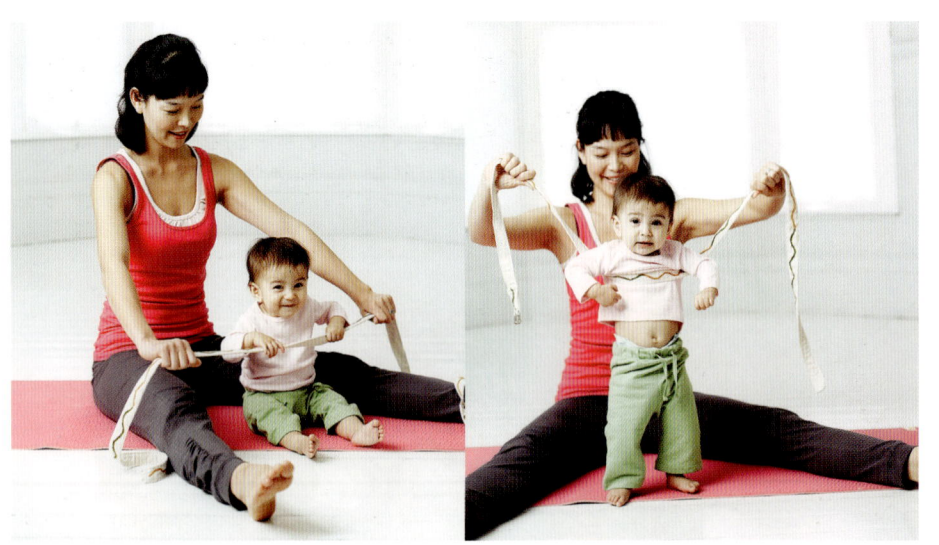

Dehnen Sie gern mithilfe eines Gurts, so können Sie Ihrem Baby damit beim „Stehen üben" helfen. Lassen Sie Ihr Baby vor Ihnen sitzend nach dem Gurt greifen. Sollte Ihr Baby schon selbstständig stehen können, wird der Gurts ihm dabei helfen, sich in den Stand hochzuziehen. Kann Ihr Baby das noch nicht, lassen Sie den Gurt unter seine Arme gleiten, um ihm durch die Stütze beim Hochkommen zu helfen. Sobald Ihr Baby steht, lockern Sie den Griff und lassen Sie Ihr Baby seine Stellung finden.

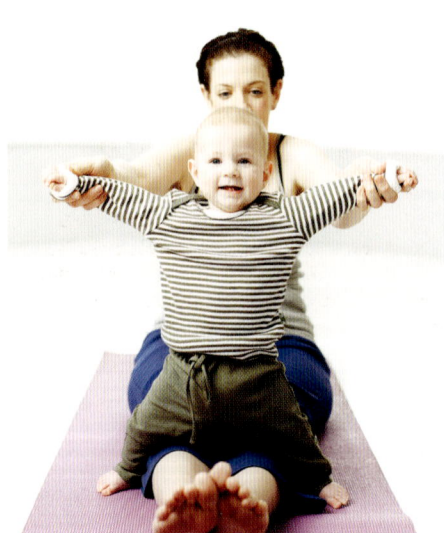

Setzen Sie sich auf Ihre Matte und stellen Sie Ihr Baby vor sich hin. Bringen Sie eines Ihrer Beine zwischen seine Beine und heben Sie Ihr Baby auf Ihrem Bein oder Fuß sitzend etwas vom Boden hoch. Bringen Sie seine Füße dann wieder auf die Matte und stützen Sie es während der Übung unter seinen Armen gegen Ihr angewinkeltes Bein lehnend. Vielleicht wünscht Ihr Baby eine Wiederholung. Je weiter unten in Richtung Fußgelenk Ihr Baby auf Ihrem Bein sitzt, umso anstrengender wird es für Sie. Vermeiden Sie diese Übung in der frühen Schwangerschaft.

Sitzen Sie mit ausgestreckten Beinen und beugen Sie Ihre Knie leicht, sodass Ihr Baby genau unterhalb der Knie auf Ihren Beinen sitzen kann. Seine Füße befinden sich dabei beidseitig neben Ihnen auf der Matte. Halten Sie Ihr Baby an seinen Händen. Atmen Sie ein, lassen Sie Ihre Knie absinken und strecken Sie die Arme des Babys aus, sodass es x-förmig steht. Atmen Sie aus und lockern Sie Ihre Arme. Vielleicht setzt sich Ihr Baby nun zurück und wünscht sich mehr. Machen Sie's spannend!

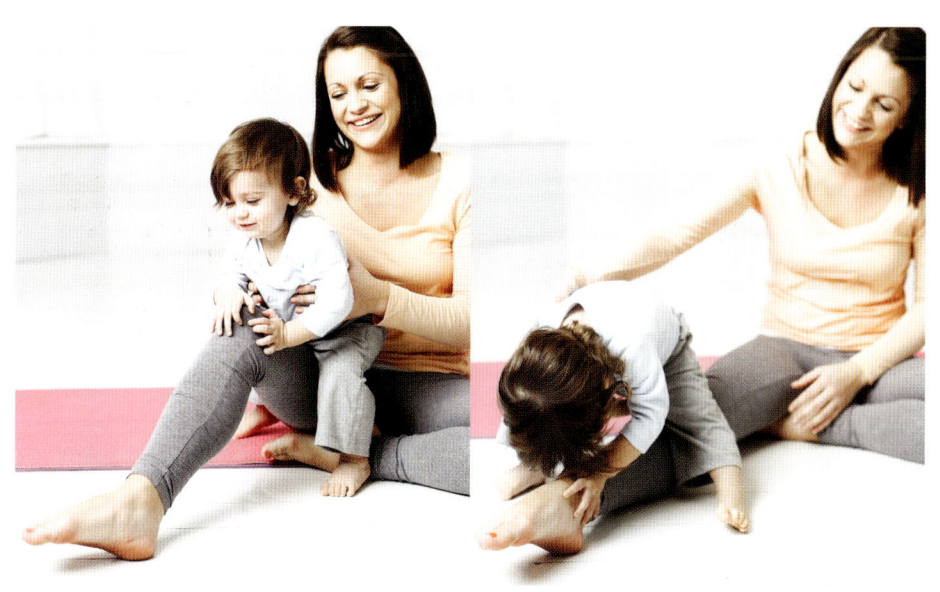

Viele Babys spielen gern „Hoppe-Reiter".
Wenn Sie auf dem Boden sitzen und Ihr Baby
auf einem Ihrer Beine reiten lassen, können
diese Spiele ihm dabei helfen, seine Füße fest
auf dem Boden zu halten und ein besseres
Gleichgewicht zu erlangen. Beugen Sie Ihr
Bein, sodass Sie Ihren Fuß einsetzen können,
um mühelos Bewegung zu erzeugen. Probieren Sie hierzu dieses beliebte Lied aus:

„Hopp, hopp, hopp,
Pferdchen, lauf Galopp!
Über Stock und über Steine,
aber brich dir nicht die Beine.
Hopp, hopp, hopp, hopp, hopp,
Pferdchen, lauf Galopp!"

Überraschen Sie Ihr Baby hin und wieder,
indem Sie Ihr Knie hinuntersinken lassen und
helfen Sie ihm mit einem Lächeln dabei, sein
Gleichgewicht wiederzuerlangen.

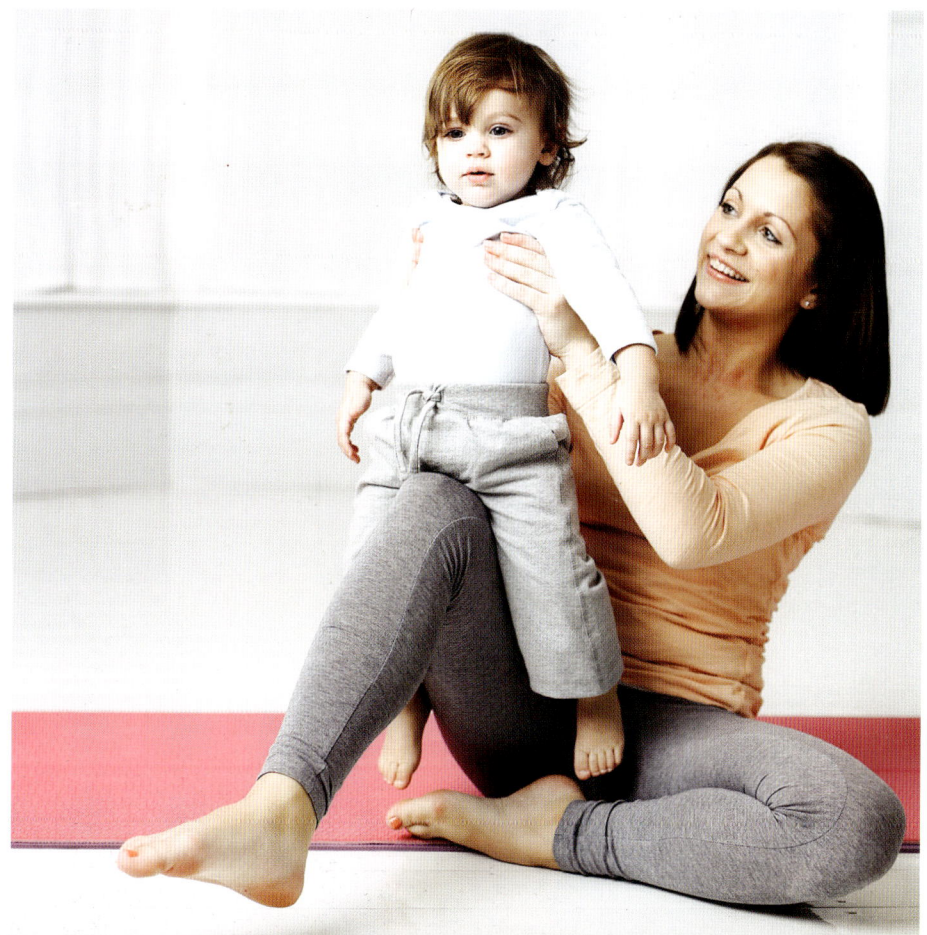

Setzen Sie Ihr Baby auf eines Ihrer Knie und
halten Sie es dabei unter seinen Armen.
Holen Sie Luft und heben Sie Ihr Knie an,
damit seine Füße vom Boden abheben.
Atmen Sie aus und bringen Sie Ihren Fuß
zurück zum Boden, sodass Ihr Baby sicher
auf seinen Füßen landet. Diese Kombination
aus Gleichgewichtsübung und der „Rückkehr
zur Basis" wird Ihrem Baby gefallen.

Dynamische Umkehrhaltungen für fast mobile Babys

Fangen Babys einmal damit an, zu stehen, haben sie häufig Freude an einer größeren Bandbreite an Bewegungen. Diese helfen Ihnen wiederum dabei – als Vorbereitung auf Ihr späteres Laufen –, mehr Beweglichkeit und Stärke zu erlangen. Purzel- und Drehbewegungen gehören in dieser Phase zu ihren Lieblingsaktivitäten und Sie können stolz auf die Hundestellung („Hund mit dem Gesicht nach unten") Ihres Yoga-Babys sein, wenn es seinen Kopf aus purem Vergnügen nach unten

bringt. Dynamische Umkehrhaltungen, in denen Ihr Baby auf seinen Füßen landet, geben ihm die Möglichkeit, sich wieder zu zentrieren. Damit bereiten sie auch auf künftige gröbere Stürze vor, die es unweigerlich zu meistern haben wird. Lassen Sie sich von der Freude Ihres Babys an dieser neuen Erfahrung leiten und wiederholen Sie eine dynamische Umkehrhaltung jeweils höchstens zweimal, bevor Sie anschließend zu einer kuscheligen Umarmung übergehen.

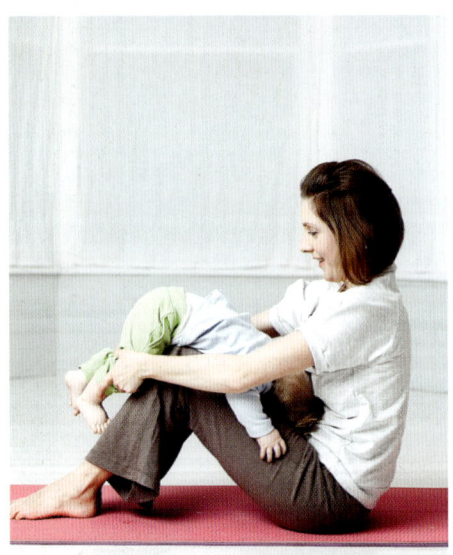 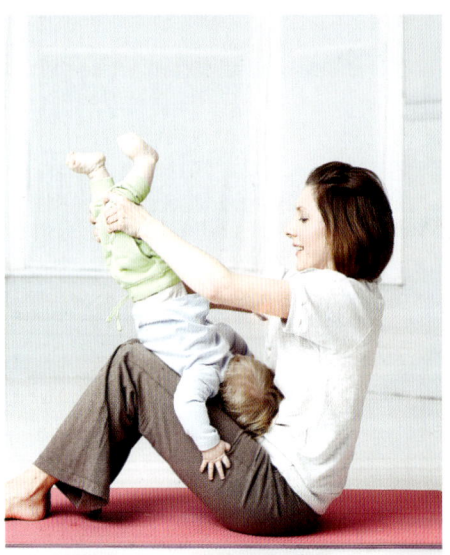 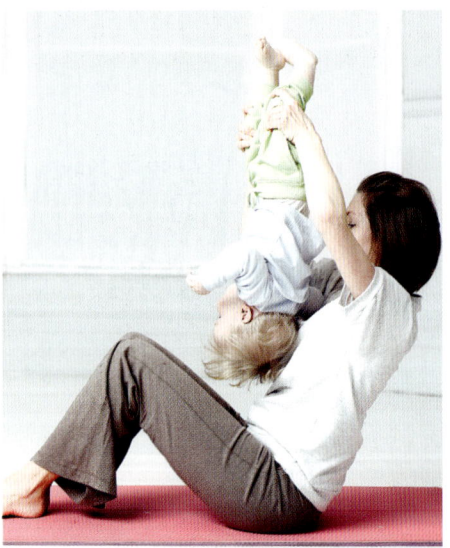

1 Setzen Sie sich auf die Matte und stellen Sie Ihr Baby zwischen Ihre Knie und halten Sie es dabei unter den Armen. Bringen Sie Ihre Knie unter seine Hüften hoch, sodass sich Ihr Baby auf Ihren gebeugten Beinen, mit seinem Kopf dicht an Ihrem Bauch, in Form eines umgekehrten Vs ausbalanciert.

2 Greifen Sie die Beine Ihres Babys fest mit beiden Händen und heben Sie sie in eine vertikale Position hoch.

3 In einer fortlaufenden Bewegung atmen Sie nun tief ein und heben Ihr Baby von Ihrem Schoß hoch. Lehnen Sie sich dabei etwas zurück, um diese Übung für Sie zu erleichtern.

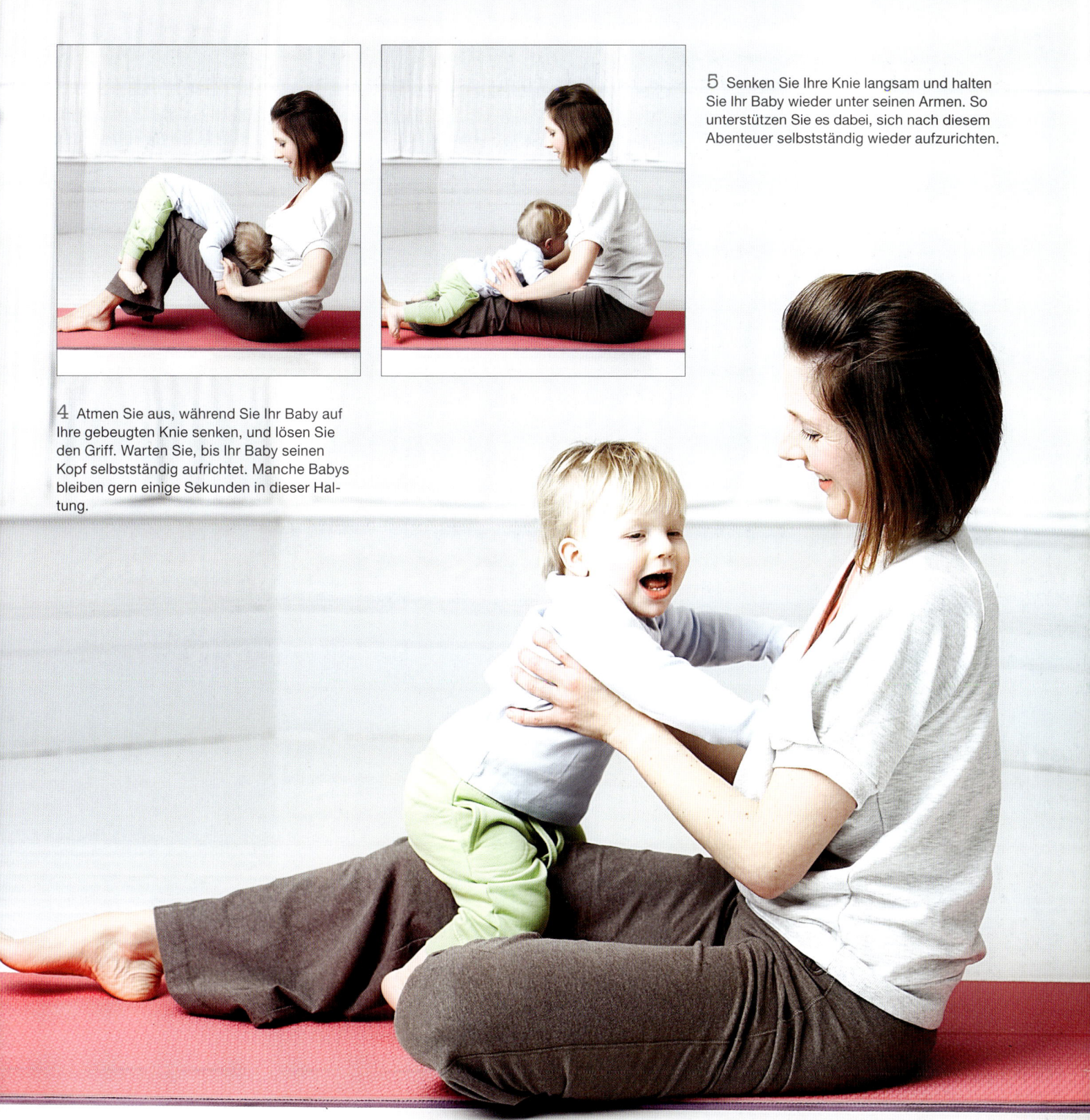

5 Senken Sie Ihre Knie langsam und halten Sie Ihr Baby wieder unter seinen Armen. So unterstützen Sie es dabei, sich nach diesem Abenteuer selbstständig wieder aufzurichten.

4 Atmen Sie aus, während Sie Ihr Baby auf Ihre gebeugten Knie senken, und lösen Sie den Griff. Warten Sie, bis Ihr Baby seinen Kopf selbstständig aufrichtet. Manche Babys bleiben gern einige Sekunden in dieser Haltung.

Babys mit besonderen Bedürfnissen

Die körperliche Ausrichtung spielt bei Babys mit besonderen Bedürfnissen eine Schlüsselrolle. Bringen Sie den Körper Ihres Babays für die Übung in eine möglichst stabile Ausgangsposition: Die Wirbelsäule sollte so weit es Ihrem Baby möglich ist aufgerichtet sein, die Hüften so waagerecht und der Kopf so gerade wie möglich. Benutzen Sie, falls dies nötig sein sollte, ein zusammengerolltes Handtuch unter einer der Gesäßhälften, um die Hüften anzugleichen. Kinder mit Down-Syndrom, Zerebralparese oder Ähnlichem sind möglicherweise in den Hüften instabil. Vermeiden Sie daher jegliche Haltungen, die diese Region überfordern können. Machen Sie Babys, die während der Massage oder Hüftsequenz zu starkem Reflux neigen, das Liegen angenehmer, indem Sie ein aufgerolltes Handtuch unter den Kopf und Oberkörper legen. Auch für Babys, die einen Gastrostomie-Schlauch oder eine PEG (perkutane endoskopische Gastrostomie) haben, ist die Zeit in Bauchlage dennoch wichtig – genauso wie auch andere Übungen mit Haltegriffen oder Rollen, bei denen in dieser Region Druck ausgeübt wird. Seien Sie hierbei extra vorsichtig, besonders nach Operationen, die noch nicht lange zurückliegen, oder bei Infektionen, die diesen Bereich wund und schmerzhaft machen. Beobachten Sie jederzeit sorgfältig die Zeichen, die Ihnen Ihr Baby gibt. Einige Babys scheinen über eingeschränkte Kommunikationsmittel zu verfügen. Sie sind jedoch klar und eindeutig bei der Übermittlung, wenn sie das Bedürfnis haben, aufzuhören. Überprüfen Sie die auf Seite 14 aufgeführten Gesten. Diese sind die Zeichen Ihres Babys, die Sie beachten sollten. Bedenken Sie dabei allerdings, dass es für Babys mit Zerebralparese normal ist, den Kopf weg-zudrehen und abwechselnd die Beine zu beugen und zu strecken. Suchen Sie hier dementsprechend nach anderen Zeichen.

Vorsicht

Durch Erwachsene gelenkte Umkehrhaltungen sollten in den folgenden Fällen vermieden werden:
Bei Epilepsie oder nicht-diagnostizierten Anfällen, inklusive leichter Absencen.
Bei Problemen im Herzbereich, je nach Schweregrad.
Bei jeglicher Form von Instabilität des Skeletts inklusive Hüftinstabilität.
Bei einem ventrikulären „Shunt" (einem Schlauch, der überschüssige Gehirn-Rückenmarkflüssigkeit vom Gehirn ableitet, um Überdruck abzubauen).
Zeigt Ihr Baby Herzunregelmäßigkeiten, seien Sie mit Umkehrhaltungen vorsichtig und verlangsamen Sie die bewegenden Übungen, um eine Reizüberflutung zu vermeiden.

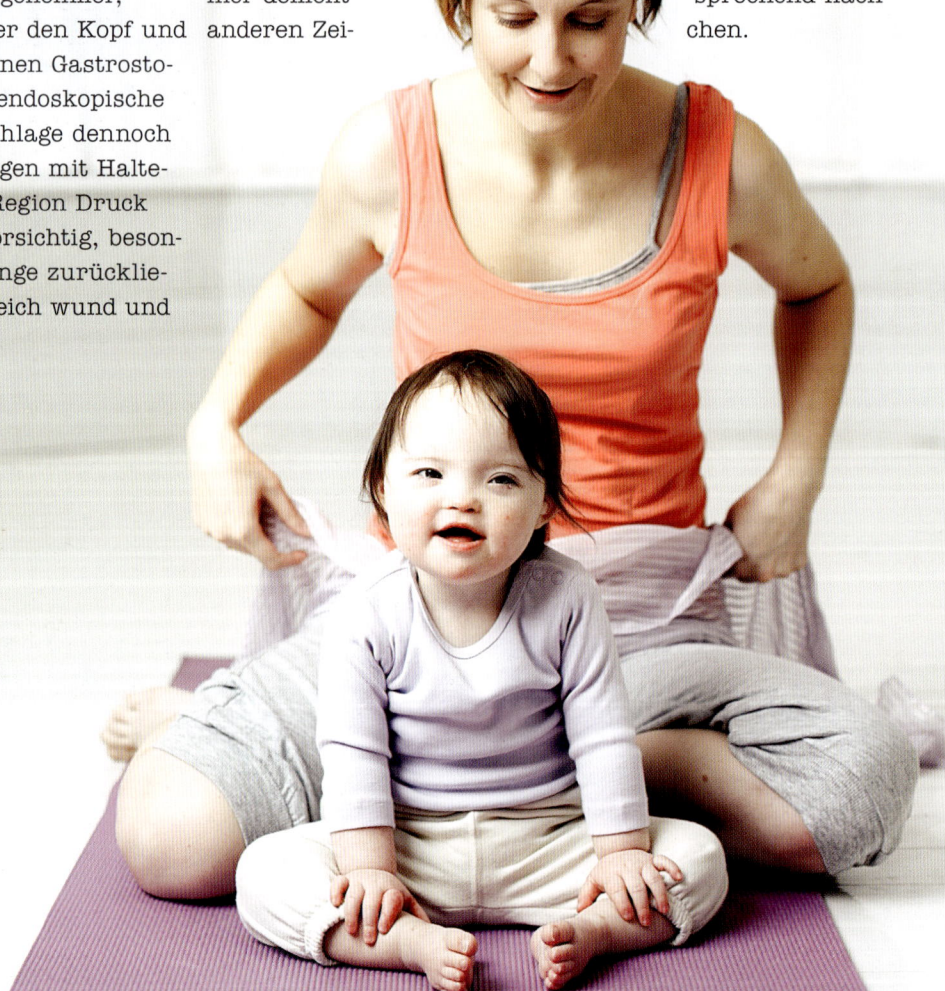

Förderliche Übungen

Ihr Baby in eine ausgerichtete Position zu setzen, fördert die Stärkung der Muskeln um die Hüften und Beine herum. Ein Baby mit Down-Syndrom sitzt oft von Natur aus mit den Beinen nach außen gebeugt. Babys mit Diagnosen, die mit Zerebralparese in Zusammenhang stehen, nehmen vielleicht eine ähnliche Haltung ein. Für gewöhnlich herrscht jedoch mehr Steifheit in den Beinen, die dazu führt, dass möglicherweise beide Beine zu einer Seite herüberrollen.

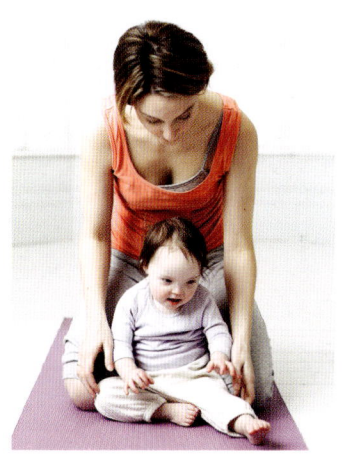
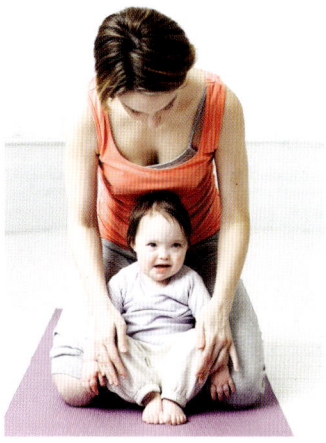
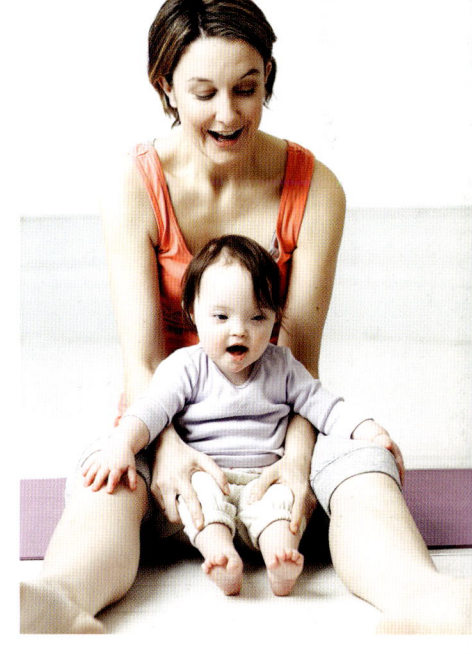

Jeweils ein Bein nach außen zu beugen, ist eine sanfte hüftöffnende Übung, welche die Gelenke nicht überbelastet. Sollte das gebeugte Bein steif sein, geben Sie Ihrem Baby Hilfestellung, indem Sie es mit einem zusammengerollten Handtuch unter dem Oberschenkel und dem Knie stützen. Ermutigen Sie Ihr Baby dazu, sich nach vorn zu lehnen und seine Zehen zu berühren – oder eben so weit zu reichen, wie es ihm angenehm ist. Üben Sie dies nicht nur auf der steifen Seite.

Setzen Sie Ihr Baby zwischen Ihre Knie, sodass Sie seine Hüften so weit wie nötig stützen können. Diese Position ist gut dazu geeignet, um Ihr Baby anzuregen, seine Füße auf der Yogamatte flach aufzustellen.

Mit Ihrem Baby zwischen Ihren Knien sitzend, bringen Sie jeweils nur eines seiner Beine in Pedalbewegungen in Richtung seines Brustkorbs – vielleicht zu einem Lied oder Vers. Sie können diese Praktik mit Ihrem Baby auch auf dem Boden liegend üben, das gestützte Sitzen erzielt jedoch in den Muskeln tiefere Wirkung. Gleichzeitig ist dies die beste Variante für Babys, die zu starkem Reflux neigen. Obendrein ist diese Position für Sie gut geeignet, um gemeinsam langsame und sanfte Atmung zu üben.

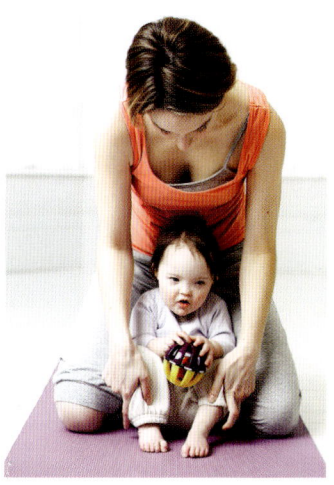
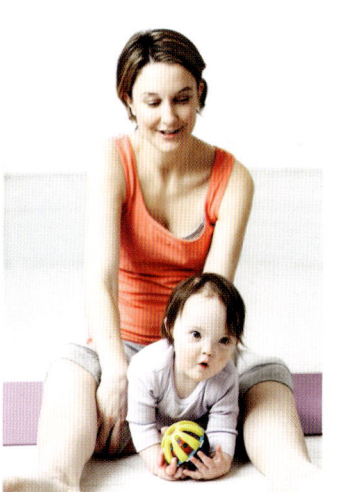

Eine weitere Übung, die eine gut ausgerichtete Position begünstigt und die Hand-Auge-Koordination fördert, ist ein Spiegel (oder einem anderen Elternteil mit Baby), demgegenüber man sitzt. Ermuntern Sie Ihr Baby dazu, einen Ball wegzurollen und wieder danach zu greifen.

Sollte Ihr Baby nicht ungestützt sitzen können, legen Sie ihm, während es mit seinen Fußsohlen zusammen in der Schmetterlingshaltung sitzt, Ihre offene Hand um die Hüften. Dies mag für ein Baby mit Hüftinstabilität nicht angebracht sein. Lassen Sie sich also von Ihrem Kind leiten und achten Sie – wie immer – auf seine Zeichen. Zeigt Ihr Baby jegliche Form von Unbehagen, hören Sie auf und bringen Sie es in eine angenehmere ausgerichtete Position (siehe oben).

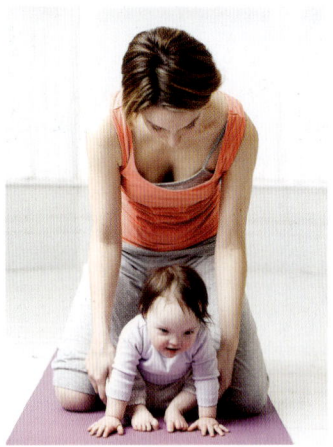 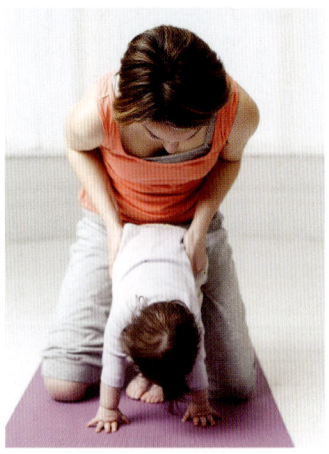 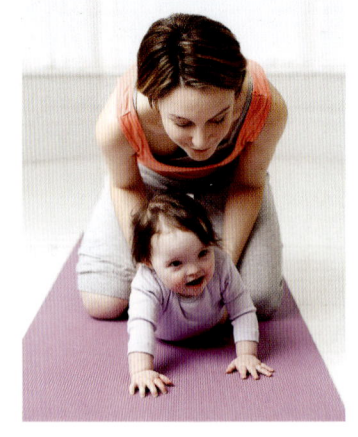 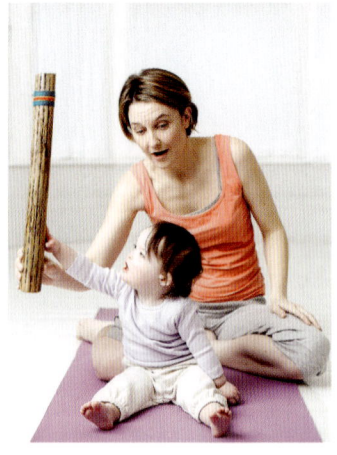

Kann Ihr Baby Umkehrhaltungen durchführen (siehe dazu Warnhinweise, Seite 102), so kann die Hundestellung ihm dabei helfen, seine Beweglichkeit zu steigern, ohne dabei zu überdehnen. Die Füße sollten dabei flach auf dem Boden aufliegen. Allerdings kann das für einige Babys, besonders für diejenigen mit Zerebralparese, wegen einer möglichen Sehnenverkürzung eine Herausforderung darstellen. Helfen Sie Ihrem Baby in die Stellung, indem Sie die Hüften anheben und halten. Sollte die Hundestellung nicht möglich sein, kann abwechselndes Beugen und Ausstrecken der Füße (bis in die Spitzen) Ihrem Baby dabei helfen, geschwächte oder steife Fußgelenke zu kräftigen und zu verlängern, und es somit zum Laufen anregen.

Die Kobrahaltung ist nicht nur brustkorböffnend und gibt dem Rücken dabei eine schöne Dehnung, sie fördert obendrein die Kopfkontrolle und wirkt auf Schultern, Arme und Hände. Besonders für Babys mit Zerebralparese ist diese Haltung gut, da sie eine bessere Ausrichtung begünstigt. Außerdem kann sie dabei helfe, dass sich die steifen Hände gegen sanften Druck auf der Yogamatte öffnen können. Stützen Sie die Hüften Ihres Babys mit Ihren Oberschenkeln. Das ermöglicht es ihm, seinen Oberkörper so weit wie möglich anzuheben.

Kinder mit Zerebralparese zeigen häufig eine einseitige Schwächung. Es ist daher wichtig, sie dazu anzuregen, beide Körperseiten einzusetzen. Ein Regenmacher-Stock kann hier anregend sein (nicht ohne Beaufsichtigung), alternativ auch eine Rassel oder möglicherweise lediglich Ihre Stimme.

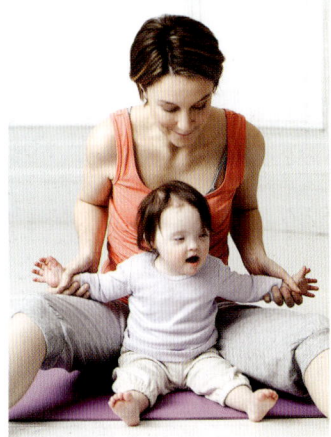 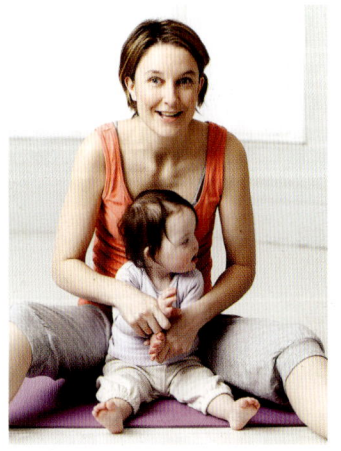

Das Überkreuzen der Arme bringt eine schöne Dehnung und ist obendrein förderlich für die Koordination. Sollten die Schultern Ihres Babys steif sein, probieren Sie diese Bewegung mit jeweils einem Arm einzeln. Legen Sie ihm stützend eine Hand auf die Schulter, während Sie den jeweiligen anderen Arm öffnen und schließen. Achten Sie darauf, nicht weiter zu gehen, als es für Ihr Baby bequem ist.

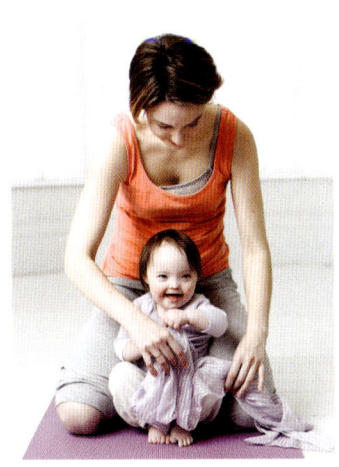

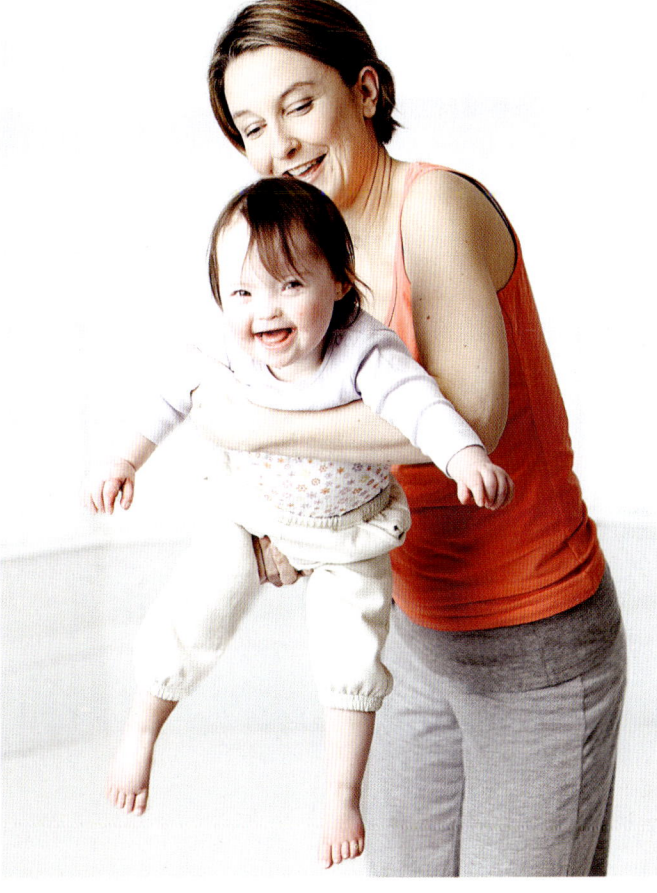

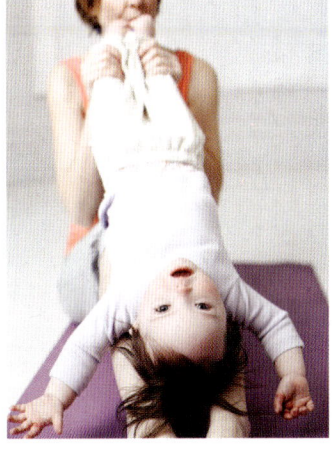

„Guckuck-Spiele" sind gut für die Hand-Auge-Koordination und ein undurchsichtiger Schal ist hierfür ein nützliches Hilfsmittel. Legen Sie den Schal auf den Kopf des Babys und lassen Sie Ihr Baby diesen wieder abstreifen. Bereitet das Ihrem Baby Schwierigkeiten, helfen Sie ihm, indem Sie Ihre Hände über seine legen. Ermuntern Sie es dennoch dazu, den Schal selbst wegzuziehen. Setzen Sie Ihr Baby möglichst in eine ausgerichtete Position mit seinen Beinen entweder gebeugt oder gerade nach vorn.

Eine gestützte Schaukelbewegung vermindert den Druck auf die Hüften und den Bauchraum. Das ist wichtig bei jenen Babys, die starken Reflux, einen neueren Gastrostomie-Schlauch oder PEG haben.

Eine gestützte Umkehrhaltung (Warnhinweise Seite 102) lässt sich am besten auf dem Boden sitzend ausführen. Legen Sie Ihr Baby der Länge nach auf Ihre Beine, halten Sie es dabei an den Fußknöcheln oder – sollte es sich dabei hin- und her winden – um den Oberkörper oder die Hüften (nicht bei Hüftinstabilität). Beugen Sie Ihre Knie sanft, bis Ihr Baby auf Ihren Schienbeinen liegt und seine Wirbelsäule sicher gedehnt wird. Ermutigen Sie es, sich zu entspannen und seine Arme zu lösen, damit sich der Brustkorb öffnen kann. Das ist besonders für jene Kinder gut, deren Körperhaltung eher geschlossen und steif ist.

Atmen zur Entspannung

Setzen Sie sich bequem entweder in einen Stuhl oder gegen eine Wand gelehnt auf den Fußboden. Bringen Sie Ihr Baby auf Ihre Knie, sein Rücken berührt dabei Ihren Bauch. Umarmen Sie es liebevoll und achten Sie auf seine Atmung. Atmen Sie ein, halten Sie kurz inne und atmen Sie dann wieder aus. Versuchen Sie, Ihre Atmung zu synchronisieren und beobachten Sie, wie entspannend diese Übung werden kann. Falls Sie möchten, können Sie hierbei Ihre Augen schließen. Behalten Sie allerdings die Konzentration – der Sinn besteht nämlich darin, nicht einzuschlafen. Diese Praktik entspannt Atem, Geist und Körper.

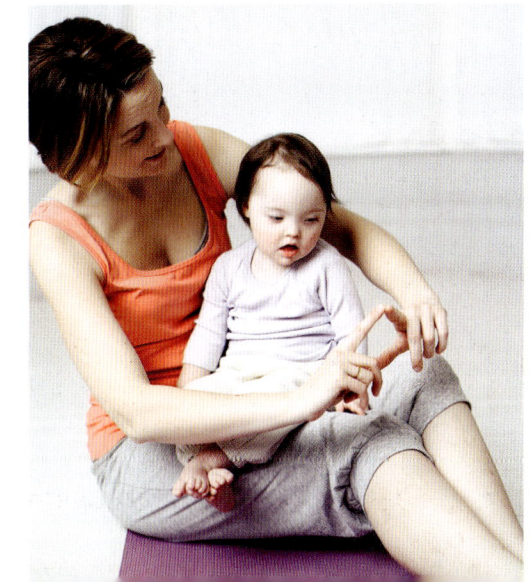

Lieder oder Verse, die Sie durch Handzeichen begleiten, fördern die Konzentration und bereiten Sie beide auf die Entspannung vor.

Gemeinsam entspannen

Ihr fast schon mobiles Baby mag zwar ständig in Bewegung sein, es gewöhnt sich jedoch immer mehr an Kontraste zwischen Ruhe und Aktivität – stärker und sanfter, schnell und langsam. Ihr Bewusstsein für sich selbst bleibt hier für die Entwicklung Ihres Babys wesentlich. Selbst die unermüdlichsten prämobilen Babys schätzen Zeiten der Stille und Ruhe, in denen sie für sich Bilanz ziehen können. Mit zunehmender Entwicklung werden Babys immer feinfühliger für Veränderungen in Ihrer Stimme, in Atemmustern und Rhythmen. Die Entwicklung ruhiger Interaktionsmethoden wird Ihnen bei der Einführung oder Vertiefung gemeinsamer Entspannung helfen und Ihr Baby, selbst in Zeiten des Zahnens und wechselnder Eindrücke, auf seinen Schlaf vorbereiten. Hier finden Sie unterschiedliche praktische Anregungen.

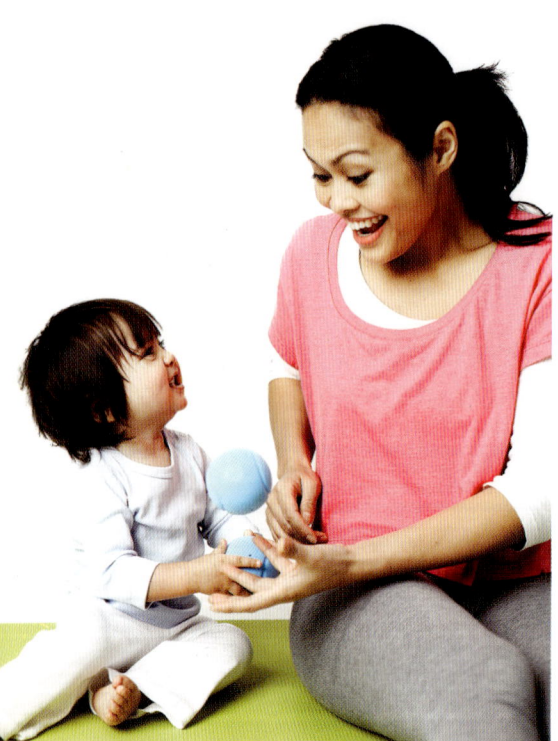

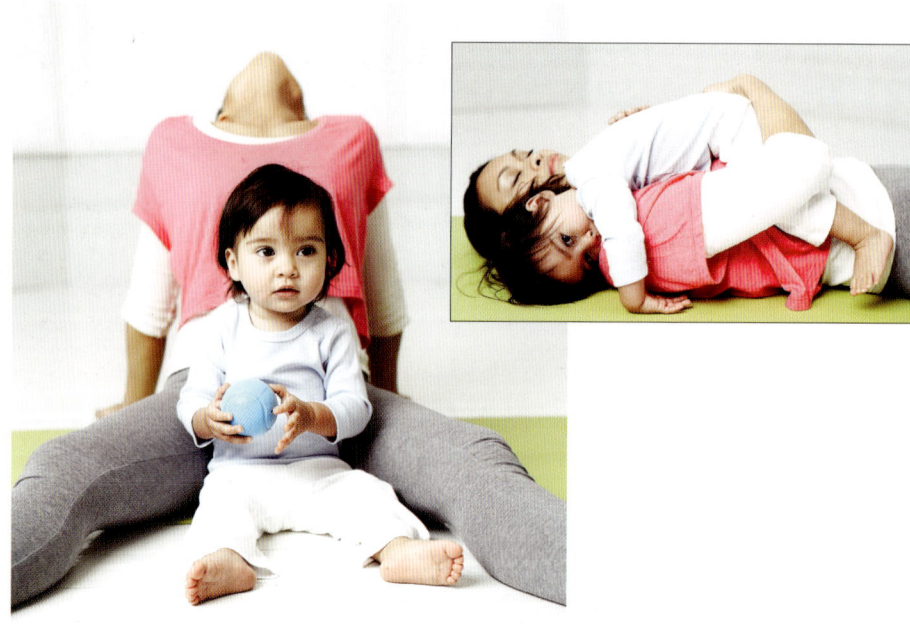

Zu allererst muss Ihr Baby spüren, dass es Ihre vollständige Aufmerksamkeit hat. Versprechen Sie, nur absolut notwendige Unterbrechungen zuzulassen. Die Qualität Ihrer Verbindlichkeit bestimmt die Reaktion Ihres Babys. Das Spielzeug ist hier lediglich ein Hilfsmittel.

Verlangsamen Sie Ihre Atmung und richten Sie Ihre Aufmerksamkeit auf den Moment. Sollte Ihr Baby anfangen, sich von Ihnen wegzubewegen, andere Gegenstände zu holen oder versuchen, auf Ihnen herumzuklettern, lassen Sie dies zu. Sie sind schon in der Entspannung und Ihr Baby wird diese Veränderung Ihres Bewusstseins bemerken. Möglicherweise wird dann ein Gegenstand das Zentrum seiner Aufmerksamkeit bilden. Sie können darauf vertrauen, dass diese zielgerichtete, beharrliche Beschäftigung mit einem Spielgegenstand erst dadurch möglich wurde, dass Sie sich wahrhaftig und hundertprozentig auf Ihr Baby eingelassen haben. Vertiefen Sie Ihre eigene Entspannung, während Sie angesammelte Spannungen lösen. In einer sitzenden Rückbeuge die Ausatmung zu verlängern, kann eine Wohltat sein. Senken Sie den Kopf so weit zurück, wie es angenehm ist. Ist Ihr Baby zufrieden, legen Sie sich hin und entspannen Sie sich vollständig.

Mudras   Chanting

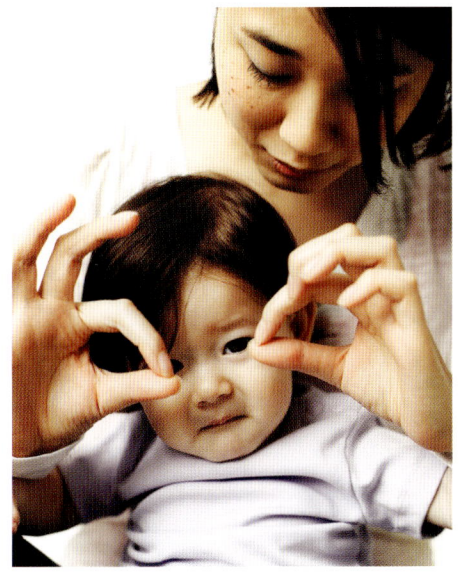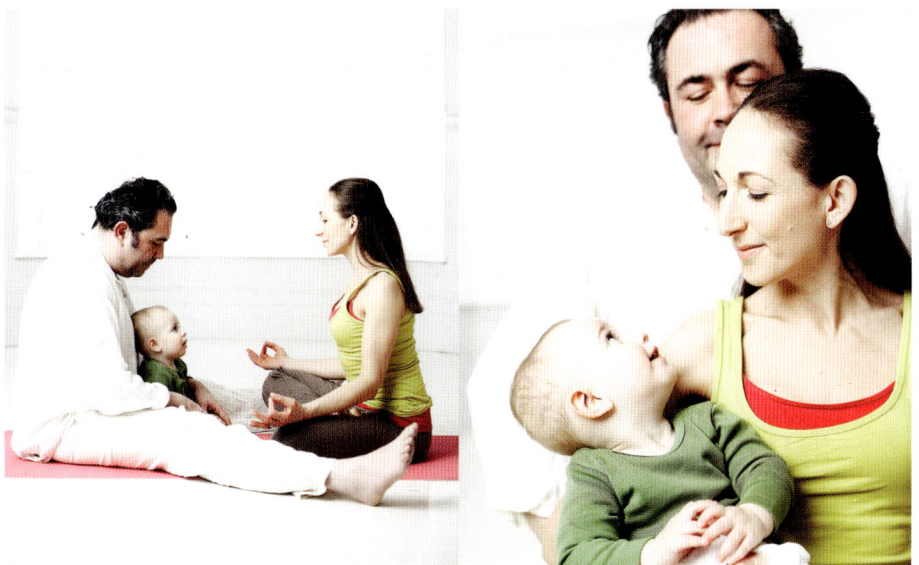

Im Yoga gibt es zahlreiche formalisierte Handgesten, die Mudras genannt werden (siehe auch Seite 73). Das Üben von Mudras mit Ihrem Baby führt ruhige Konzentration herbei. Sie mögen überrascht sein, wenn Sie Ihr Baby Wochen später dabei beobachten, wie es völlig unerwartet Ihre Mudras nachmacht.

Noch aus der Zeit im Mutterleib lieben Babys die Kombination der Stimmen ihrer Eltern. Probieren Sie Yogagesang (Chanting) gemeinsam als Familie aus. Eine einfache Phrase zur Feier der Lotosblume („padmi") kann den Einstieg bieten: „O-O-Om Om Padmi Om".
Finden Sie heraus, wie Sie diese Phrase singen möchten, indem Sie sie viele Male wiederholen, dabei in unterschiedlicher Tonart singen und die Stimmlage verändern. Sollte Ihnen diese Praktik gefallen, können Sie sich zusätzlich eine CD mit Yogagesängen kaufen. Das Summen einer vertrauten Melodie, die Sie als beruhigend empfinden, kann Ihrem Baby ebenfalls signalisieren, dass nun Zeit für Entspannung ist.

Sich nach innen zurückziehen

Dieser Yogaklassiker ist leicht zu lernen und kann zu tiefer Entspannung verhelfen, während Sie gleichzeitig noch mitbekommen, was Ihr Baby gerade tut. Geben Sie Ihrem Baby zunächst klare Signale, dass jetzt Zeit für Entspannung ist. Eine Kiste mit kleinen Stofftieren, die Sie speziell zu dieser Zeit hervorholen und dann mit Ihrer Yogamatte hinterher wieder weglegen, kann Ihr Baby während Ihrer Entspannung beschäftigen. Dabei wird es Sie beobachten und entscheiden, ob es nah bei Ihnen bleiben oder eher auf Entdeckungsreise gehen möchte. Ist Ihr Baby beim Sitzen noch etwas zaghaft, stützen Sie es mit einigen Kissen. Möglicherweise versucht Ihr Baby sich wegzubewegen, seien Sie also jederzeit auf eine Unterbrechung vorbereitet.

1 Beginnen Sie, Ihre Augen einige Sekunden lang zu schließen und Ihr Baby nur noch über Ihr Gehör wahrzunehmen. Öffnen Sie die Augen kurz zur Kontrolle und schließen Sie sie wieder. Wiederholen Sie die Übung einige Male und lassen Sie dabei die Augen nach und nach länger geschlossen. Ihr Baby erkennt möglicherweise, dass Sie in einen schlafähnlichen Zustand eintreten.

2 Im nächsten Schritt bringen Sie das Hören nach innen. Nehmen Sie mit geschlossenen Augen alle Geräusche um sich herum wahr, besonders diejenigen, die Ihr Baby erzeugt. Konzentrieren Sie sich auf ein regelmäßiges Geräusch im Hintergrund – vielleicht eine tickende Uhr, Natur- oder Verkehrsgeräusche –, um Ihr Bewusstsein für die Verbindung aus Raum und Geräusch zu schärfen.

3 Lassen Sie die Handinnenflächen weich werden, um den Tastsinn nach innen zu richten. Registrieren Sie, was Ihr Baby tut, und, sollte es nah zu Ihnen kommen, halten Sie es locker, ohne es dabei zu streicheln oder mit ihm zu sprechen.

4 Entspannen Sie nun noch Ihren Unterkiefer. Atmen Sie tief aus, entspannen Sie Ihre Gesichtsmuskeln mit einem weichen Lächeln und seien Sie sich Ihres Geschmacks- und Geruchssinns bewusst. Machen Sie, soweit Ihr Baby dies zulässt, mit einer vollständigen Entspannung weiter. Hierbei sollte es Ihnen nichts ausmachen, möglicherweise unterbrochen zu werden oder Ihre vollständige Aufmerksamkeit wieder auf die Fürsorge für Ihr Baby zu lenken.

6 Mobile Babys

Mobilität eröffnet Ihrem Baby neue Perspektiven. Bevor
es allerdings auf Entdeckungsreise geht, bedarf es einer
inneren Sicherheit und Ihrer Zuversicht; jetzt ist es an der
Zeit für Sie beide, zu integrieren und zu konsolidieren. Ihr
Baby mag sich nun an einem neuen Stil der Massage und
Kommunikation durch Berührung erfreuen. In Form einer
spielerisch-ausgelassenen interaktiven Übung legt Baby-
Yoga ein unschätzbares Fundament für die Entwicklung.
Das Hochheben Ihres Babys bleibt weiterhin eine wichtige Yoga-Anwendung in Ihrem Lebensalltag. Sie bietet
Gelegenheit zur Kräftigung Ihrer Beckenmuskulatur,
zur Rückenstärkung und zum vollständigen Einsatz der
Atmung. So fröhlich und vergnügt hochgehoben zu werden, eröffnet Ihrem Baby augenblicklich neuen, interaktiven Raum. Unterstützen Sie – ganz ohne Druck – seine
ersten Schritte und beobachten Sie, wie Ihr Baby Ihre
Bewegungen imitiert. Ihre Bereitschaft, aufgeschlossen
und empfänglich zu sein und auf Ihr Baby einzugehen, ist
entscheidend. Seine Rhythmen sind mittlerweile schneller
als Ihre und Ihr Baby fängt in jeder Übung an, die Komik
und das Schauspiel früherer Baby-Yoga-Sequenzen einzusetzen. Wie viel Spaß erlauben Sie sich selbst? Wie viel
sind Sie bereit zu lernen? Ihr Baby bei seiner individuellen
Selbstentdeckung während dieser präverbalen Phase
zu unterstützen, bildet einen fruchtbaren Nährboden für
seine künftige Selbstachtung und sein Wohlbefinden.

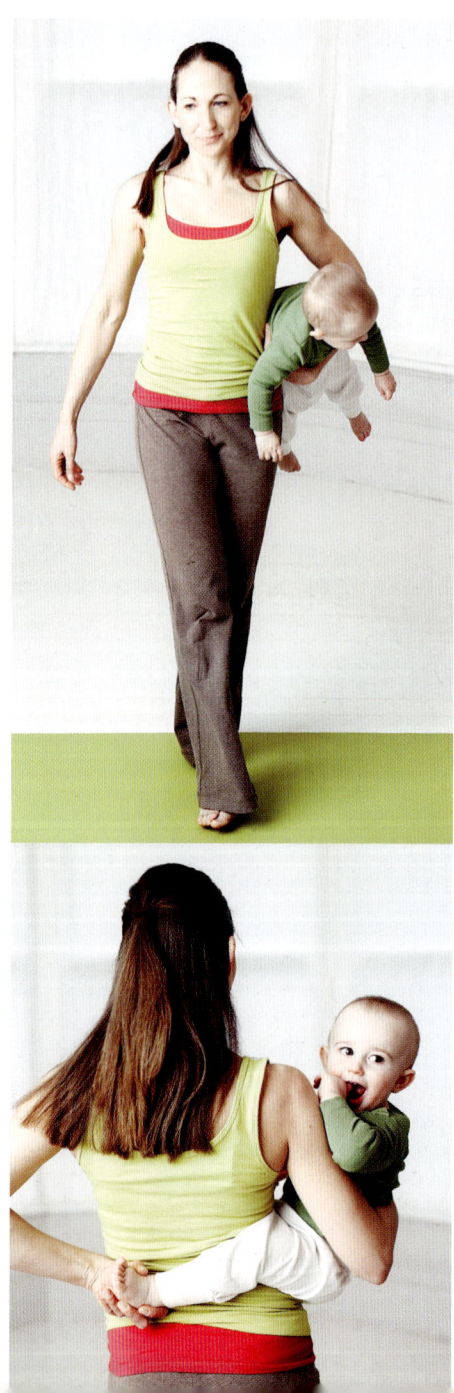

Das Hochheben Ihres Babys

Mit Ihrem Baby auf Ihren Hüften, sein Gesicht dabei nach unten gerichtet, umher zu gehen (siehe gegenüberliegende Seite), mag zwar nicht elegant scheinen, ist dennoch äußerst bequem für Sie beide. Sie können aus diesem Bündelhaltegriff einen Hüftsitz machen, indem Sie Ihr Baby aufrecht drehen, jeweils ein Bein vor und hinter Ihrem Körper. Es sitzt auf dem höchsten Punkt der Hüfte – und nicht in der Vertiefung der Taille. Um ihm bei seiner Positionierung zu helfen und Ihre Wirbelsäulenausrichtung zu prüfen, greifen Sie hin und wieder mit Ihrer freien Hand nach seinem hinteren Fuß und richten Sie sich auf (siehe gegenüberliegende Seite).

Große Hebebewegung

Mit zunehmendem Babygewicht bekommt die Schonung Ihres Rückens beim Hochheben Priorität. Ihrem Baby ist es ebenfalls wichtig, wie es hochgehoben wird. Es fühlt Ihre Ermüdung, aber auch Ihre fröhliche Tatkraft.

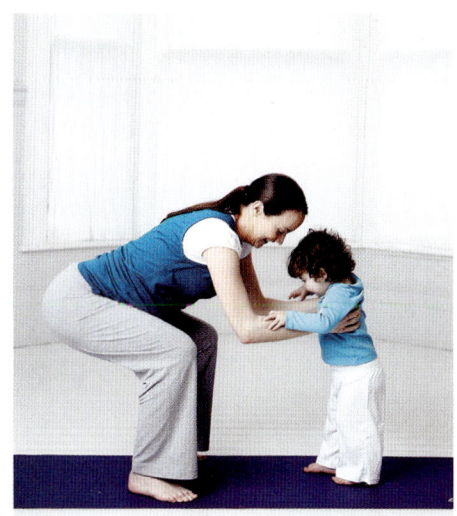 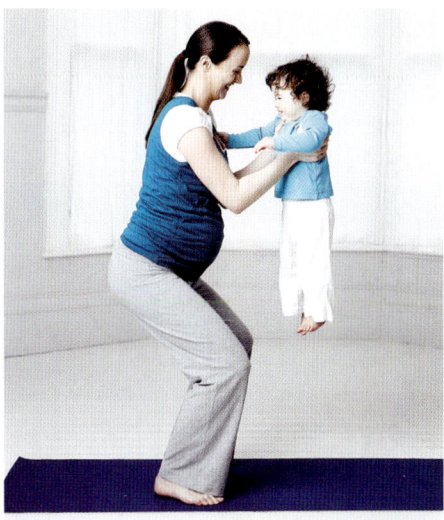 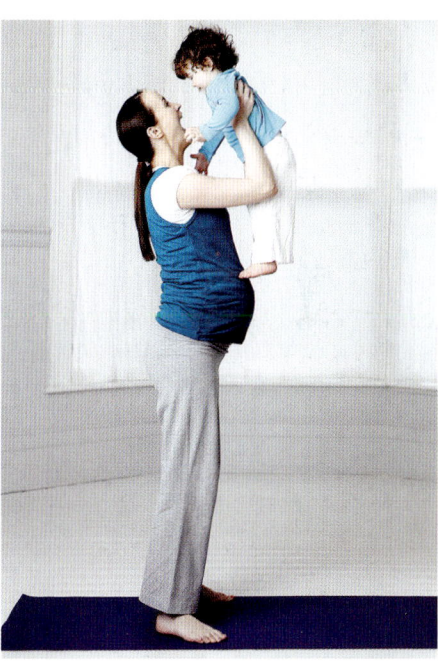

1 Je fester Sie mit Ihren Füßen auf dem Boden stehen, umso leichter wird sich Ihr Baby fühlen. Beugen Sie Ihre Knie und strecken Sie Ihren Rücken so, dass Sie in eine halbe Hocke kommen. Die Füße dabei parallel und hüftbreit auseinander auf dem Boden. Üben Sie zunächst ohne Ihr Baby und achten Sie darauf, Ihre Wirbelsäule in Verlängerung des Kopfes auszurichten, wenn Sie Ihre Arme nach vorn strecken. Atmen Sie ein, atmen Sie beim Zurückstrecken aus, atmen Sie dann wieder ein, wenn Sie in eine aufrechte Haltung zurückkehren.

2 Geschwindigkeit und Schwung sind entscheidend dafür, wie fließend die Hochhebebewegung abläuft. Hier ist es die Atmung, die Ihnen ganz besonders zugute kommen wird. Stellen Sie sich eine ununterbrochene Schaufelbewegung vor, in der Sie Ihr Baby, auf seinem Rückweg nach oben, hochheben. Beugen Sie Ihre Arme, während Sie seine Seiten fest unter seinen Armen fassen. „Atmen" Sie Ihr Baby in die Höhe; Ihre Knie sind dabei gebeugt und Ihr Rücken wird gerade gehalten.

3 Fahren Sie mit einer Hebebewegung über Ihren Kopf fort. Ihre Abdominal- und Rückenmuskulatur sind vollständig gestreckt. Dies ist besonders unterstützend, wenn Ihre Muskeln während der Schwangerschaft auseinander gedehnt wurden und umso wichtiger, sofern Sie wieder schwanger sind. Zudem erheitert diese Übung Ihr Baby.

Die Wiederaufnahme der Massage

Machen Sich Babys auf, die Welt um sich herum zu entdecken, wird sehr häufig Widerstand deutlich, wenn eine Massage still-liegend erfolgen soll. Je mehr Sie auf eine Massageroutine bestehen, die Ihnen beiden noch vor einigen Wochen so viel Freude bereitet hat, umso mehr „Hin-und-Herwinden" und Konfrontation erzeugen Sie möglicherweise. Dann ist es konstruktiver, im Rahmen des Kuschelns oder Umarmens die Gelegenheit für eine kurze Fuß-, Hand- oder Kopfmassage wahrzunehmen. Die Zeit für eine vollständige Körpermassage wird wiederkommen, sobald Ihr Baby dazu bereit ist. Stellen Sie sich auf eine Änderung von Position, Streichbewegungen, Rhythmen und Stimmung ein, um sie an die „erwachseneren" Bedürfnisse Ihres Babys anzupassen – auch wenn die besänftigenden Kinderlieder der frühen Babyzeit oft sofort beruhigen.

Lange Massagestreichung im Sitzen

Um diesen neuen Massagestil zu etablieren, setzen Sie Ihr Baby Ihnen abgewandt vor sich hin. Beobachten Sie, wie viel Interesse es an seinem Körper und an den Sinneseindrücken zeigt, die Ihre Massage bewirkt. Ihr Baby mag im Bauchbereich oder unter den Füßen kitzelig geworden sein und der Bauchnabel ist nun möglicherweise der neue Fokus seiner Neugier. Entdecken Sie durch diese Massage zusammen mit Ihrem Baby seinen Körper neu.

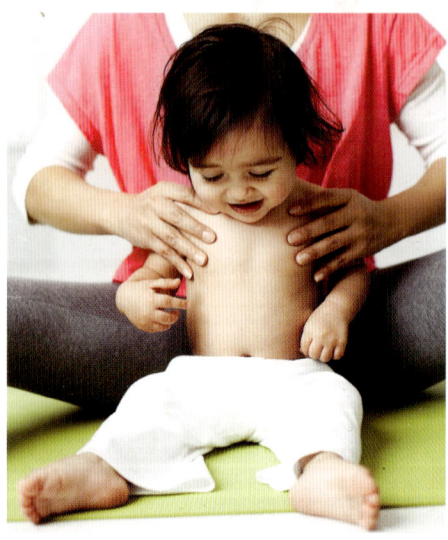 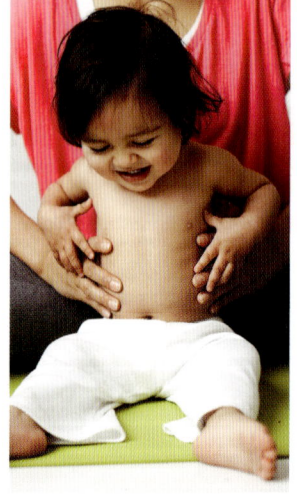 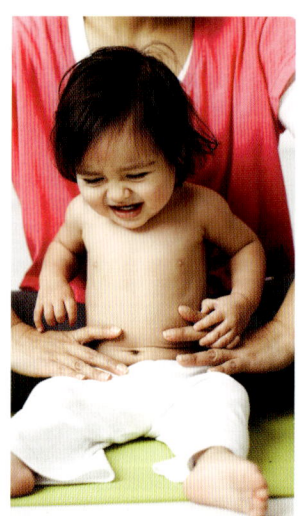 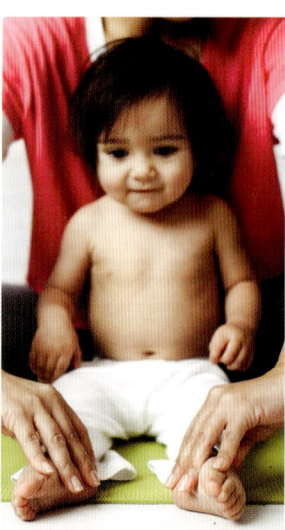

1 Legen Sie Ihre Hände auf seine Schultern und massieren Sie mit den Daumen sanft die Nackenbasis. Eine entspannte Reaktion signalisiert Aufnahmebereitschaft. Respektieren Sie auch hier Ablehnung; vielleicht bewegt sich Ihr Baby von Ihnen weg und kommt anschließend wieder vor Ihnen in den Sitz zurück. Dadurch lässt es Sie wissen, dass das Ganze nun unter „seinen Bedingungen" abläuft.

2 Benutzen Sie Ihre Handflächen und Ihre Finger, um Ihrem Baby in einer langen, durchgehenden Streichbewegung vom oberen Brustkorb bis zu den Füßen an seiner gesamten Körpervorderseite fest herunterzustreichen, und atmen Sie dabei aus. Wiederholen Sie diese Übung dreimal.

Rückenmassage im Stand

Diese Druck- und Reibebewegungen werden an der Rückenmuskulatur angewandt und besonders von denjenigen Babys gern angenommen, die durch Husten oder Verschleimung im Lungenbereich beeinträchtigt sind. Probieren Sie die Übung zuerst mit trockenen Händen aus. Sollte Ihr Baby positiv darauf ansprechen, halten Sie Ihr Öl bereit, um zu signalisieren, dass dies wieder eine Massagepraktik ist – nur in anderer Form.

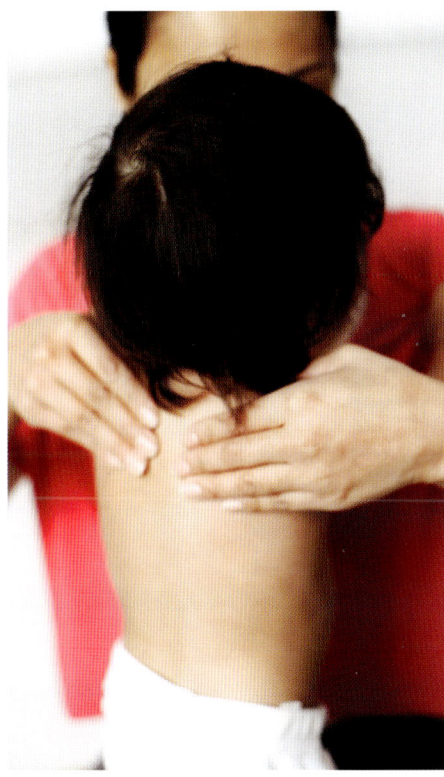 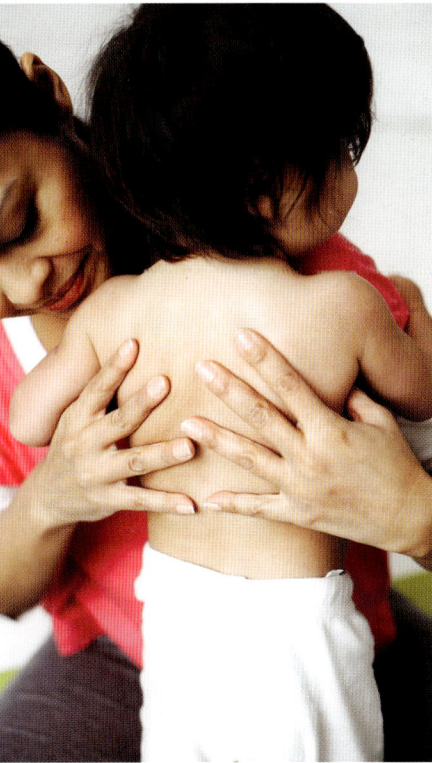 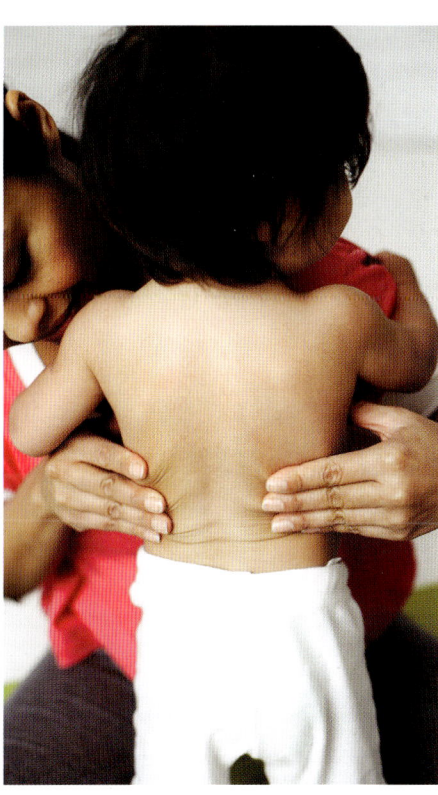

1 Bei der Wiedereinführung der Massage sprechen einige mobile Babys besser auf ein tieferes Kneten ihres Rückens an. Bauen Sie den Kontakt auf, indem Sie Ihre beiden Hände auf die Schultern Ihres Babys legen und die Nackenbasis sanft mit Ihren Fingern massieren.

2 Gibt Ihr Baby Ihnen „grünes Licht" fürs Weitermachen, breiten Sie Ihre Hände über seinen Rücken aus und benutzen Sie alle Ihrer Fingerbeeren, während Sie die Daumen neutral auf seinem Brustkorb lassen.

3 Streichen Sie, mit Ihren Fingern aneinander, seinen Rücken hinunter und dann zur Seite, bevor Sie Ihre Hände zurück zu seinen Schulterblättern hochbewegen.

Rückenmassage

Findet Ihr Baby erst einmal Gefallen an den langen Streichbewegungen und der reibenden Rückenmassage im Stand, ist es nun vielleicht auch für eine neue Massageroutine bereit. Lassen Sie Ihr Baby dies durch seine Körpersprache ausdrücken, wenn es entspannt und still sitzt oder steht und die Nähe zu Ihnen sucht. Achten Sie darauf, ihm diese Massage nicht zu früh aufzudrängen. Andernfalls werden Sie möglicherweise sehr deutliche Ablehnung zu spüren bekommen. Beginnen Sie ganz einfach und unkompliziert. Es ist leichter, wenn Ihr Baby quer auf Ihren Beine liegt, wie es traditionell in den meisten Teilen der Welt praktiziert wird. Ein Handtuch ist hierbei ein guter Schutz vor Ölflecken auf Ihrer Kleidung.

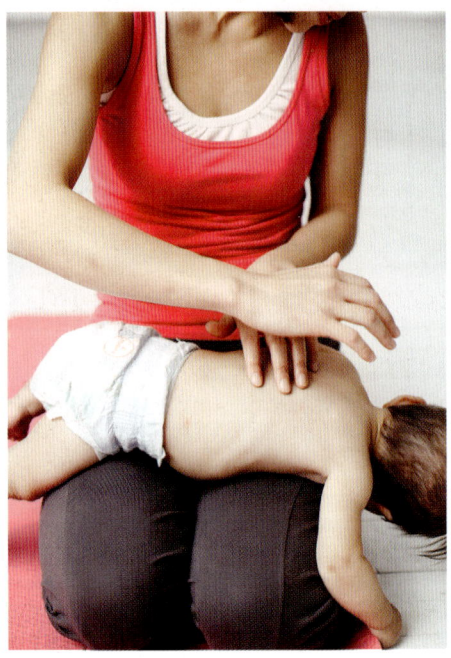 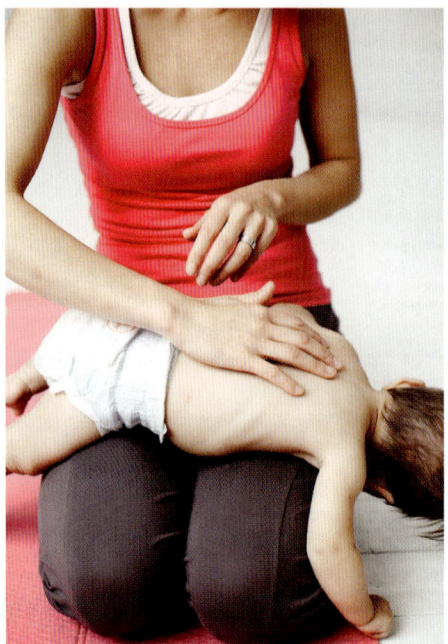 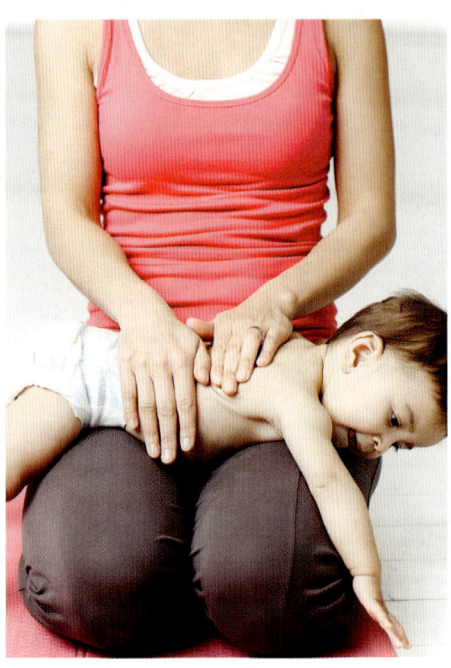

1 Halten Sie Ihre Hände weich und locker und setzen Sie sie abwechselnd ein, indem Sie mit Ihren Fingerbeeren – ähnlich wie mit Katzenpfoten – den Rücken Ihres Babys von der Nackenbasis ganz bis zum unteren Rücken hinunterstreichen. Achten Sie darauf, dass sich eine Hand die ganze Zeit über auf dem Rücken Ihres Babys befindet und der Kontakt so kontinuierlich gehalten wird. Vermeiden Sie Druck auf seine Wirbelsäule, streichen Sie daher beidseitig davon hinunter. Wiederholen Sie diese Übung dreimal mit beiden Händen.

2 Streichen Sie mit flachen Händen quer über den oberen Rücken Ihres Babys. Reiben Sie jeweils in entgegengesetzter Richtung hin und her und bewegen Sie Ihre Hände so den Rücken zum Po hinunter und dann wieder hoch zu den Schultern zurück. Wiederholen Sie die Übung dreimal und passen Sie dabei den Druck an den Geschmack Ihres Babys, an. Einige Babys genießen weitaus mehr Druck als Sie vielleicht für angemessen halten.

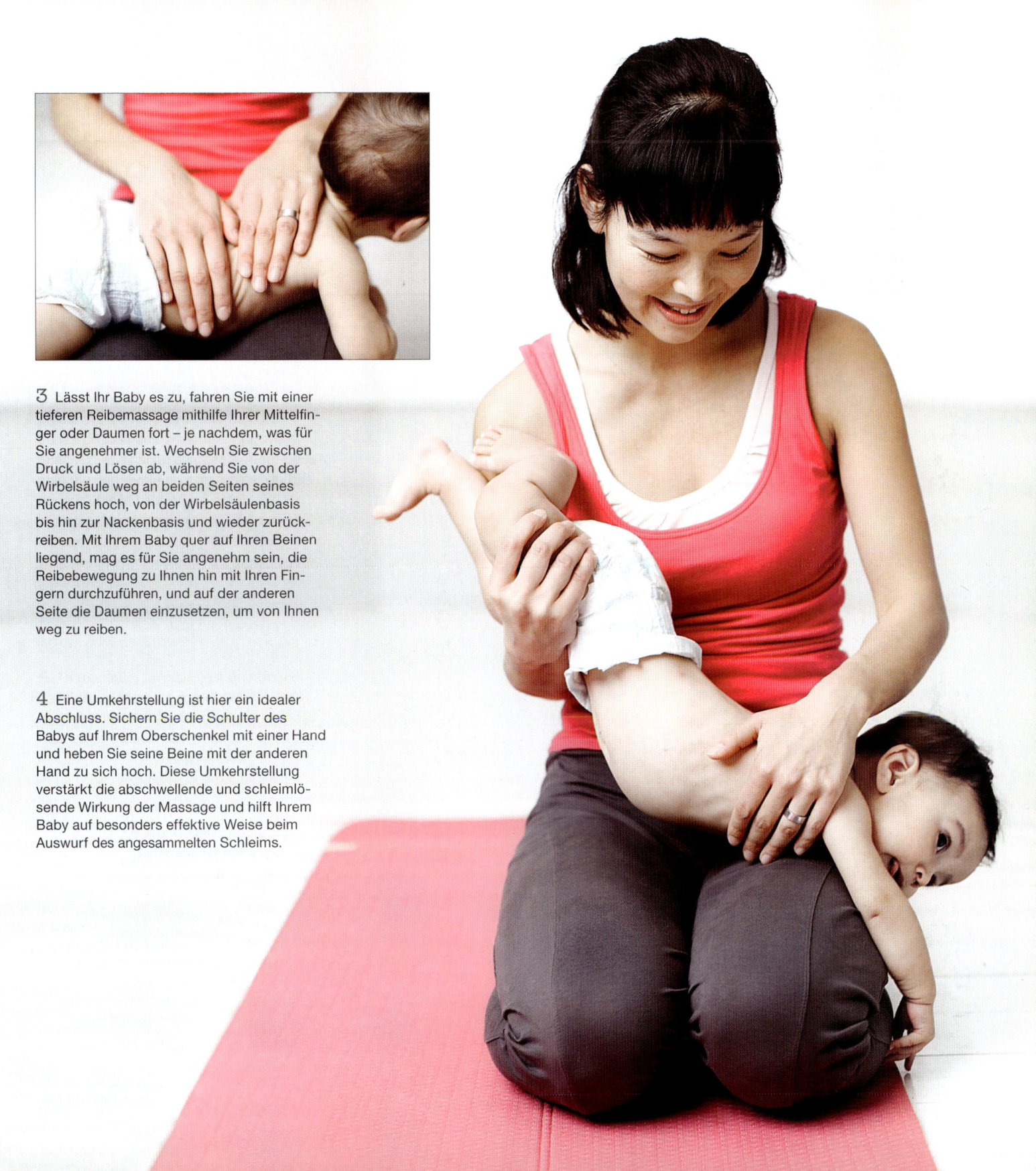

3 Lässt Ihr Baby es zu, fahren Sie mit einer tieferen Reibemassage mithilfe Ihrer Mittelfinger oder Daumen fort – je nachdem, was für Sie angenehmer ist. Wechseln Sie zwischen Druck und Lösen ab, während Sie von der Wirbelsäule weg an beiden Seiten seines Rückens hoch, von der Wirbelsäulenbasis bis hin zur Nackenbasis und wieder zurückreiben. Mit Ihrem Baby quer auf Ihren Beinen liegend, mag es für Sie angenehm sein, die Reibebewegung zu Ihnen hin mit Ihren Fingern durchzuführen, und auf der anderen Seite die Daumen einzusetzen, um von Ihnen weg zu reiben.

4 Eine Umkehrstellung ist hier ein idealer Abschluss. Sichern Sie die Schulter des Babys auf Ihrem Oberschenkel mit einer Hand und heben Sie seine Beine mit der anderen Hand zu sich hoch. Diese Umkehrstellung verstärkt die abschwellende und schleimlösende Wirkung der Massage und hilft Ihrem Baby auf besonders effektive Weise beim Auswurf des angesammelten Schleims.

Massage der Körpervorderseite

Sollte Ihr Baby das Still-Liegen auf dem Rücken ablehnen, massieren Sie es, wann immer sich Ihnen die Gelegenheit dazu bietet: möglicherweise beim An- oder Ausziehen, vor- oder nach dem Bad oder wenn Sie es gerade gewickelt haben. Sobald es diese kurzen Einheiten sichtlich genießt, mag es dazu bereit sein, für eine komplette Ölmassage auch wieder in Rückenlage zu entspannen.

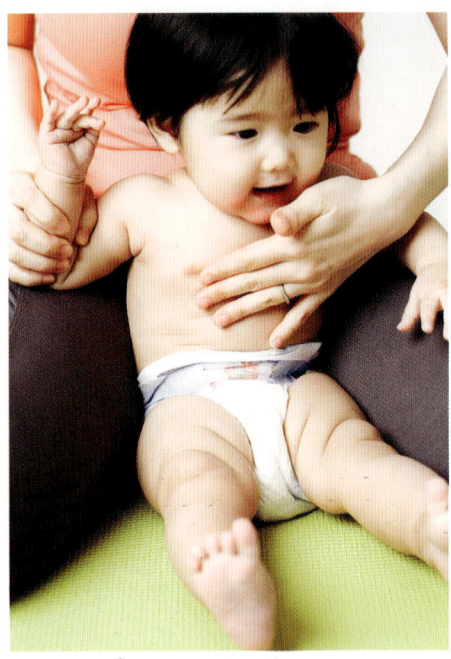 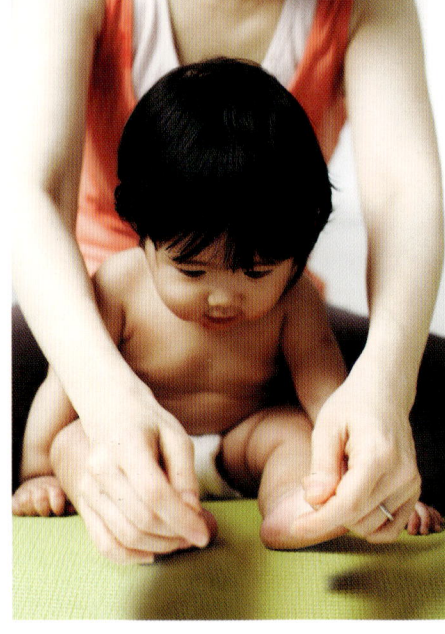 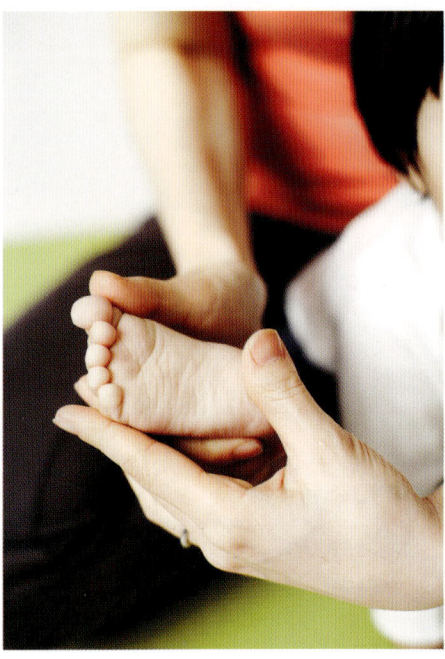

1 Probieren Sie, mit Ihrem Baby Ihnen abgewandt vor Ihnen sitzend, Reibebewegungen auf seiner Brust aus. Reiben Sie dazu mit den Flächen Ihrer drei mittleren Finger vom Zentrum seiner Brust aus kreisförmig zur Seite, um seine Brustwarze herum und wieder zurück. Wiederholen Sie die Bewegung dreimal und passen Sie den Druck dabei an. Nehmen Sie nun Ihre andere Hand und führen Sie die gleiche Bewegung auf der anderen Seite aus. Sie können dazu ein Kinderlied singen oder einen Reim benutzen:

„Rundherum im Garten,
wie ein Teddybär.
Rundherum im Garten,
kitzlig bist Du sehr."

2 Lassen Sie Ihre Hände an seinen Beinen entlang zu den Füßen hinuntergleiten. Dadurch greifen Sie nicht plötzlich und unvermittelt zu. Kneten Sie die Füße sanft, indem Sie mit Ihren Daumen Druck ausüben und lösen.

Findet Ihr Baby dies angenehm, stützen Sie mit einer Hand sein Fußgelenk und massieren mit Ihrem Daumen seine Füße (siehe Seiten 24–25). Sie können dazu diesen Reim verwenden:

„Erst kommt der Sonnenkäferpapa,
dann kommt die Sonnenkäfermama!
Und hinterdrein,
ganz klitzeklein,
die Sonnenkäferkinderlein.

Sie haben rote Röckchen an,
mit kleinen schwarzen Pünktchen dran.
Sie machen ihren Sonntagsgang,
auf uns'rer Fensterbank entlang.
uns'rer Fensterbank entlang."

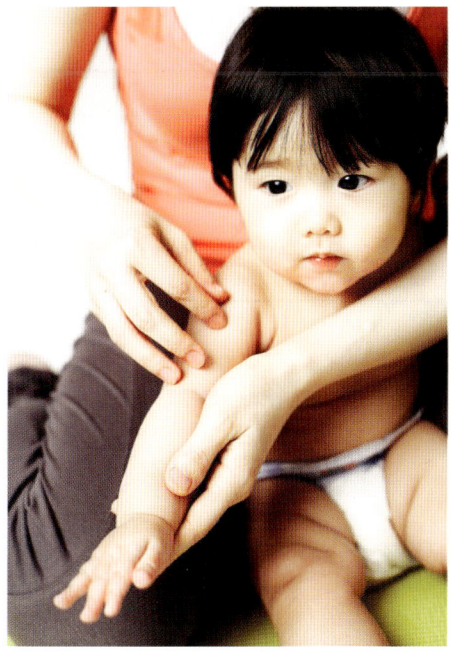

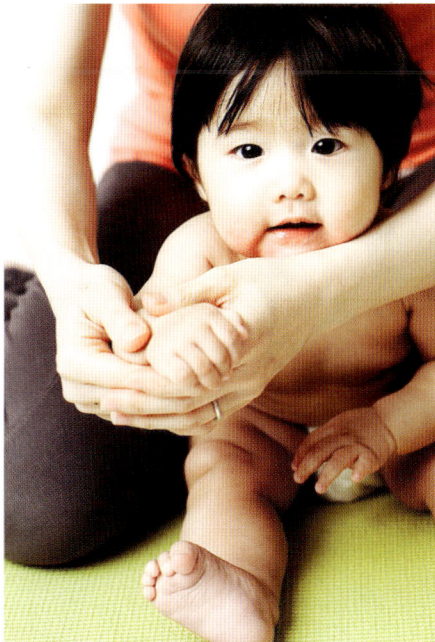

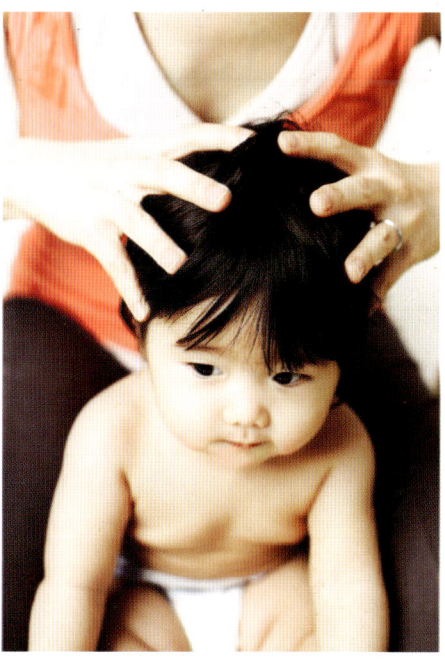

3 Machen Sie mit Ihren Fingern Katzenpfoten und streichen Sie sanft den Arm Ihres Babys hinab und wieder herauf. Gleichzeitig stützen Sie sein Handgelenk mit Ihrem anderen Arm, der sich quer vor dem Oberkörper Ihres Babys befindet.

Findet Ihr Baby dies angenehm, massieren Sie mit Ihrem Daumen nun abwechselnd seine Handfläche und seine Handoberseite. Rollen Sie dann jeden seiner Finger – entweder von der Spitze oder von der Handinnenfläche ausgehend – und beginnen Sie dabei mit dem Daumen.

Hier können Sie nach Belieben Fingerspielreime und -lieder einsetzen, wie beispielsweise:

> „Das ist der Daumen,
> der schüttelt die Pflaumen,
> der hebt sie alle auf,
> der bringt sie nach Haus
> und der Kitzekleine isst sie alle wieder auf."

4 Viele Babys freuen sich über eine Kopfmassage, besonders wenn sie müde oder schläfrig sind. Machen Sie mit den Fingerbeeren beider Hände auf der Kopfhaut kleine Kreisbewegungen von vorn nach hinten. Stimmen Sie den Druck auf die Vorliebe Ihres Babys ab, wenn Sie den gesamten Kopf zur Hinterseite der Ohren hin massieren. Vermeiden Sie es, mit Ihren Zeigefingern auf die Fontanellen zu drücken, sollten diese noch nicht vollständig geschlossen sein.

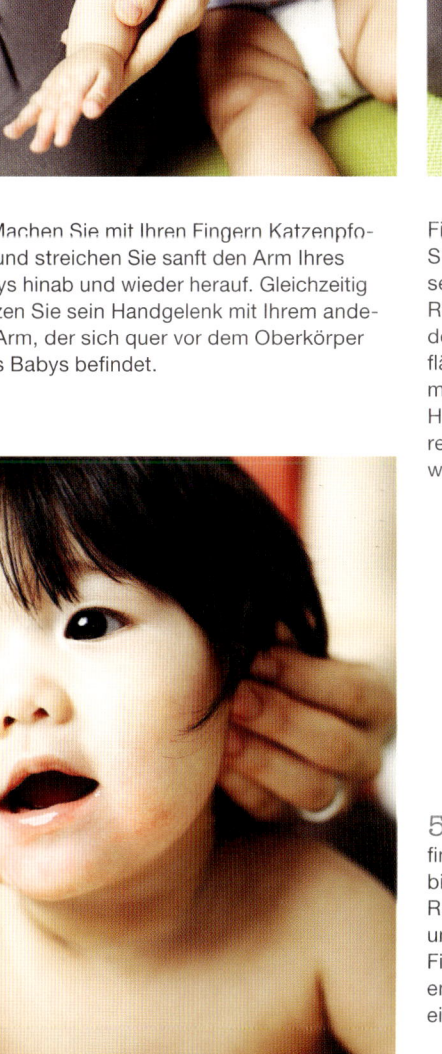

5 Fahren Sie nun fort, indem Sie mit Ihren Daumen und Mittelfingern die Ohren Ihres Babys sanft und langsam von ganz oben bis zum Ohrläppchen massieren. Üben Sie abwechselnd – am Rand des Ohres entlang – Druck aus, lösen Sie diesen wieder und rollen Sie die Ohrläppchen zwischen Ihren Daumen und Fingern. In den Ohrläppchen befinden sich zahlreiche Nervenenden. Sollte Ihr Baby seine Backenzähne bekommen, kann eine Massage schmerzlindernde Wirkung haben.

Dynamisch Heben und Schwingen

Sobald Sie Ihr Baby selbstsicher in einer Hebebewegung (siehe Seite 109) hochheben können, lässt sich daraus eine dynamische Praktik entwickeln. Die meisten Babys finden hohe Hebebewegungen spannend. Vermeiden Sie das jedoch in den Abendstunden, wenn Sie Ihr Baby von den Aktivitäten des Tages „herunterbringen" möchten sowie dann, wenn es schon ruhig gestimmt ist. Wie alle Bewegungen im Baby-Yoga werden auch hohe Hebe- und Schaukelbewegungen optimal auf die Reaktionen Ihres Babys abgestimmt. Sie werden seine Zustimmung bekommen, sobald es sich mehr für die akrobatischen Bewegungen interessiert.

Hohe Hebebewegung

Von der halben Hocke ausgehend, holen Sie tief Luft und heben Sie Ihr Baby in einer vollständigen Streckung Ihrer Beine und Arme hoch. Heben Sie es in einer einzigen Bewegung, ohne sich dabei zurückzulehnen. Atmen Sie aus und bringen Sie Ihr Baby auf den Boden hinunter in den Stand. Halten Sie Ihr Baby anfangs bei dieser Übung so, dass es Ihnen dabei zugewandt ist. Sobald Sie beide sich mit der Praktik vertraut gemacht und an Selbstsicherheit gewonnen haben, versuchen Sie Ihr Baby mit der Ihnen abgewandter Seite hochzuheben.

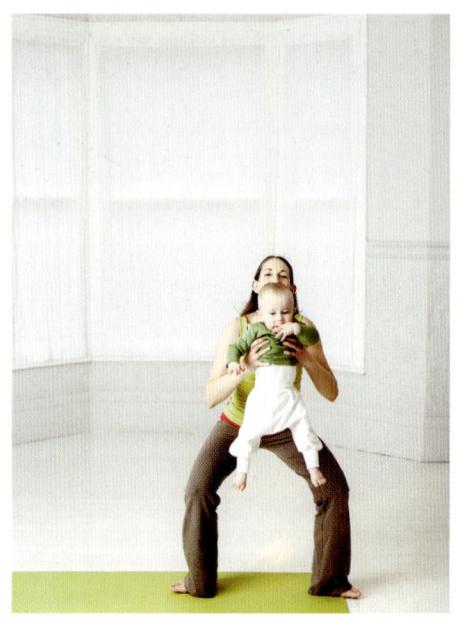 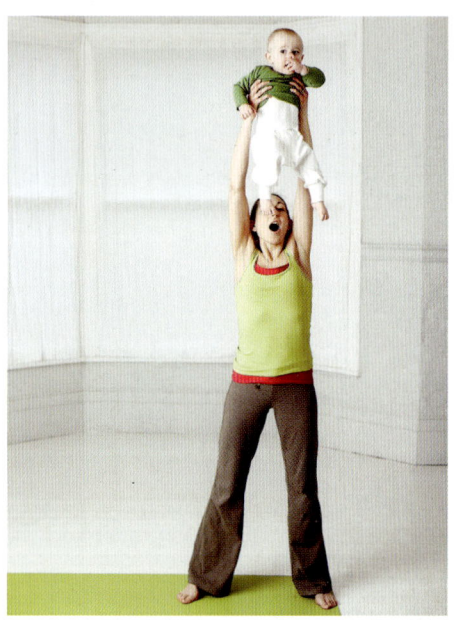

Hohe Schwingschaukel

Verbinden Sie Ihre Hände vor dem Brustkorb Ihres Babys und heben Sie es vom Boden hoch. Schwingen Sie es zunächst leicht , schaukeln Sie es dann zunehmend höher zu beiden Seiten Ihres Körpers. Erreichen Sie erst einmal einen gleichmäßigen Rhythmus, ist diese hohe Schwingschaukel möglicherweise weniger anstrengend für Sie als eine eingeschränktere Bewegung. Schaukeln Sie Ihr Baby im Rhythmus Ihres Atems. Reduzieren Sie den Schaukelbereich langsam, um die Übung zu beenden, und senken Sie Ihr Baby langsam, um Ihren Rücken zu schonen.

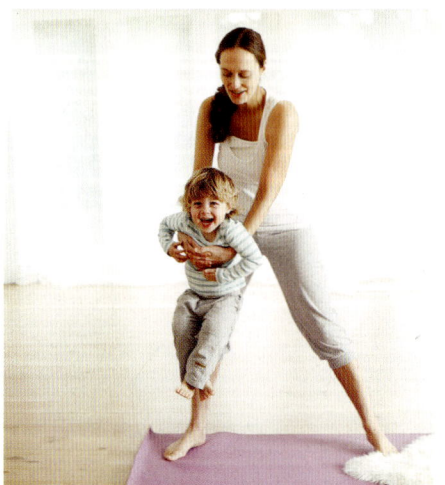 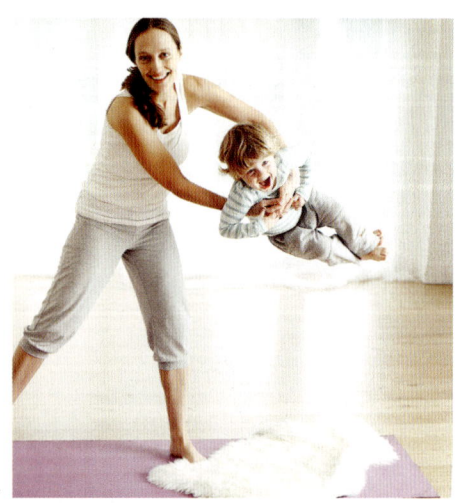

Nachahmung:So lernen Babys

Ihr Baby beobachtet Sie seit dem Tag seiner Geburt. Anfangs lag sein Fokus auf Ihrem Gesicht. Jetzt, in der zweiten Hälfte seines ersten Lebensjahres registriert es Ihre Bewegungen, die es – sobald es sein Bewegungsspielraum zulässt – nachzumachen versucht. Je mehr Baby-Yoga Sie mit ihm üben, umso achtsamer wird Ihr Baby und umso stärker wird es in gewohnten Sequenzen seine Vorfreude und Erwartung zum Ausdruck bringen. Zu wissen, dass Sie verstehen, was es versucht zu tun, wird Ihr Baby mit Freude erfüllen. Von diesem Moment an wird Ihre gemeinsame Yogaübung ein Spiel der Nachahmung: Ihr Baby wird immer präziser das aufnehmen, was Sie tun, und – nicht sofort, sondern oft Stunden oder sogar Tage später – nachspielen, was es beobachtet hat. Statt Ihr Baby dafür überschwänglich zu loben, zeigen Sie ihm Ihre vollständige Version der Haltung. Ihr Baby dazu zu ermuntern, vor Publikum oder für die Kamera „aufzutreten", ist während dieser Phase nicht wünschenswert. Dies würde eine Einschränkung der natürlichen Erforschung seines Körpers und dessen Bewegungsbandbreite bedeuten. Sie beim Vormachen der Übung zu beobachten, ist hier für Ihr Baby eine sinnvollere Beschäftigung.

Es kann eine ganze Zeit lang dauern, bis Ihr Baby – ausgehend von seinen ersten Nachahmungsversuchen Ihrer Dehnung – seine Arme über seinen Kopf ausstrecken kann.

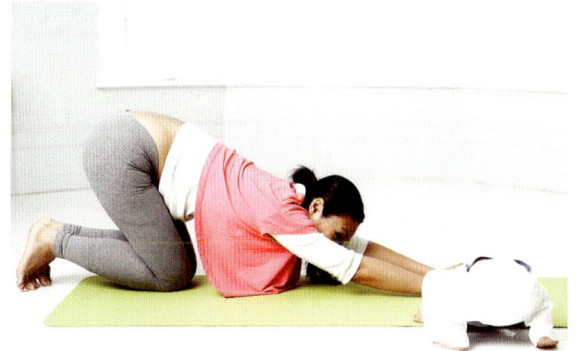

Machen Sie hin und wieder eine Pause und beobachten Sie, ob die lustigen Darbietungen Ihres Babys vielleicht sogar einige Ihrer postnatalen Yogadehnungen wiedergeben.

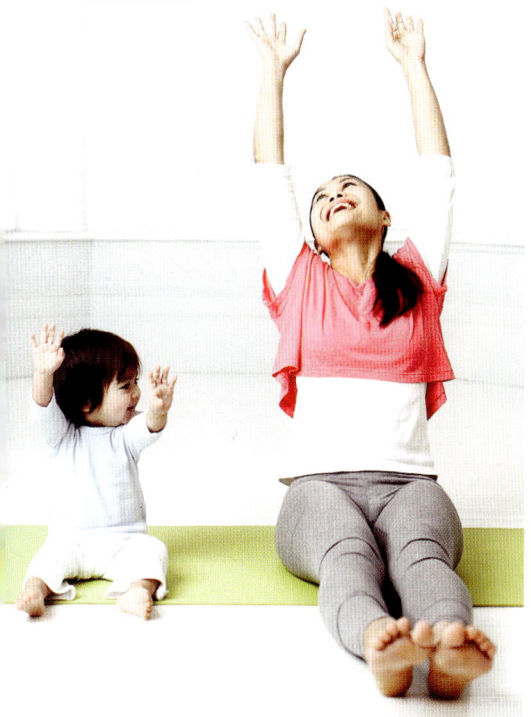

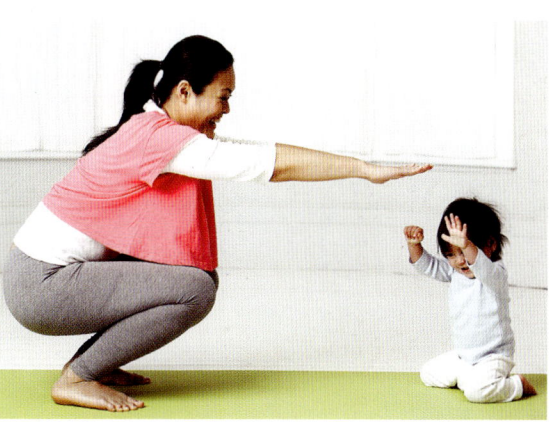

Möglicherweise können Babys auch nur einen Aspekt der nachgeahmten Übung wiedergeben, die anderen dagegen nicht. Die hier dargestellte Kombination aus Hocke und Vorwärts-Armstreckung ist noch zu anspruchsvoll.

Vom sicheren Stehen zum sicheren Laufen

Der erste eigenständige Schritt Ihres Babys ist ein magischer Moment. Er vollzieht sich auf Basis eines unsichtbaren Gerüsts all jener Übungen, die Ihrem Baby zum sicheren Stehen und zur Stärkung seines Gleichgewichts verholfen haben. Nun ist es an dem Punkt angekommen, an dem es endlich diese außerordentliche Meisterleistung vollbringen kann und sein Gewicht während der Vorwärtsbewegung von einem Bein auf das andere verlagert. In dieser Phase, zwischen dem Stehen und dem Laufen, kann Baby-Yoga dabei helfen, das Gleichgewicht zu stabilisieren. Außerdem kann es die Anzahl der Stürze reduzieren, durch die Ihr Baby aufgeregt und verunsichert werden kann. Besser als jedes Lauflerngerät ist Ihr Körper Ihrem Baby eine lebendige Stütze: Sie hilft ihm dabei, sein Standgleichgewicht zu erproben und sowohl Beständigkeit und Stabilität als auch Beweglichkeit, zu erlangen. Statt Ihr Baby zum Laufen anzuhalten, nehmen Sie sich vielmehr die Zeit und genießen Sie diesen Prozess in kreativen Spielen.

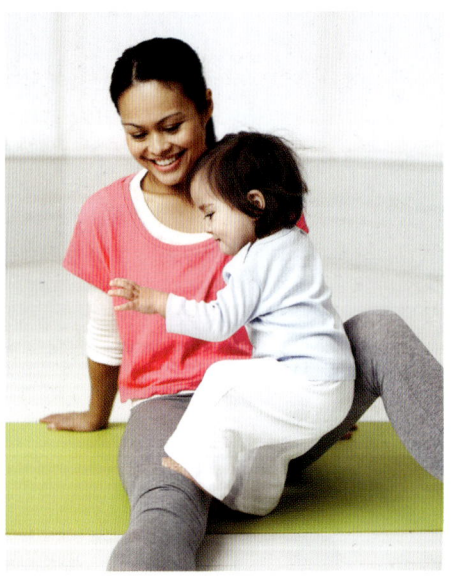

Stufe

Sitzen Sie mit Ihrem Baby seitlich zwischen Ihren Beinen stehend. Bringen Sie nun Ihr Knie hoch, um seinen Rücken zu stützen, und halten Sie Ihr anderes Bein ausgestreckt. Ob mit oder ohne Spielzeug, nach dem es greifen will: Ihr Baby wird Interesse daran zeigen, über Ihr Bein hinwegzusteigen. Stehen Sie für Hilfestellung bereit. Versuchen Sie jedoch, so lange nicht einzugreifen, solange es noch nicht erforderlich ist.

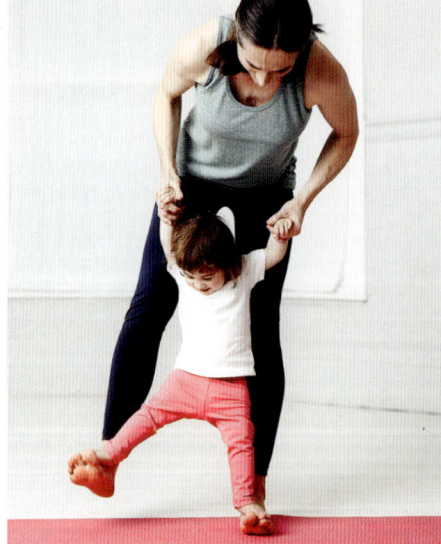

Riesen-Schritte

Platzieren Sie die Füße Ihres Babys auf Ihren und beginnen Sie augenblicklich mit dem gemeinsamen Laufen. Dabei halten Sie seine Handgelenke locker genug, damit Ihr Baby sein eigenes Gleichgewicht findet. Je höher Sie Ihre Beine dabei heben, umso schwieriger wird dieses Spiel.

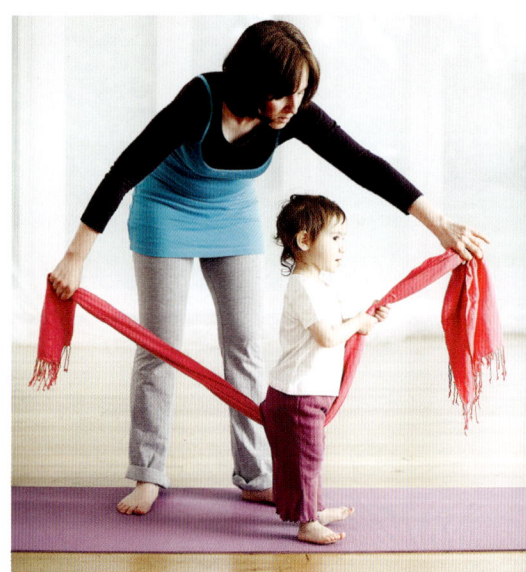

Schal-Pferdchen

Platzieren Sie einen langen Schal – oder ein Tuch – zwischen den Beinen Ihres Babys und halten Sie diesen von vorn und von hinten, sodass Ihr Baby sein imaginäres Pferdchen reiten kann. Diese Stütze unter seiner Sitzfläche ist vielleicht genau das, was Ihr Baby braucht, um beim vorwärts- oder seitwärtsschreiten noch sicherer zu werden. Darüber hinaus regt dieses „Schal-Pferdchen" dazu an, auf der Stelle zu federn. Diese Übung ist erforderlich, um die Beine so zu stärken, dass sich das Laufen für Ihr Baby umsetzbar anfühlt.

Beine in die Höh'

Sollten Sie Yoga-Gleichgewichtsübungen auf einem Bein praktizieren, zeigt vielleicht auch Ihr Baby starkes Interesse daran,
durch Ihre Hände gestützt, waghalsige Gleichgewichtsübungen
im Stehen auszuprobieren. Versuchen Sie in jedem Fall einige
Beinhebungen, um sein Gleichgewicht und seine Ausrichtung zu
fördern.

Lehnen Sie Ihr Baby nach vorn, während Sie dabei
seine Hände halten und seine Arme hoch und weit
strecken. Dies gibt ihm eine solide Ausgangsposition, aus der es sein hinteres
Bein hochheben kann.

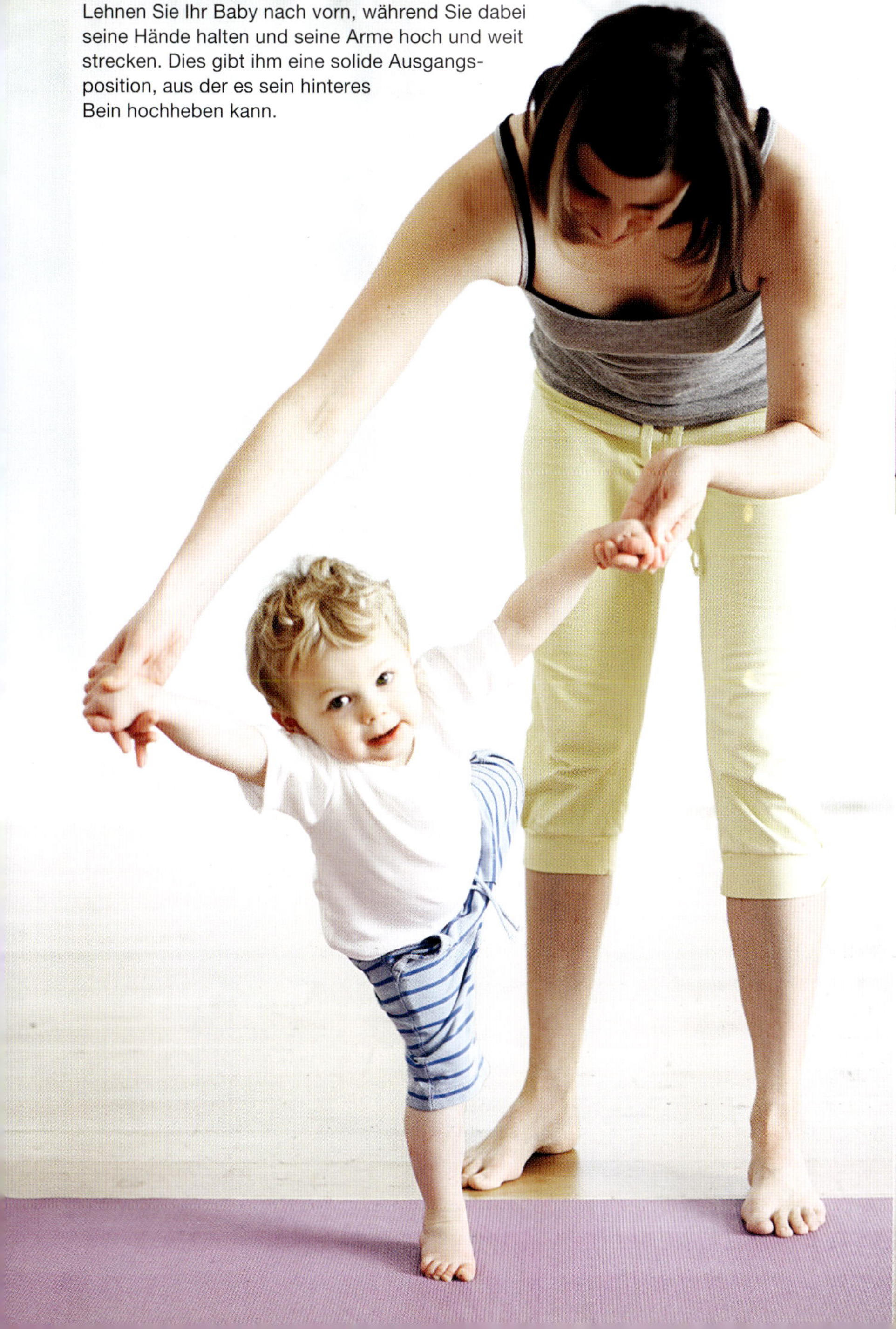

Das Halten von Arm und Bein einer Seite gibt Ihrem
Baby einen Vorsprung für sicheres Stehen im Gleichgewicht auf einem Fuß. Achten Sie darauf, die Übung
auf beiden Seiten durchzuführen.

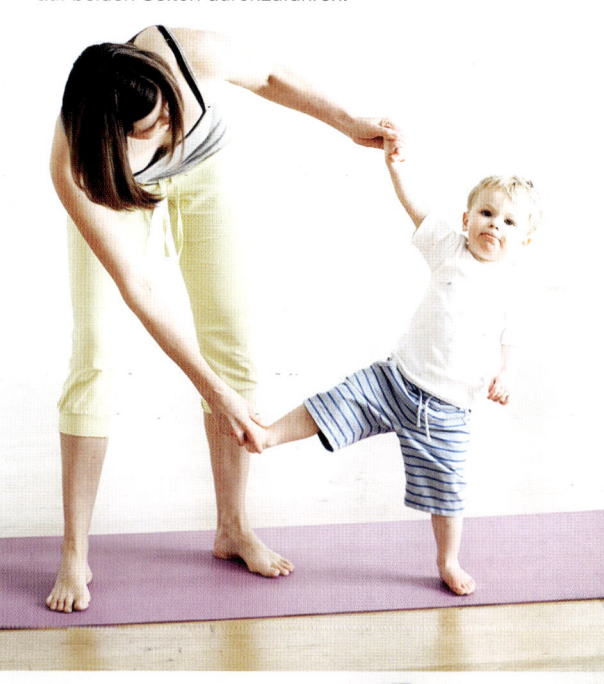

Laufen Sie im Stechschritt
– Ihr Baby mag sich zum Mit-
machen inspirieren lassen.
Mit zunehmender Übung
wird es sein Bein bald
einige Sekunden lang
oben halten können,
während Sie durch
diese Yogahaltung
hindurch atmen
und Ihre Becken-
bodenmuskula-
tur kontrahieren.

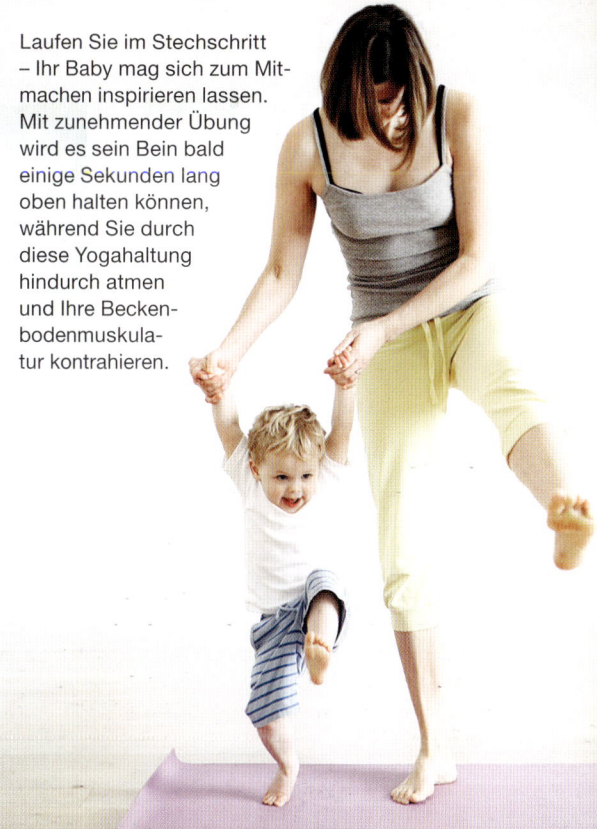

Fließende Umkehrbewegung

Ihr Baby mag für Sie mittlerweile zu groß und zu schwer für eine Umkehrhaltung in sitzender Position geworden sein. Die kniende Haltung ist eine sichere und bequemere Ausgangsposition, aus der Sie, durch Ihren Körper gestützt, neue Drehungen einbringen können. Heben Sie Ihr Baby zunächst sicher an seinen Hüften in die Umkehrhaltung, statt es dabei an seinen Füßen halten zu wollen. Somit sind Kopf und Nacken Ihres Baby während der „Landephase" bes-

ser geschützt. Die folgende Sequenz ist eine nur leichte Abwandlung früherer Umkehrhaltungen und wird Ihrem Baby ein Gefühl von Beständigkeit inmitten des Wandels vermitteln. Mit zunehmender Erfahrung werden Sie diese Schritte, in denen Sie Ihr Baby – durch Ihren Körper zwischendrin sicher gestützt – mit dem Kopf nach unten und dann wieder auf die Füße zurückdrehen, zu einer gleichmäßigen, fließenden Bewegung verbinden können.

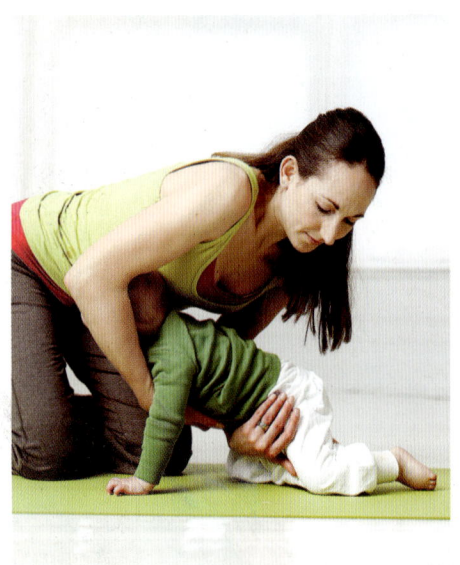 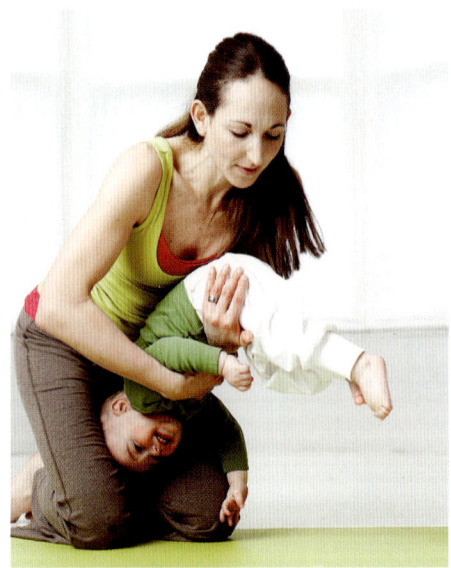 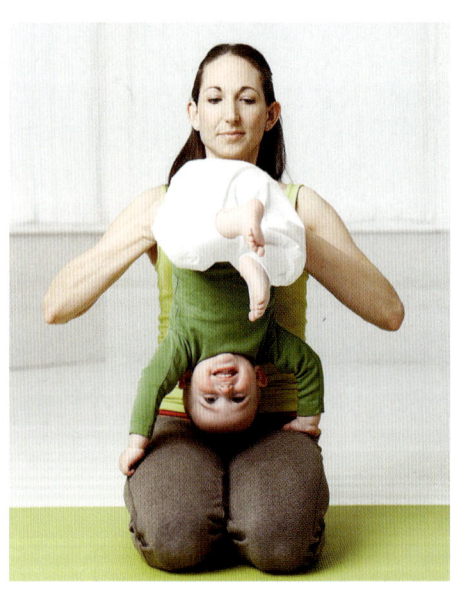

1 Heben Sie Ihr Baby, entweder aus dem Vierfüßlerstand oder aus einer stehender Position, hoch und stützen es dabei unter seinen Hüften und unter seinem oberen Brustkorb.

2 Atmen Sie ein und drehen Sie Ihr Baby mit dem Kopf nach unten Ihrem Körper entgegen, während Sie sich auf die Knie hochsetzen. Sein Kopf liegt nun sanft zwischen Ihren Oberschenkeln auf Ihrem Schoß.

3 Atmen Sie aus und lehnen Sie den Rücken Ihres Babys gegen Ihre Körpervorderseite. Dabei stabilisieren Sie sich in einer vertikalen Haltung auf Ihren Fersen sitzend. Sollte Ihr Baby sehr groß sein oder Ihre Arme Ihnen wehtun, kommen Sie mit vollständig gestrecktem Rücken in die kniende Haltung hoch. Ungeachtet Ihrer bevorzugten Position ist es erforderlich, zuerst die Hände sicher an den Hüften Ihres Babys zu platzieren, während sich sein Rücken in voller Länge gegen Ihren Bauch und Ihre Brust ausdehnt.

4 Holen Sie Luft und heben Sie Ihr Baby in einem sicheren Hüfthaltegriff hoch, indem Sie entweder Ihre Arme heben, mit der Sitzfläche von den Fersen hochkommen oder beides gleichzeitig ausführen. Üben Sie dieses vor einem Spiegel, um die Reaktion Ihres Babys sehen zu können. Halten Sie nicht länger als vier Sekunden. Senken Sie Ihr Baby dann gegen Ihren Körper herunter, mit seinen Beinen zu beiden Seiten Ihres Kopfes, sodass seine Schultern an der Basis Ihres Brustkorbs anliegen. Lehnen Sie sich etwas zurück, um seine Beine vor sich zu bringen, während Sie Ihr Baby zu Ihren Oberschenkeln hinuntersenken. Es wird sich dabei aufrichten, um Sie ansehen zu können.

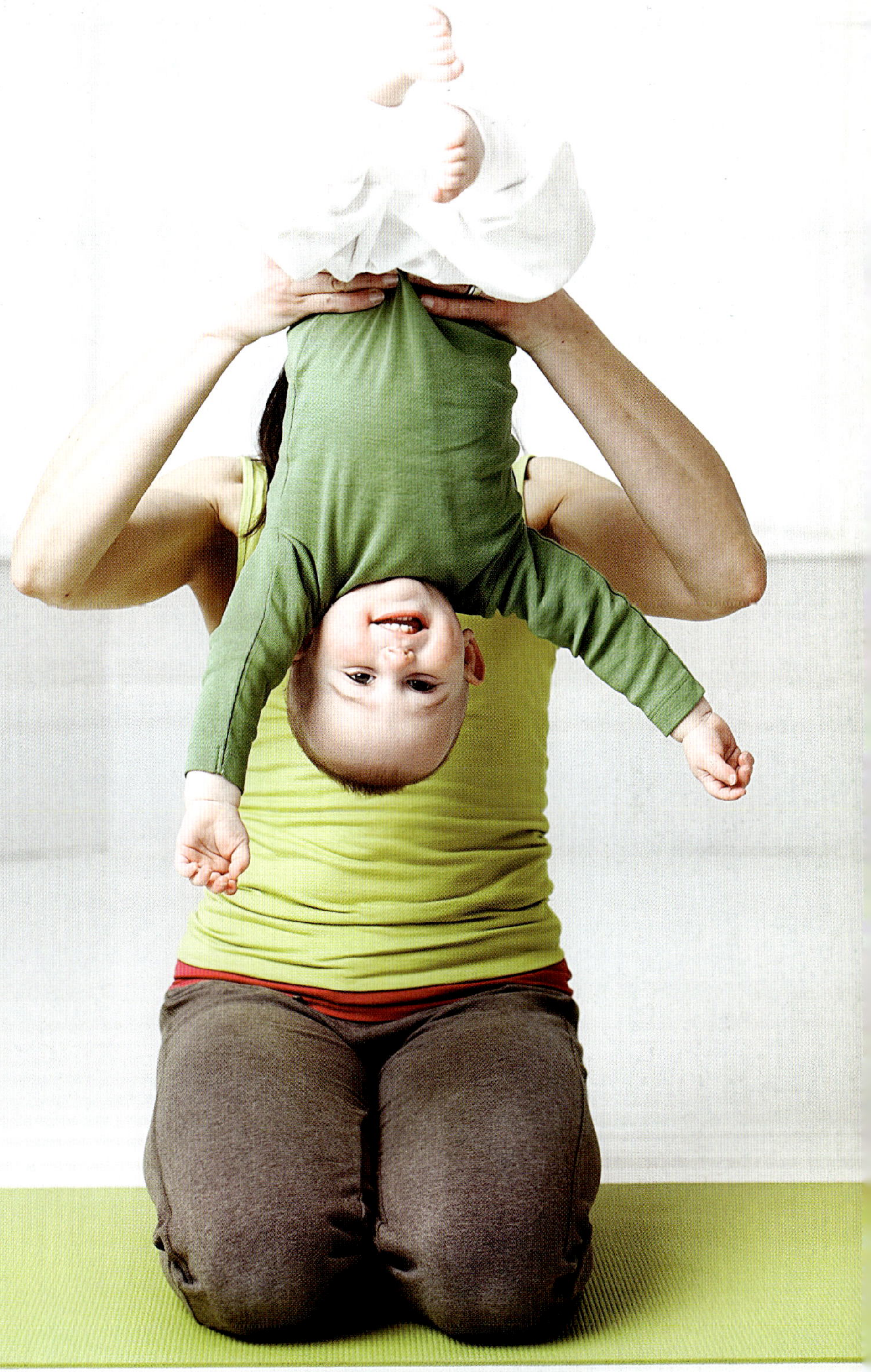

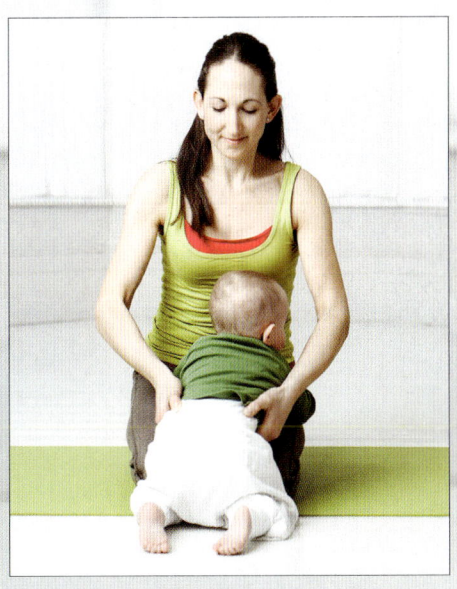

5 Sobald Ihr Baby auf allen vieren oder im Stand gelandet ist, geben Sie ihm zunächst die Möglichkeit, sich zu orientieren, bevor Sie diese Übung wiederholen. Zweimal ist hier ausreichend, selbst wenn Ihr Baby nach mehr verlangt.

Erster Handstand

Wie auch im klassischen Yoga fördert der Handstand bei Babys die Kraftentwicklung von Armen und Rücken. Sobald Sie sehen, dass Ihr Baby in einer umgekehrten Haltung seine Hände gegen den Boden drückt, ist es Zeit, den Handstand auszuprobieren. Diese Position kann das Baby bis zu einer Minute lang halten, sollte es dabei nicht durcheinandergebracht

werden. Wenn Sie Ihrem Baby dabei helfen, ist hierfür entscheidend, wie Sie dabei mit seinen Hüften und dem unteren Rücken umgehen. Wenn Sie den Anweisungen sorgfältig folgen, können Sie Ihr Baby danach in umgekehrter Haltung direkt aus dem Handstand so hochheben, dass seine Aufrichtung unterstützt wird und es sich für Ihr Baby sanft und sicher anfühlt.

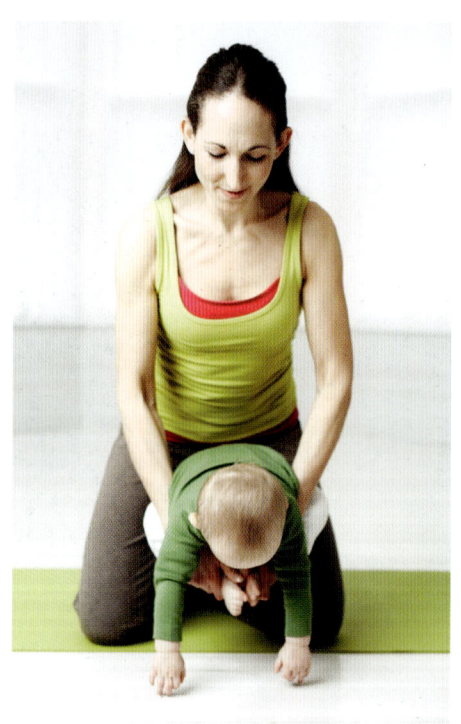 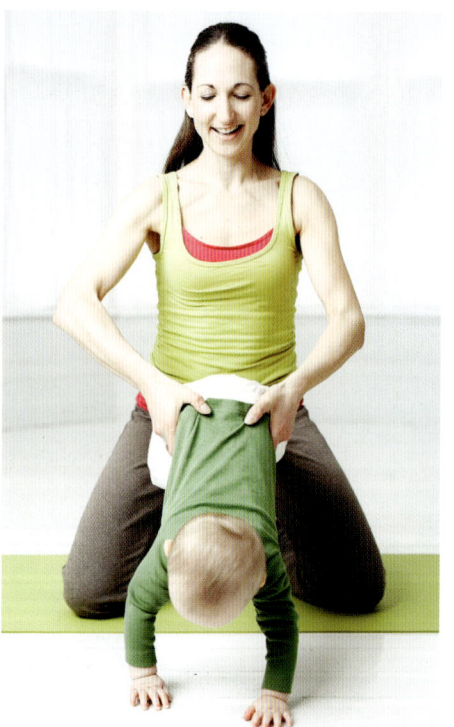 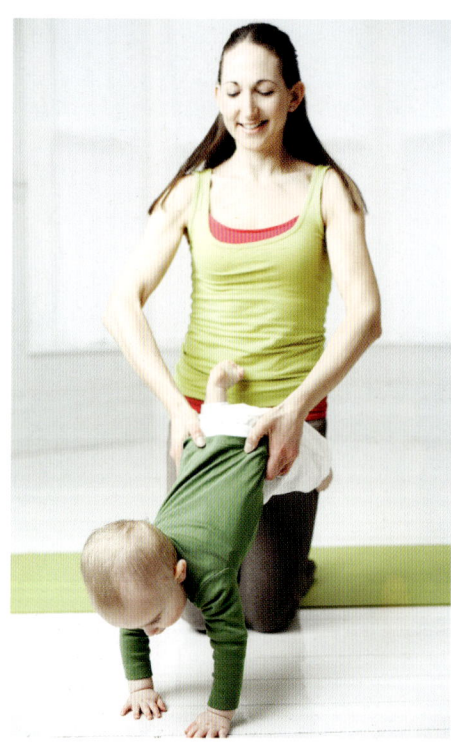

1 Überprüfen Sie die Bereitschaft Ihres Babys, indem Sie es sich aus dem Schmetterlingsgriff vorneigen lassen. Dabei kommen Sie vom Sitz auf den Fersen in eine hohe kniende Haltung hoch.

2 Sollte Ihr Baby zum Handstand bereit sein, fängt es möglicherweise an, seine Hände „laufend" von Ihnen wegzubewegen. Sie können abwechselnd seine Hüften heben und seine gebeugten Beine senken. Das unterstützt den Kraftaufbau im unteren Rücken.

3 Sobald Ihr Baby kräftiger wird und sich in eine aufrechtere Position hochschieben kann, müssen auch Sie in der knienden Haltung noch höher kommen. Drehen Sie die Hüften des Babys weiterhin und bringen Sie auch seine Beine noch unter die Hüften. So kann Ihr Baby in einer knienden oder hockenden Position landen und fällt nicht flach auf seinen oberen Brustkorb, sobald seine Arme nachgeben und sich beugen.

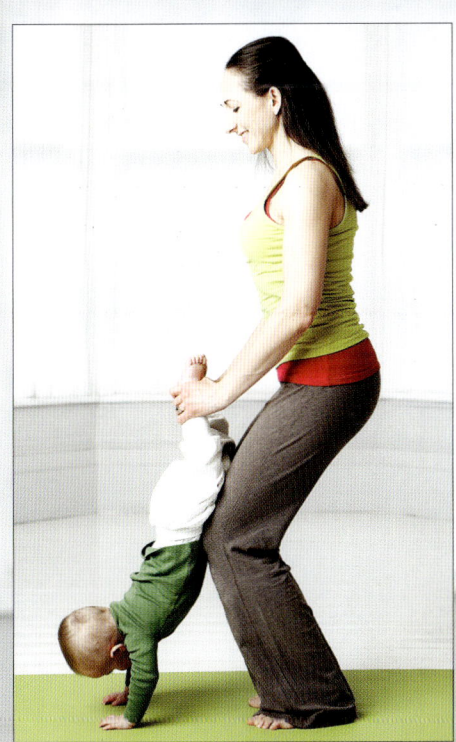

4 Wenn sich Ihr Baby mit seinen Armen
kräftig vom Boden abdrückt, lassen Sie
Ihre Hände an seinen Beinen entlanggleiten, sodass Ihr Baby in den vollständigen
Handstand kommt. Sie werden hierbei hochkommen müssen, um seine Hüften an Ihren
gebeugten Knien abzustützen. Treten Sie
anschließend einen Schritt zurück und bringen Sie die Beine Ihres Babys unter seinen
Körper, damit es beim Herunterkommen nicht
stürzt.

5 Wenn Sie sich kräftig genug fühlen, heben
Sie Ihr Baby nun vom Boden ab und legen
seinen Brustkorb und seine Hüften auf Ihre
gebeugten Beine. Dies gewährleistet eine
optimale Dehnung der Wirbelsäule. Senken
Sie Ihr Baby sanft und lassen Sie es dabei in
einen Handstand zurückkehren. Dann treten
ebenfalls einen Schritt zurück und bringen
für eine sichere Landung, seine Beine wieder
unter seinen Körper.

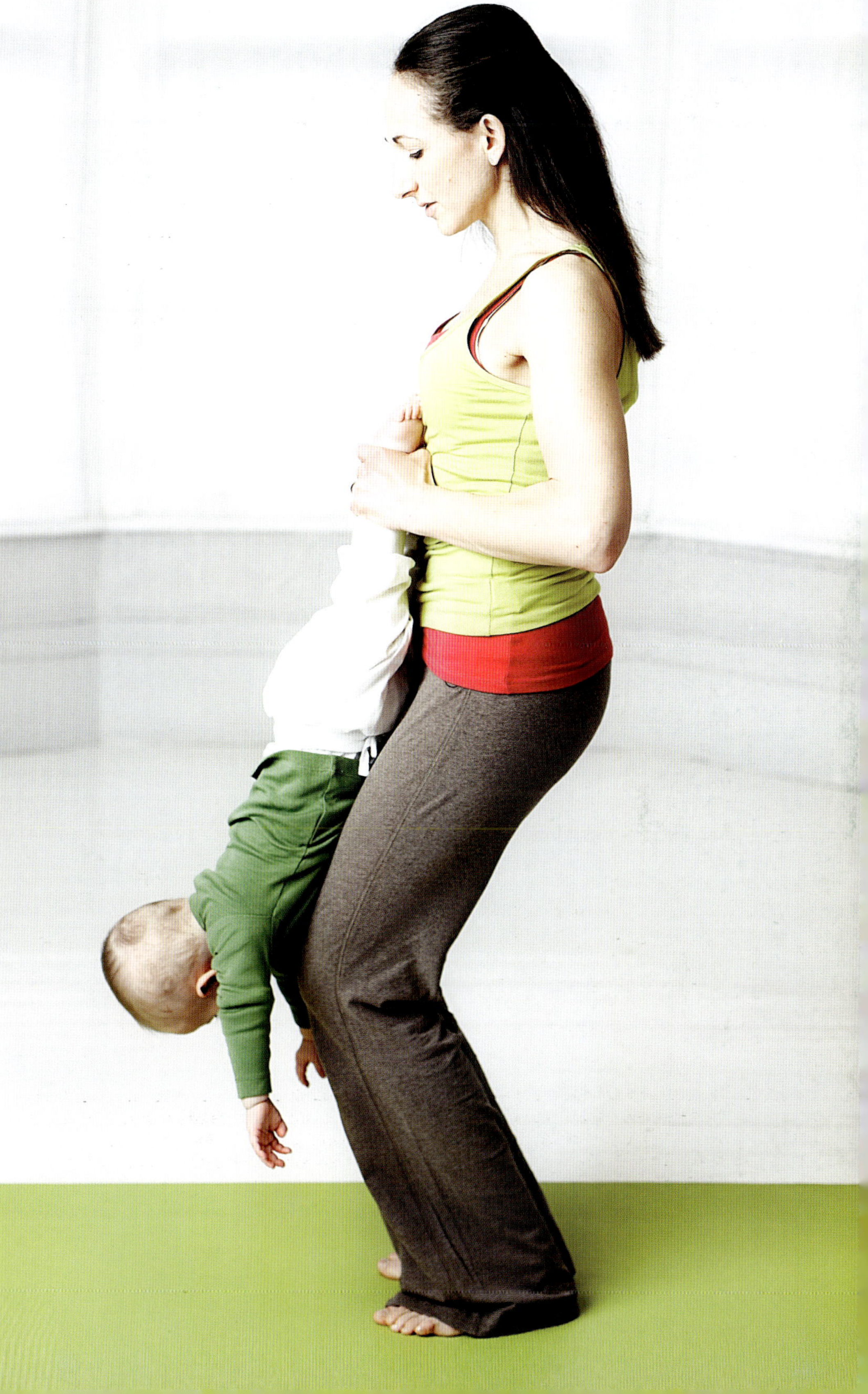

Purzelbäume

Falls Ihr Baby in umgekehrter Stellung seinen Kopf gerne auf den Boden drückt, ist es nun möglicherweise dazu bereit, Purzelbäume mit Hilfestellung auszuführen. Während es versucht, seinen Po hochzuschieben, können Sie es an den Hüften fassen und durch die ausgerichteten Bewegungen, die eine vorhersehbare Rolle sicherstellen, führen. Diese konzentrierte Bewegung erhöht sein Körperbewusstsein und gibt ihm ein Gefühl dafür, wie

es seine Bewegungen künftig ökonomischer und sämtliche Muskeln effektiver einsetzen kann. Dies wird unvermeidlich das Vertrauen in den eigenen Körper stärken, die Beweglichkeit fördern und somit das Selbstbewusstsein insgesamt erhöhen. Seitwärtsrollen sind eine weitere Herausforderung, die Spaß macht. Zeigen Sie Ihrem Baby, was zu tun ist, und es wird diese Bewegungen der Wirbelsäule für sich selbst entdecken.

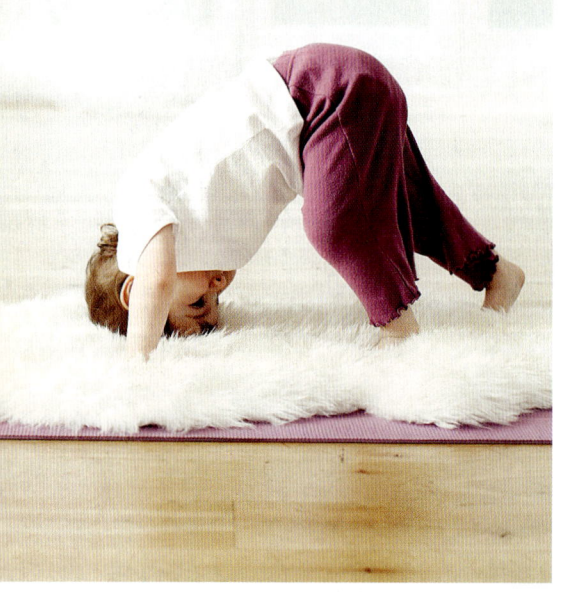

Wenn Sie sehen, dass Ihr Baby eine „Hundestellung mit dem Kopf nach unten" übt, ist die Zeit möglicherweise reif für einen Purzelbaum.

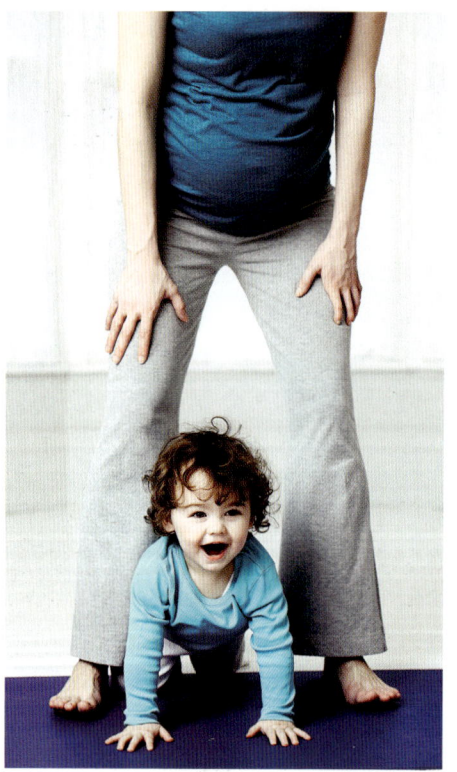

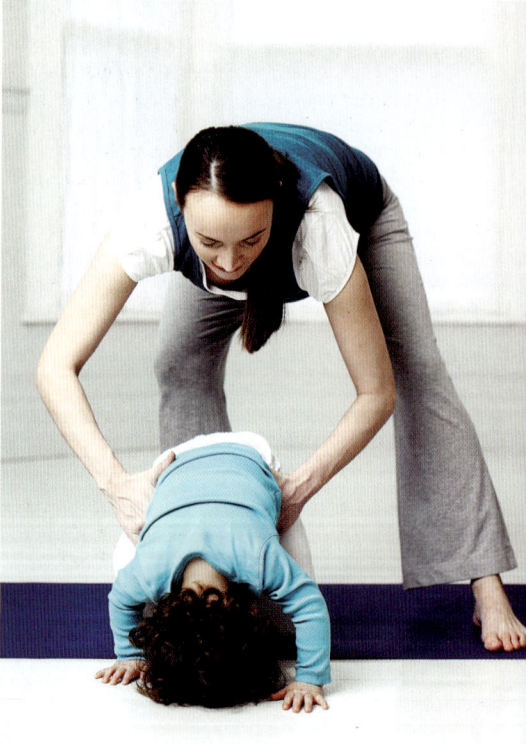

Überprüfen Sie, ob Ihr Baby bereit ist: Greifen Sie seine Hüften, wenn es auf allen vieren steht, und heben Sie seine gebeugten Beine sanft hoch. Vielleicht probiert es einen Handstand, indem es mit seinen Händen nach unten drückt, um den Kopf zu heben. Möglicherweise belässt Ihr Baby auch Kopf und Hände auf dem Boden, mit dem Po dabei hoch oben, während Sie sein Gewicht von den Hüften her stützen. Respektieren Sie auch hier immer die Entscheidung Ihres Babys.

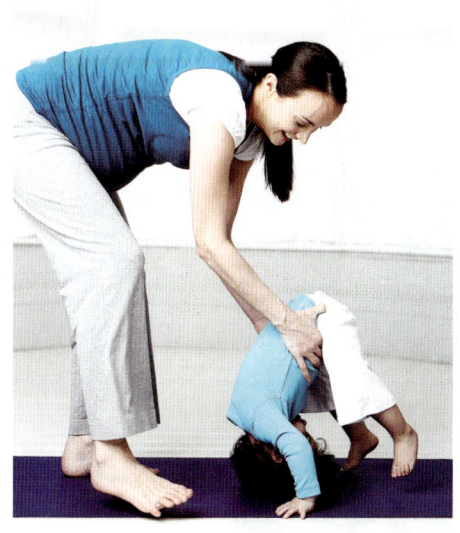
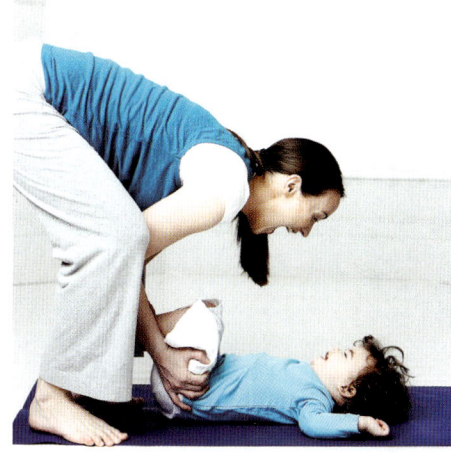
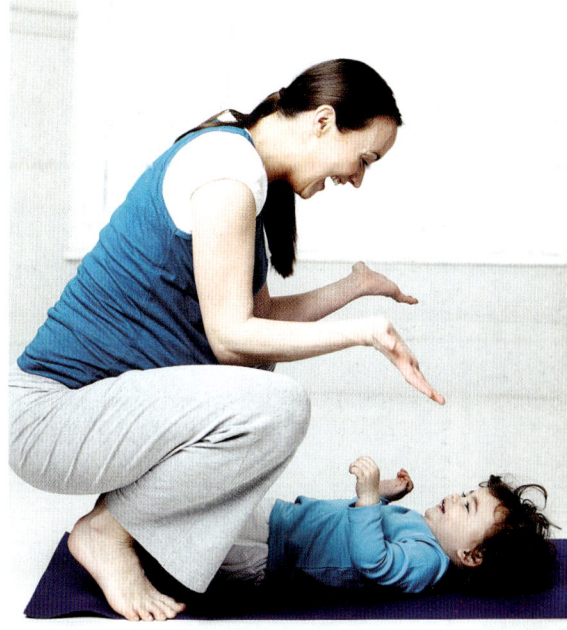

1 Zur Erleichterung und sicheren Ausführung dieser Bewegung stellen Sie sich so hin, dass Sie dem Rücken Ihres Babys zugewandt sind, wenn es seinen Kopf auf den Boden bringt. Kündigen Sie mit „Fertig, los!" an, dass Sie im Begriff sind, an dieser Übung teilzunehmen. Greifen Sie die Hüften Ihres Babys nun sanft, aber fest. Bringen Sie sie nach oben und vorn, um eine sichere, weiche Rollbewegung zu gewährleisten, bei der Sie seinen Nacken schützen.

2 Möglicherweise gibt es einen Überraschungsmoment, wenn Ihr Baby sich Ihnen zugewandt auf dem Rücken wiederfindet.

3 Dies wird für Ihr Baby nicht die letzte Überraschung bleiben, da es anfängt, Risiken einzugehen. Mit Baby-Yoga finden Sie einen feinen Mittelweg zwischen der achtsamen Unterstützung Ihres Babys bei Bewegungen und der Zusicherung, dass das Leben voller Überraschungen ist.

Seitwärtsrolle

Es scheint lange her zu sein, dass sich Ihr Baby in seiner ersten Rollbewegung aus der Rücken- in die Bauchlage – oder umgekehrt – bewegt hat. Mit zunehmender Kraft und Mobilität konnte Ihr Baby seine Position verändern, ohne dabei zu rollen. Jetzt bringt seine Entwicklung Ihr Baby dahin zurück, das „Rollen" zu erforschen: dieses Mal als eine durchgehende Bewegung, die zwar angenehm und amüsant ist, anfangs jedoch zugleich eine Herausforderung darstellt. Ihrem Baby die Seitwärtsrollen vorzumachen, ist die beste Methode, um es zu eigenständigen Rollbewegungen anzuleiten.

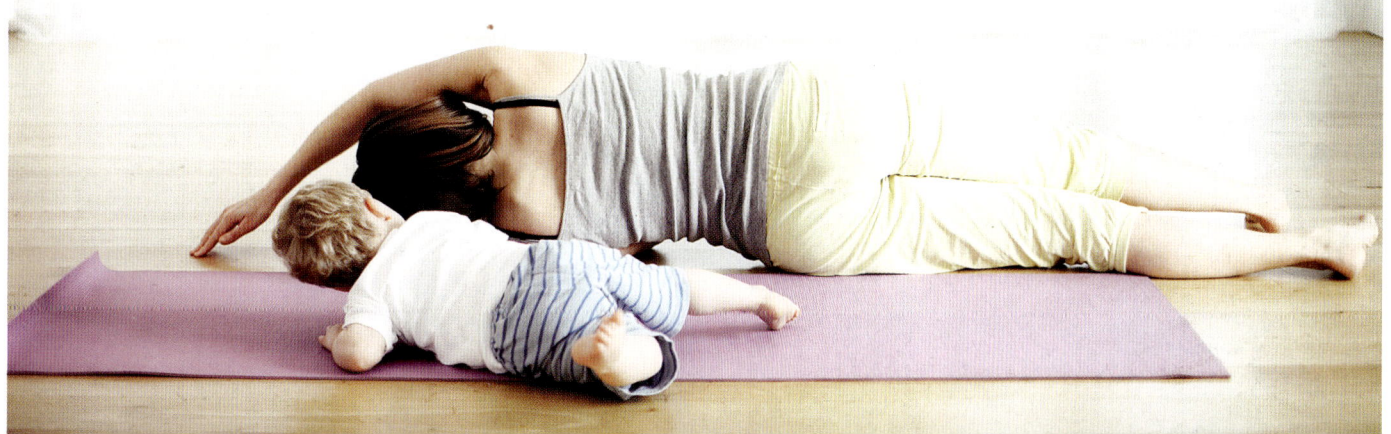

Gleichgewichtsübungen für Babys, die schon laufen, und für Kleinkinder

Zeigen Sie Ihrem Baby, wie es auf einem Schal, Tuch oder Gurt entlanglaufen kann, indem es einen Fuß vor den anderen setzt. Beobachten Sie es anschließend bei der eigenständigen Ausführung. Diese Übung fördert das Gleichgewicht und hilft Ihrem Baby, sein Selbstvertrauen zu steigern. Die meisten Kleinkinder haben Freude daran, in einer Art Parcours Hindernisse und Herausforderungen überwinden zu können.

Legen Sie auf Ihrer Yogamatte einen langen Schal oder ein Tuch aus und lassen Sie Ihr Baby Ihnen darauf folgen. Anfangs wird es möglicherweise quer über den Schal hinwegschreiten, um sich die Herausforderung zu erleichtern, oder sogar frustriert darauf herumtrampeln. Allmählich wird es entdecken, wie es seine Arme einsetzen und, sichtlich voller Stolz auf diese Meisterleistung, sogar auf einem schmalen Gurt entlanglaufen kann.

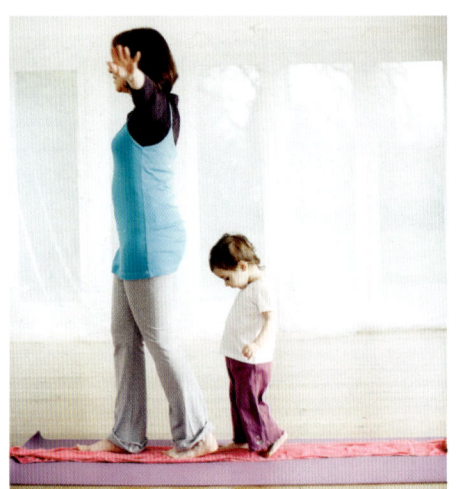 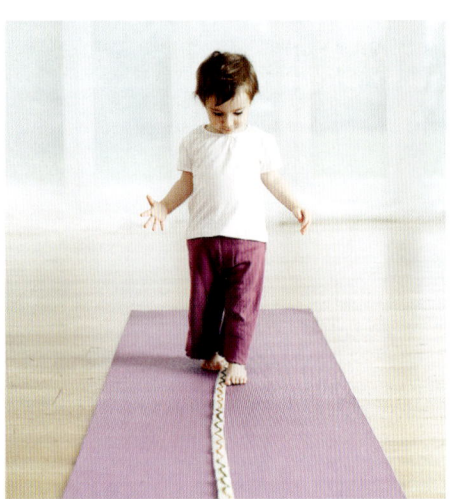

Ihr Baby mag es zunächst schwierig finden, auf eigenen Füßen eine Stufe hinauf- oder hinunterzusteigen. Schaumstoffklötze können hier eine hilfreiche Unterstützung sein. „Hinauf" ist hierbei einfacher als wieder „hinunter" und Ihr Baby wird bei dieser Übung voraussichtlich beide Füße auf den Block bringen. Irgendwann wird Ihr Baby in einer einzigen Bewegung mit einem Fuß hinauf- und dann auf der anderen Seite mit dem anderen Fuß hinabsteigen können. Diese Übung schafft eine sichere Grundlage für spätere Treppensteigversuche Ihres Babys.

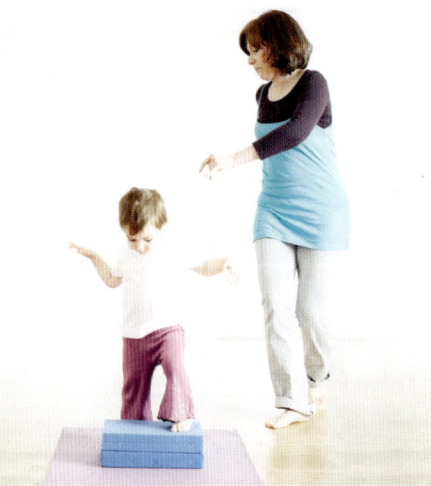 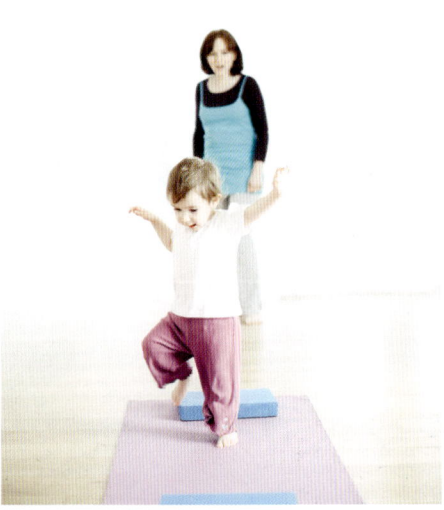

Einen Ball zu schießen, erfordert Balance auf einem Bein und ist damit potenziell destabilisierend. Dieses Spiel ist gut und macht Spaß – und es hilft Ihrem Baby dabei, sich auf das „schnelle Laufen" vorzubereiten.

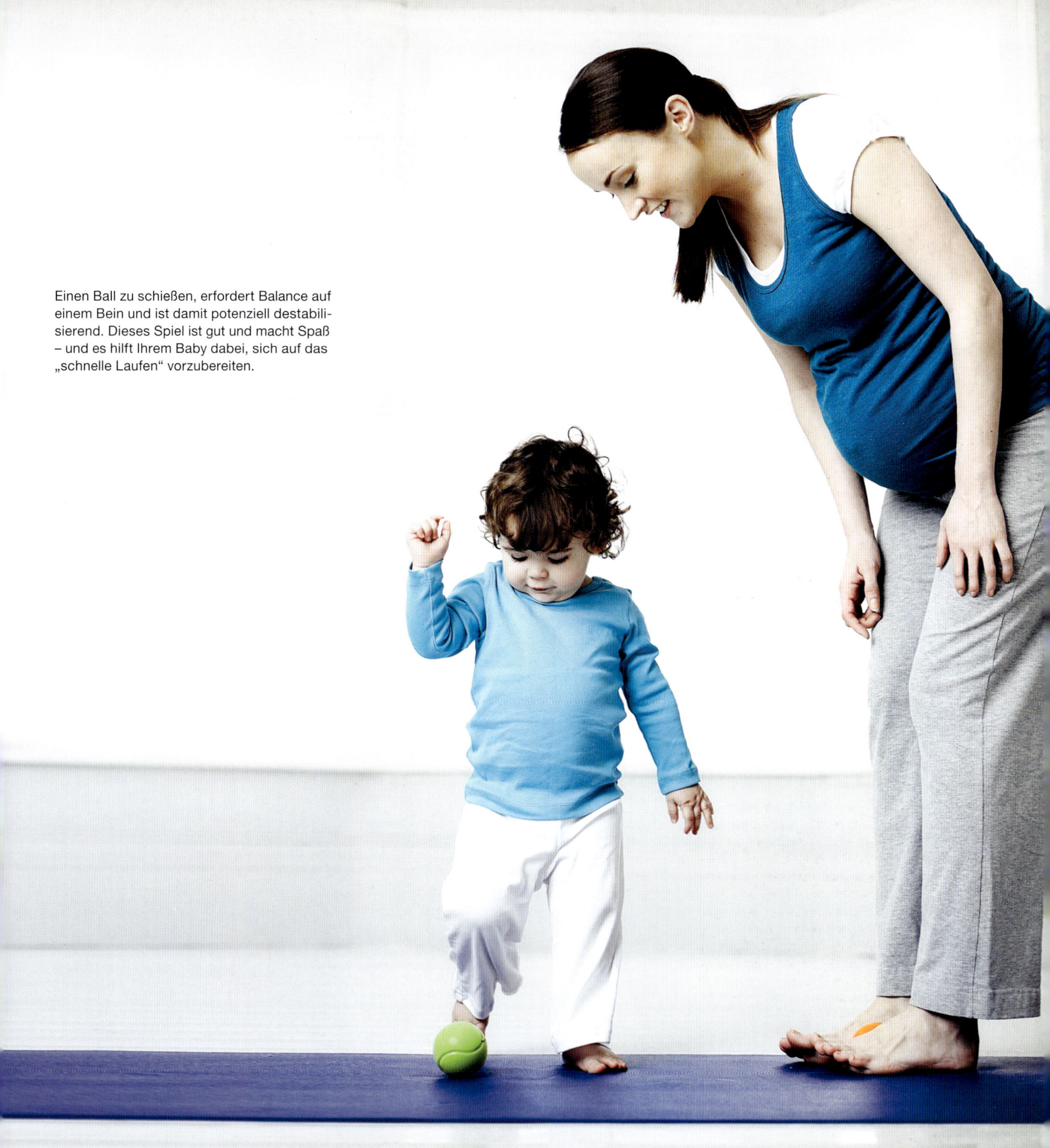

Fröhliches Umherhüpfen

Springen ist eine Fertigkeit, die viele Babys bis zu ihrem dritten Jahr nicht erlernen. Schon früh in ihrem zweiten Jahr beginnen sie damit, sich auf das Abspringen vom Boden vorzubereiten, was möglicherweise allerdings nicht sofort erkennbar ist. Achten Sie auf frühe Anzeichen und ermuntern Sie Ihr Kleinkind zum Hüpfen und Springen, bis es bereit ist, seine Füße dabei zusammen zu halten. Hüpfen und springen Sie durch den Tag, wann immer das Bedürfnis nach einer kurzen, energiegeladenen Übung aufkommt.

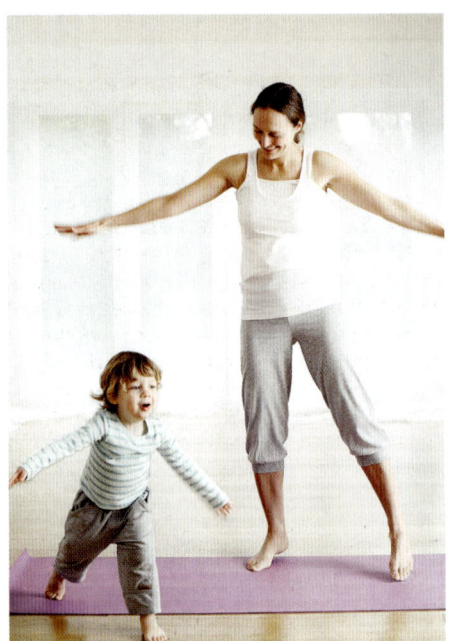

Imitieren Sie mit Ihren Armen die Flügel eines Vogels oder Düsenfliegers – je nach Vorstellungsvermögen Ihres Kleinkinds. Ermutigen Sie es dazu, erst ein Bein vom Boden hochzuheben und anschließend mit dem anderen abzuwechseln.

Beobachten Sie, wie es die abwechselnde Bewegung seiner Arme, die mit dem Springen ganz natürlich einhergeht, entdeckt und wenn es herausfindet, dass es durch Hüpfen sein Gewicht verlagern kann. Dies kann ein spannender Wendepunkt in der Entwicklung Ihres Kleinkinds sein.

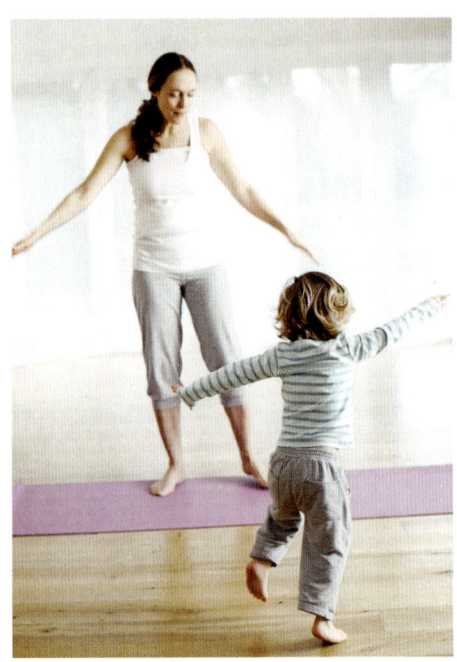

Möglicherweise steht Ihr Kleinkind nun schon stabil auf einem Schaumstoffklotz, steigt allerdings eher noch von diesem herunter, anstatt mit beiden Füßen zusammen herunterzuspringen. Etwas Hilfestellung mit einer rhythmischen Bewegung kann hilfreich sein, um diesen Übergang zum Hüpfen leicht und angenehm zu machen.

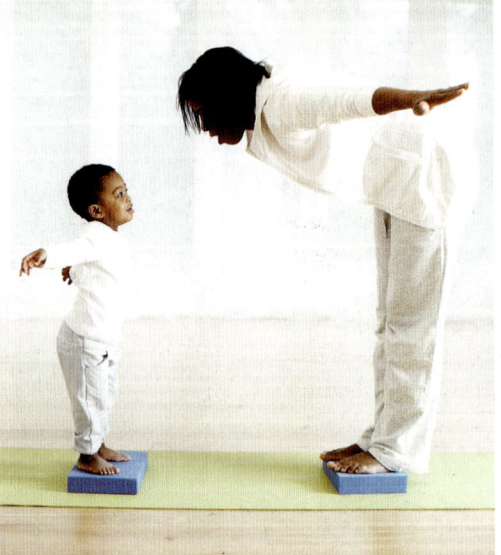

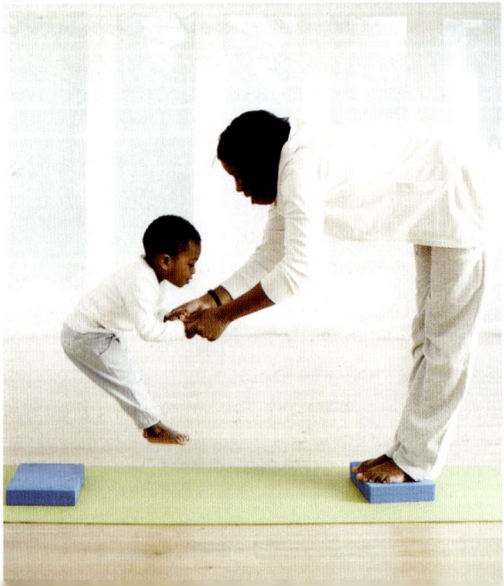

Entspannend im Kreis spazieren

Viele Kleinkinder versuchen sich selbst zu beruhigen, indem sie – häufig entgegen dem Uhrzeigersinn – im Kreis herumlaufen. Mit zunehmender Geschwindigkeit löst dies beim Kind jedoch eher Aufregung als Beruhigung aus. Verlangsamen Sie sein Tempo dadurch, dass Sie selbst rhythmisch im Kreis spazieren. Sie können diese Praktik häufig anwenden, nachdem Ihr Baby aufgebracht oder verärgert war, nach einer vorübergehenden Trennung von Ihnen oder wenn es plötzlich damit anfängt, nachts ohne ersichtlichen Grund aufzuwachen.

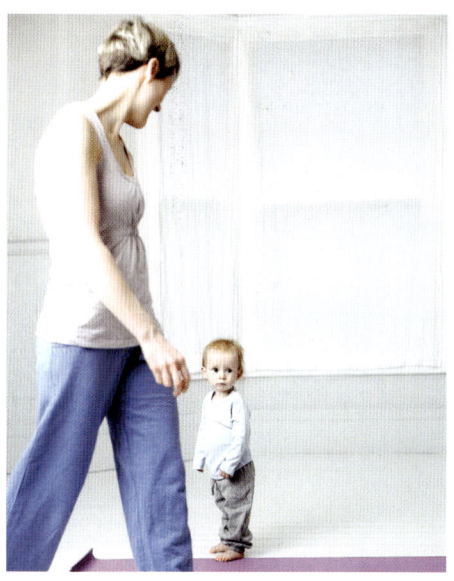 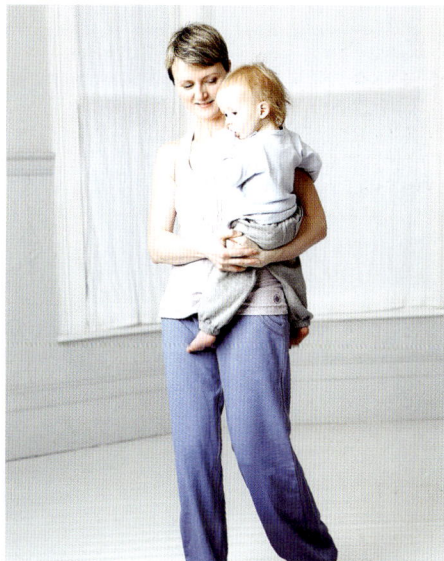

Wenn Ihr Baby damit anfängt, im Kreis herumzulaufen, tun Sie es ebenfalls – aber langsam. Sollte es müde oder aufgebracht werden, tragen Sie es dabei. Sprechen Sie am besten währenddessen nicht, sondern konzentrieren Sie sich auf den Rhythmus Ihres Atems und Ihrer Schritte. Richten Sie Ihren Fokus darauf, dass Sie mit Ihrem Baby in den Armen im Kreis herumspazieren. Gehen Sie dabei tiefer in die Entspannung, während Sie bei jedem zweiten Schritt ausatmen. Halten Sie hin und wieder für einen sanften Kuss oder die Beschwichtigung Ihres Babys an. Dies vertieft seinen Entspannungszustand und infolgedessen auch Ihren eigenen.

Positive Auswirkungen

Mit zunehmender Übung wird die Ruhe Ihrer Atmung und Ihrer Rhythmen beim Gehen Ihrem Kleinkind so vertraut sein, dass sie Signalwirkung bekommt und Entspannung einleitet. Mit dieser Praktik kann Ihr Kind mit weniger Mühe und Leid zur Ruhe kommen. Zudem hat sie in dieser Phase, in der die Gehirnentwicklung noch immer rapide vonstatten geht, positive Auswirkungen auf sein Nervensystem. Die Entspannung vom Kreisspaziergang kann zudem als Vorbereitung auf eine Entspannung im Liegen dienen. Ihr mobiles Baby mag zwar nicht bereit dazu sein, sich ebenfalls hinzulegen. Die Wahrnehmung Ihrer Entspannung wird ihm jedoch dabei helfen, zu verstehen, dass das ein wesentlicher Aspekt des Yoga und somit eine wichtige Komplettierung dieser fröhlichen Übung ist.

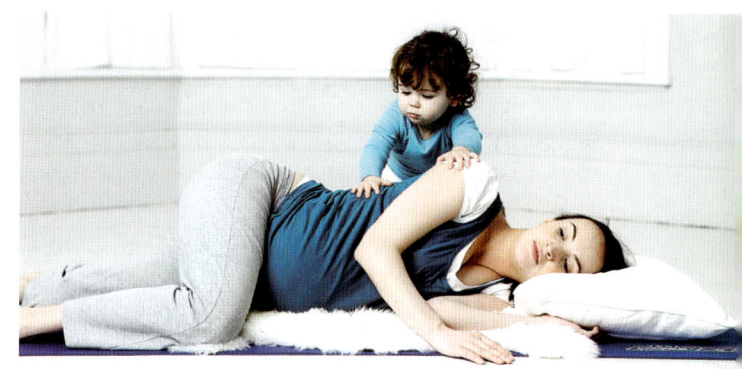

Ihre Entspannung hilft den Kleinkindern bei der Klärung extremer Emotionen. Tolerieren Sie hier Zupfen und Zerren, leichte Klapse sowie Küsse. Bleiben Sie neutral, auch wenn das Setzen von Grenzen zu anderen Zeiten Vorrang hat.

7 Yoga für Kleinkinder

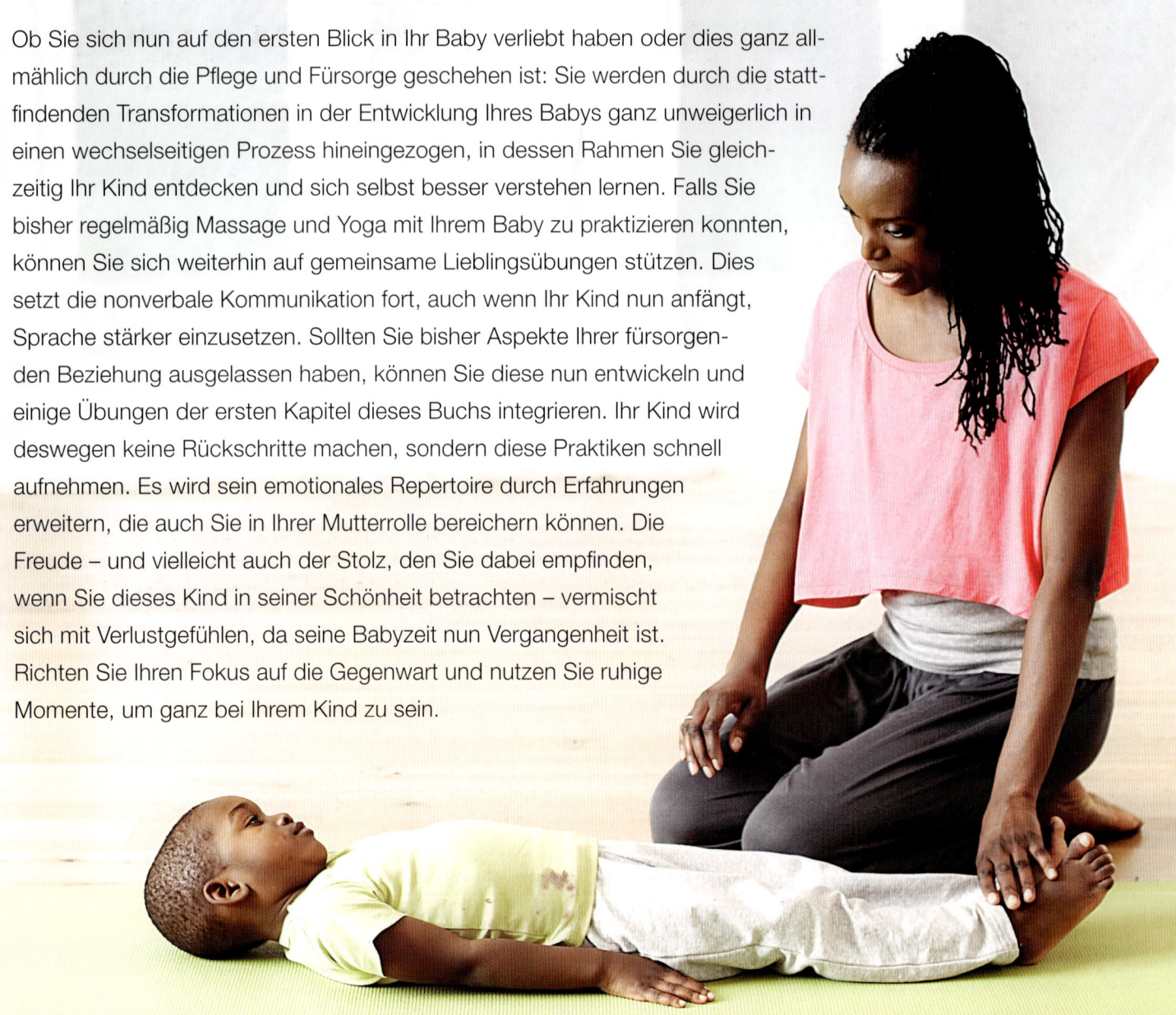

Ob Sie sich nun auf den ersten Blick in Ihr Baby verliebt haben oder dies ganz all-mählich durch die Pflege und Fürsorge geschehen ist: Sie werden durch die statt-findenden Transformationen in der Entwicklung Ihres Babys ganz unweigerlich in einen wechselseitigen Prozess hineingezogen, in dessen Rahmen Sie gleich-zeitig Ihr Kind entdecken und sich selbst besser verstehen lernen. Falls Sie bisher regelmäßig Massage und Yoga mit Ihrem Baby zu praktizieren konnten, können Sie sich weiterhin auf gemeinsame Lieblingsübungen stützen. Dies setzt die nonverbale Kommunikation fort, auch wenn Ihr Kind nun anfängt, Sprache stärker einzusetzen. Sollten Sie bisher Aspekte Ihrer fürsorgen-den Beziehung ausgelassen haben, können Sie diese nun entwickeln und einige Übungen der ersten Kapitel dieses Buchs integrieren. Ihr Kind wird deswegen keine Rückschritte machen, sondern diese Praktiken schnell aufnehmen. Es wird sein emotionales Repertoire durch Erfahrungen erweitern, die auch Sie in Ihrer Mutterrolle bereichern können. Die Freude – und vielleicht auch der Stolz, den Sie dabei empfinden, wenn Sie dieses Kind in seiner Schönheit betrachten – vermischt sich mit Verlustgefühlen, da seine Babyzeit nun Vergangenheit ist. Richten Sie Ihren Fokus auf die Gegenwart und nutzen Sie ruhige Momente, um ganz bei Ihrem Kind zu sein.

Hüftsequenz mit Brückenstellung

Die beste Möglichkeit, um frühere Haltungen wieder aufzunehmen, ist immer noch, Ihr Kleinkind mit Ihren Händen in die Dehnungen zu führen. Der Großteil der Zweijährigen findet es angenehm, nach der Meisterung von Bewegungsfertigkeiten auf dem Rücken liegen zu können. Beginnen Sie mit der Hüftsequenz in Rücken-

lage. Bringen Sie hierbei andere Blickwinkel und Bewegungen ein, um die Übungen mehr auf ein Kleinkind als auf ein Baby abzustimmen. Richten Sie seine Beine und Füße anschließend für eine Entspannung im Liegen aus, die Sie mit einigen langen Massagestreichungen vom Kopf bis zu den Zehen einleiten können.

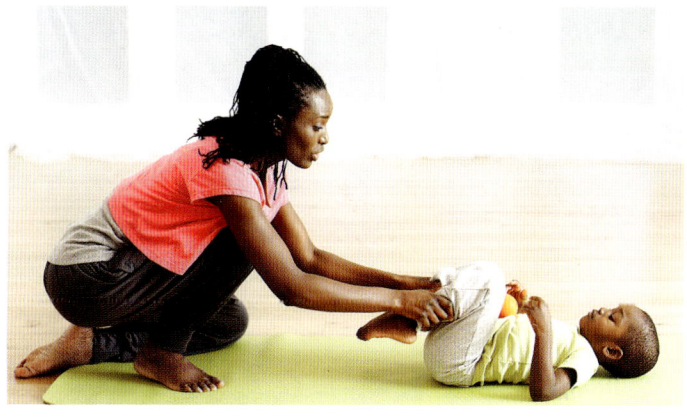

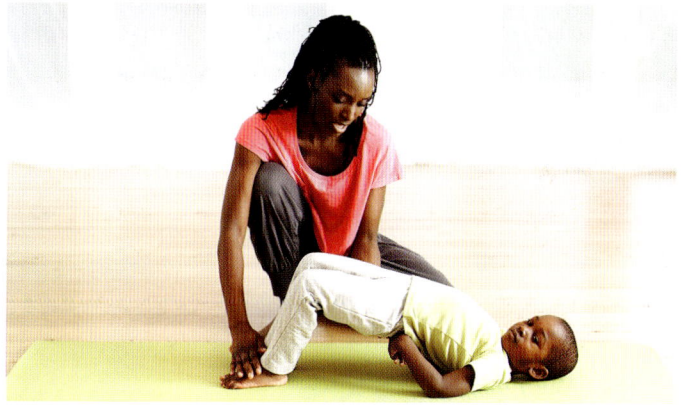

1 „Knie zum Brustkorb" ist nach wie vor verdauungsfördernd und wirksam gegen Verstopfung. Bringen Sie seine gebeugten Knie so weit wie möglich an seinem Körper hoch und strecken Sie seine Beine anschließend zurück in Ihre Richtung hin aus. Regen Sie Ihr Kind dazu an, einzuatmen, wenn seine Beine gerade sind, und tief auszuatmen, während seine Knie an seinen Körper gedrückt werden (aktiv mitatmen). Sollte sein Kopf nicht flach auf der Matte liegen, können Sie ein kleines Kissen darunterlegen.

2 Die niedrige Brückenstellung, die den unteren Rücken stärkt, ist die Gegenstellung zu „Knie zum Brustkorb". Helfen Sie Ihrem Kind dabei, sein Steißbein zu heben, indem Sie seine Füße mit einer Hand auf die Matte drücken und Ihren anderen Arm als zusätzliche Stütze unter der Rückseite seiner Taille platzieren.

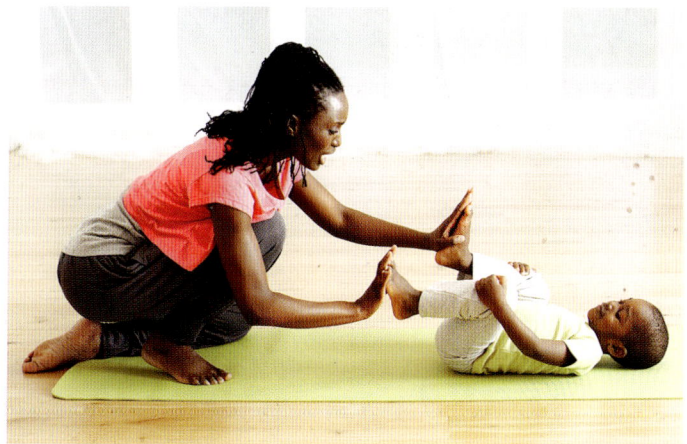

3 Um seinen Rücken nach der niedrigen Brückenstellung zu entspannen und auszugleichen, wandeln Sie die Übung „Druck – Gegendruck" (siehe Seite 54–55) so ab, dass Sie nicht von oben, sondern horizontal gegen seine Füße drücken. Mittlerweile kann Ihr Kind erheblichen Widerstand leisten und – sollte es sich dazu entschließen, stark zu drücken – müssen Sie möglicherweise die gesamte Kraft Ihrer Arme einsetzen, um seine Beine wie Kolben bewegen zu können.

Hüftsequenz mit Handstand

Wenn Yoga mit Kleinkindern als Mittel zur Kommunikation eingesetzt wird, erfordert diese eine gemeinsame Einstimmung. Bevor Sie mit einer Übung beginnen, nehmen Sie sich Zeit, Ihrem Kind zuzuhören. Bringen Sie Ihre Stimmungen in Einklang und sprechen Sie mit ihm über neue Ideen für Ihre gemeinsamen Übungen.

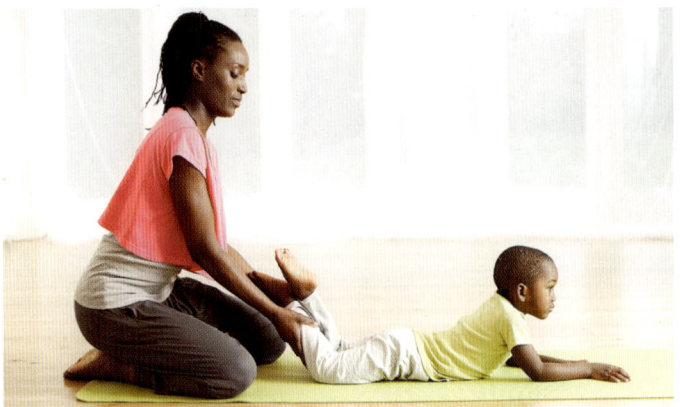

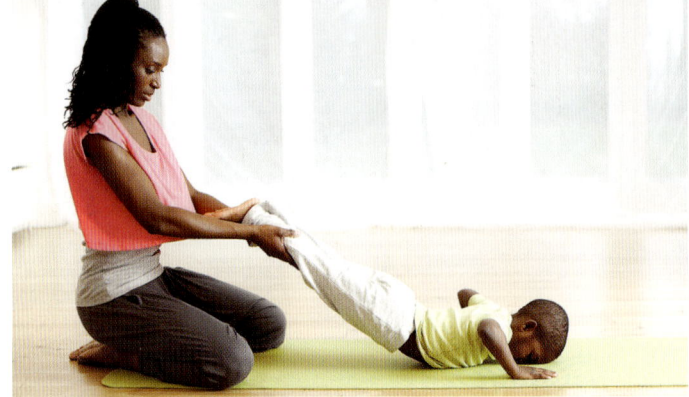

1 Mini-Kobra

Diese Dehnung, die Ihr Baby beim Kraftaufbau für das Anheben seines Kopfes unterstützt hat, bereitet Ihr Kleinkind nun auf den Handstand vor. Beginnen Sie diese Dehnung auf den Unterarmen statt auf den Händen, um die mittlere Wirbelsäule stärker einzubeziehen. Führen Sie Ihr Kind dahin, dass es seine Atmung vertieft während es beim Ausatmen auf seine Unterarme drückt.

2 Beinhebung

Ihres Kind liegt auf seiner Vorderseite, mit den Armen und dem Kopf entspannt, auf der Matte. Heben Sie seine Beine leicht an. Ermuntern Sie es, tiefer zu atmen, um die Beine oben zu halten. Halten Sie seine Füße erneut, diesmal höher. Fordern Sie Ihr Kind dazu auf, seine Hände beidseitig neben seinem Nacken zu platzieren und diese drei tiefe Atemzüge lang gegen den Boden zu drücken. Dies kräftigt die Lendenwirbelsäule.

3 Handstand

Fordern Sie Ihr Kind dazu auf, kräftiger mit den Händen zu drücken und den Rücken stark zu machen. Dabei nehmen Sie eine hohe kniende Haltung ein, um seine Beine hochzuheben. Sollte sein Brustkorb nach vorn einfallen, sind seine Muskeln im mittleren Rücken möglicherweise noch nicht kräftig genug. Senken Sie seine Beine danach langsam wieder ab.

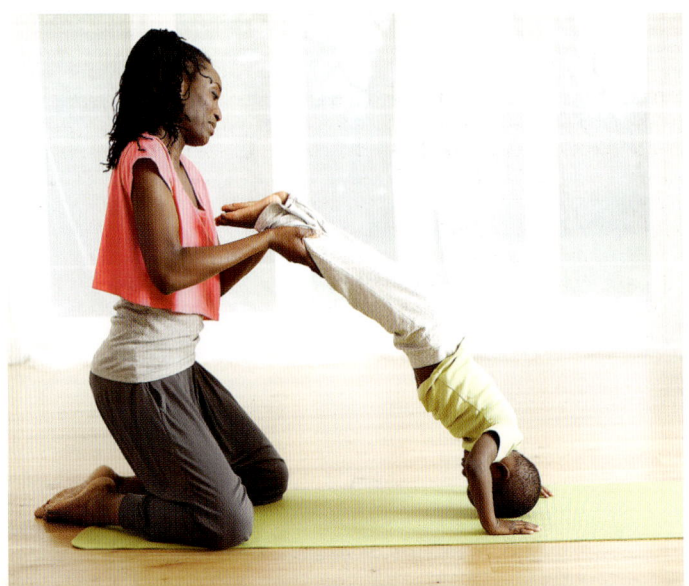

Die Einführung klassischer Yogahaltungen

Ihr Kind fängt mittlerweile damit an, seine Beine und Arme vollständig auszustrecken. Es wird jedoch bei der Ausübung klassischer Haltungen noch Hilfestellung durch Ihren Körper benötigen. Als Yogageübte können Sie es dabei unterstützen, seine Wirbelsäule sowie Füße, Kopf und Arme richtig auszurichten. Hier finden Sie einige Beispiele aus der Vielzahl von Haltungen, die Sie gemeinsam praktizieren können:

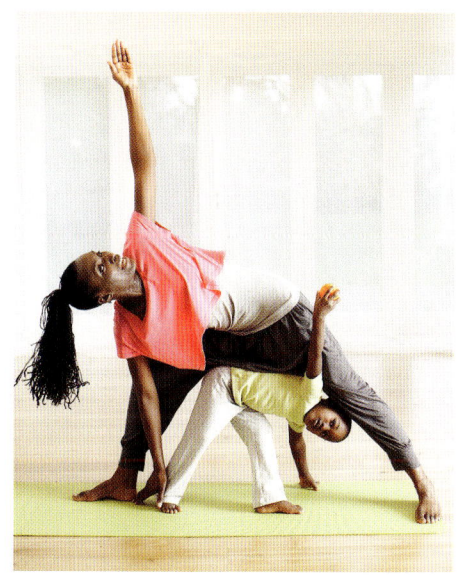

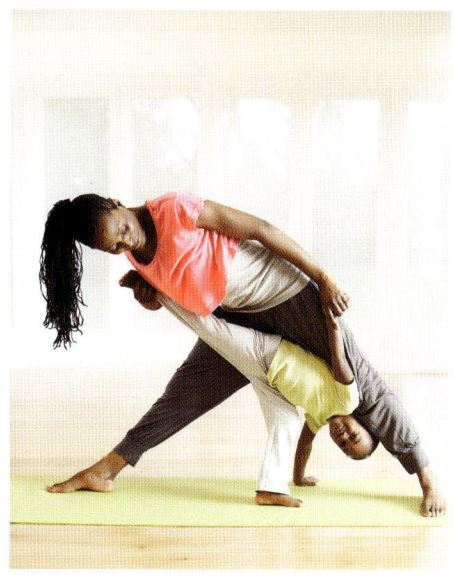

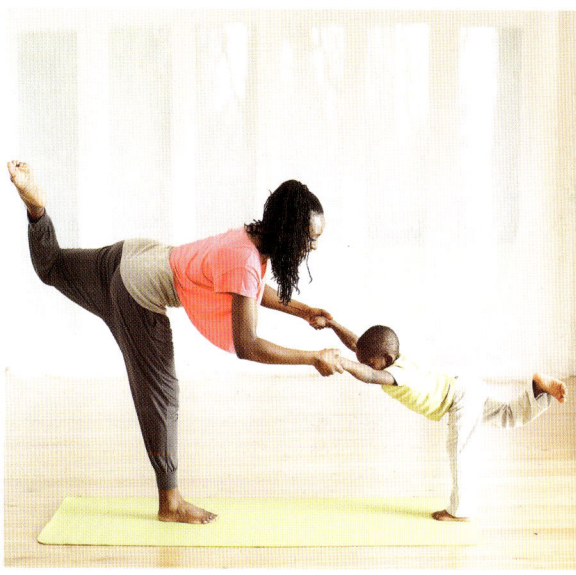

1 Dreieckshaltung

Wenn Ihr Kind diese Haltung umgekehrt gegen Ihren Körper ausführt, können Sie seinen hinteren Fuß mit einer Hand stabilisieren. Während Sie die Pose halten, helfen Sie Ihrem Kind mit Ihrer anderen Hand dabei, seine obere Hüfte und Schulter auszurichten, und dehnen seinen Arm leicht nach hinten. Mit der Zeit wird sein vorderes Bein dabei – wie in der klassischen Dreieckshaltung – gerader werden.

2 Mondhaltung

Ausgehend von der Beinstellung der Dreieckshaltung – seine und Ihre –, heben Sie sein hinteres Bein hoch, während Sie Ihr Kind gegen Ihren Körper und Ihr hinteres Bein abstützen. Die Ausrichtung einer Haltung zu erfahren, wird ihrem Kind dabei helfen, auch künftige Adaptionen zu erkennen und zu begreifen.

3 Krieger-Gleichgewichtsübung

Halten Sie hierbei die Hände Ihres Kleinkinds zu seiner Stabilisierung. Es wird einige Zeit dauern, bevor Ihr Kind sein hinteres Bein vollständig ausstrecken kann. Haltung und Gleichgewicht werden sich jedoch von Monat zu Monat verbessern.

Gemeinsames Yoga

Mit Freunden oder in der Gruppe Yoga zu üben, macht Spaß und bereitet sowohl Kindern als auch Erwachsenen Freude und wirkt stimulierend. Gemeinschaftliches Yoga bietet die Gelegenheit, Partnerübungen auszuprobieren, die den Kindern ein Harmonie- und Zusammengehörigkeitsgefühl geben. Es bietet Raum für Interaktion zwischen Eltern und Kindern, die nicht von Konkurrenzdenken geprägt ist und bei der es möglich ist, die unterschiedlichen Fähigkeiten und Errungenschaften zu feiern. Partnerhaltungen, die von Kleinkindern gemeinsam ausgeführt werden können, machen Yoga für die Kinder einfacher und wirkungsvoller. Obendrein können sie den Übergang vom Yoga mit ihren Eltern hin zu einem eigenständigen Yoga erleichtern.

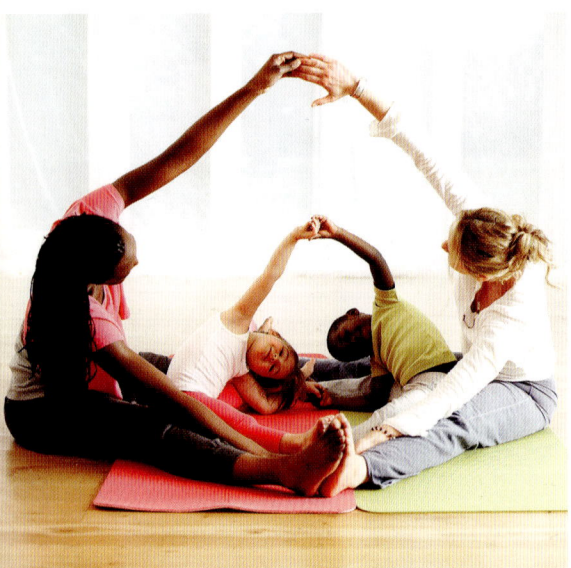

Herzöffnende Übung

Auch Kleinkinder können noch das Geborgenheitsgefühl eines sicheren, eingegrenzten Raumes genießen. Zwischen den gestreckten Beinen der Mütter, die eine diamantenförmige Begrenzung bilden, können Sie gemeinsam Dehnübungen praktizieren, die ein Gefühl von Frieden und Behaglichkeit erzeugen. Atemrhythmen können im langsamen Fluss dieser Seitwärtsdehnung, die zudem die Herzregion öffnet, gelehrt werden.

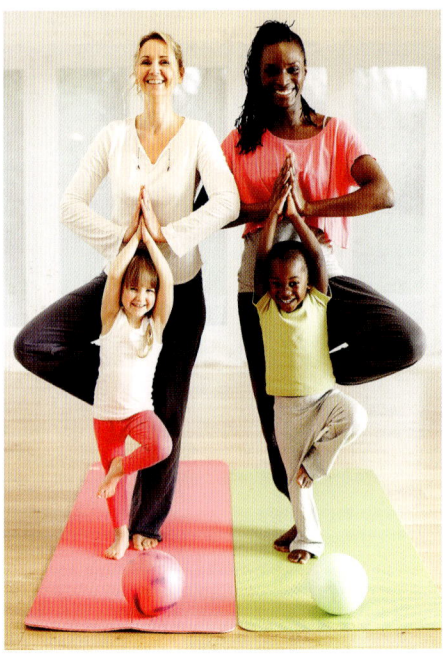

Der Baum

Halten Sie die Hände Ihres Kindes, das direkt vor Ihnen steht, in Ihren gefalteten Händen. Obwohl Ihr Kind sein Gleichgewicht möglicherweise schon auf einem Bein halten kann, wird es ihm die Stütze durch Ihren Körper ermöglichen, seine Arme hochzustrecken. Gemeinsam mit Freunden wird die entspannende Wirkung, die diese älteste Haltung erzielen kann, leichter spürbar.

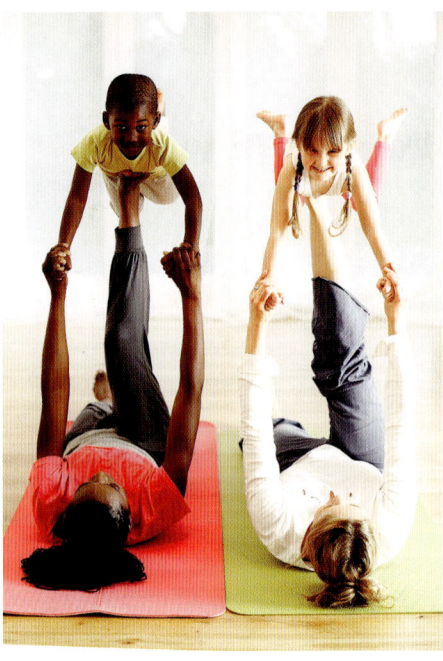

Flieger-Gleichgewichtsübung

Sie können Ihr Kleinkind auf sichere Art hochheben, indem Sie ihren Fuß auf seinem Brustbein (Sternum) in der Mitte des Brustkorbs platzieren. Strecken Sie nun langsam Ihr Bein, Ihr Kind dabei an seinen Händen haltend. Sollte sich die Haltung zu irgendeinem Zeitpunkt instabil anfühlen, beugen Sie Ihr Bein wieder, um Ihr Kind in den Stand zurückzubringen. Fühlt sich diese Übung für Sie beide sicher und angenehm an, können Sie Ihren anderen Fuß auf dem Brustkorb Ihres Kindes setzen, um so eine intensivere Dehnung beider Beine zu erreichen. Diese Übung ist aufregender als jeder Vergnügungspark!

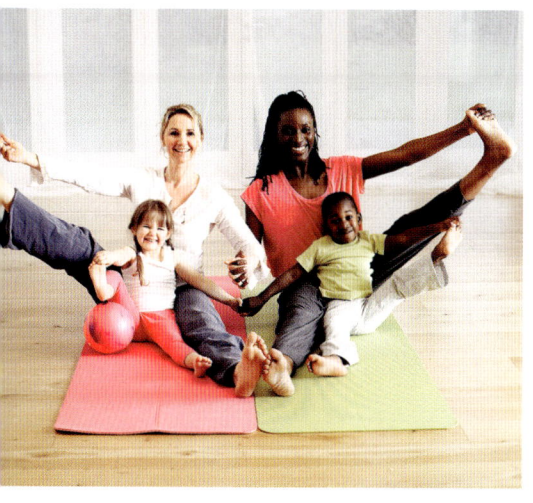

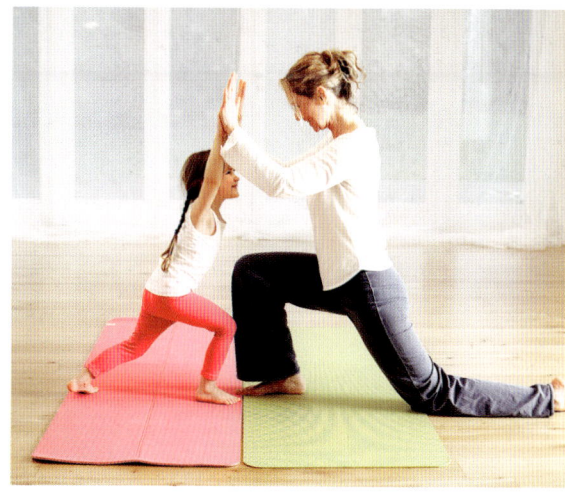

Beindehnung in Kriegerstellung

Sich in der Mitte an den Händen zu halten, erleichtert es diesen zwei nebeneinander sitzenden Müttern, mit Ihren Kleinkindern eine Beindehnung auszuführen und dabei die richtige Ausrichtung beizubehalten. Wiederholen Sie die Übung auf der anderen Seite und ergänzen Sie diese Haltung durch eine gemeinsame Kriegerstellung mit Ihrem Kind.

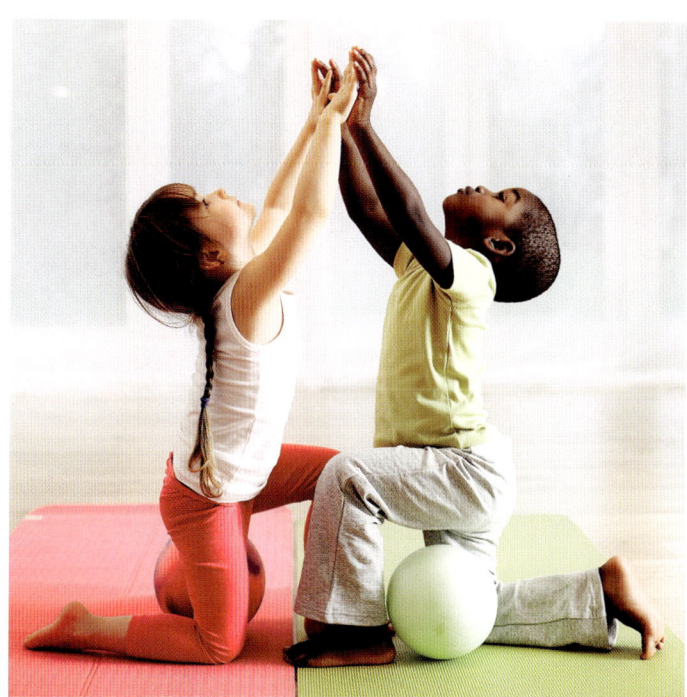

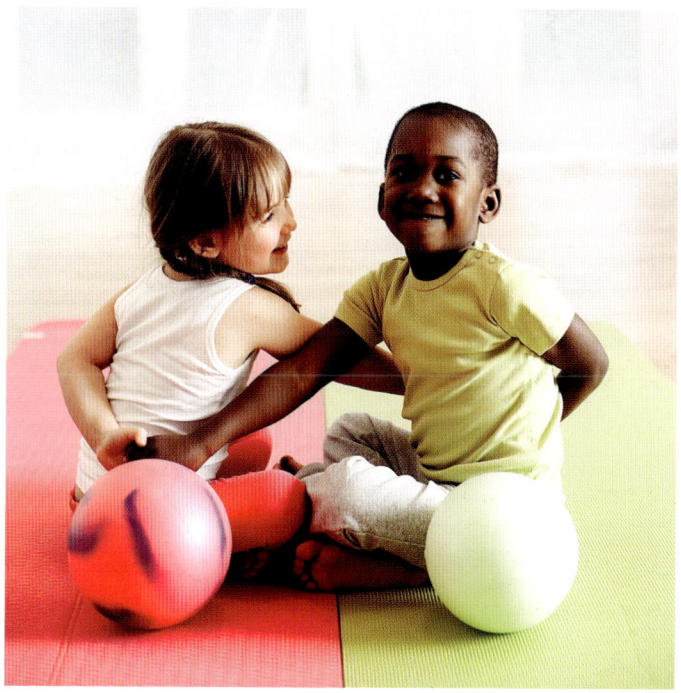

Partnerdehnung im halben Kniestand

Auf einem Ball zu sitzen, kann Ihrem Kind in halb-knienden Haltungen mehr Stabilität geben. Durch das Gegeneinanderdrücken der Handflächen können sich die Kinder gegenseitig dabei helfen, sich höher zu strecken als sie es allein könnten. Wiederholen Sie die Übung auf der anderen Seite.

„Brezel" im Sitzen

Bereiten Sie die „brezelförmige" Drehhaltung im Sitzen vor, indem die Kinder sich über Kreuz die Hände reichen und dann die Arme abwechselnd zum Atemrhythmus beugen und strecken. Fordern Sie sie anschließend dazu auf, den Arm, der dabei zum Einsatz kam, hinter den Rücken zu strecken. Wenn sie daraufhin mit der freien Hand nach der Hand des Freundes hinter seinem Rücken greifen, können sich beide gegenseitig in eine klassische Yoga-Drehhaltung ziehen. Wiederholen Sie die Übung auf der anderen Seite.

Zeit für Geschichten

Phantasie und Vorstellungsvermögen entwickeln sich bei Kleinkindern schnell. Sie lieben einfache Geschichten, in denen sie Tiere und Elemente darstellen können. Neben der Förderung von gesunder Wirbelsäulenausrichtung, Gleichgewicht und Beweglichkeit hilft Yoga den Kleinkindern zudem dabei, Emotionen, Bildern und sogar Abenteuern körperlichen Ausdruck zu verleihen. Hier werden ihnen aber nicht die klassischen, durch Tiere inspirierten Yogahaltungen auferlegt und diese korrigiert. Vielmehr sollen Kinder durch Tiergeschichten Gelegenheit zum Ausdruck Ihrer Gefühle und Wahrnehmungen bekommen.

Häschen helfen dem Sonnenaufgang

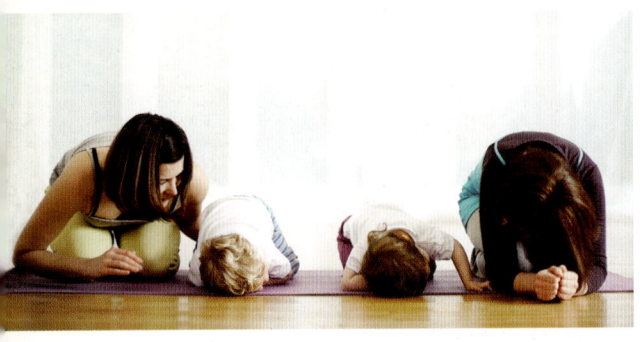

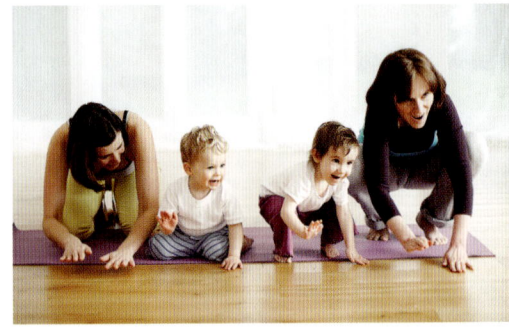

1 Beginnen Sie Ihre Geschichte mit dem tiefem Schlaf der Häschen und regen Sie Ihre Kinder dazu an, mit den Köpfen auf der Matte zu knien und ganz still zu sein. Sprechen Sie dabei langsam und dramatisch. Verlängern Sie dabei die Vokale daramatisch: „Die Häschen schlafen gaaaanz tief in der duuunklen Nacht...".

2 „Die Häschen werden durch ein Licht geweckt. Sie spähen aus ihren kleinen Häuschen, um zu sehen, was draußen vor sich geht: Pssst, seid still, lasst es uns herausfinden. Langsam durch den Hasenbau, macht kein Geräusch dabei."

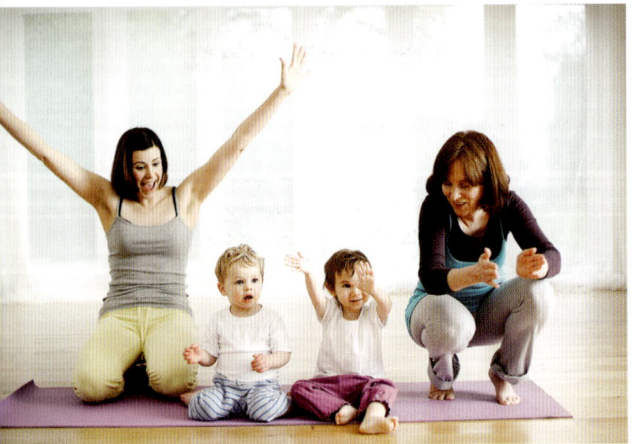

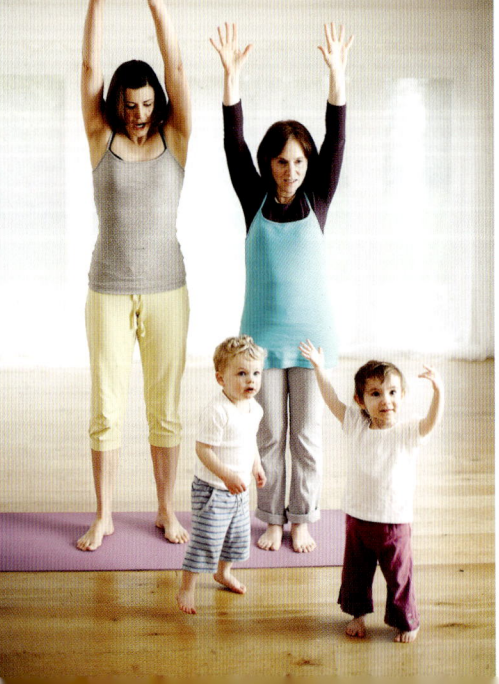

3 „Setzt euch auf den Hügel! Schaut her! Die große Sonne ist gerade weit hinten über den Feldern erschienen. Sie ist soooo riesengroß! Wir Häschen können der Sonne durch Hüpfen und Springen beim Aufgehen helfen. Lasst uns losziehen und dem Sonnenaufgang helfen...".

4 „Streckt euch in den Himmel, öffnet die Arme weit und streckt euch noch höher. Ganz schnell geht die Sonne auf. Die Häschen können nun tanzen und den ganzen Tag fröhlich sein."

Andere Tiere kommen dazu

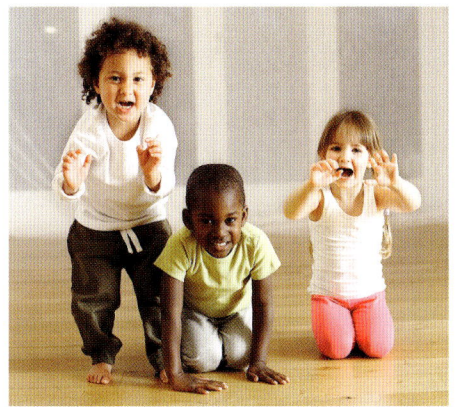

Ein Fuchs taucht plötzlich auf: Die Nachahmung eines Fuchses hilft diesem Dreijährigen dabei, früher erfahrene Yogadehnungen in eine eindrucksvolle Kriechbewegung im „Militärstil" zu integrieren.

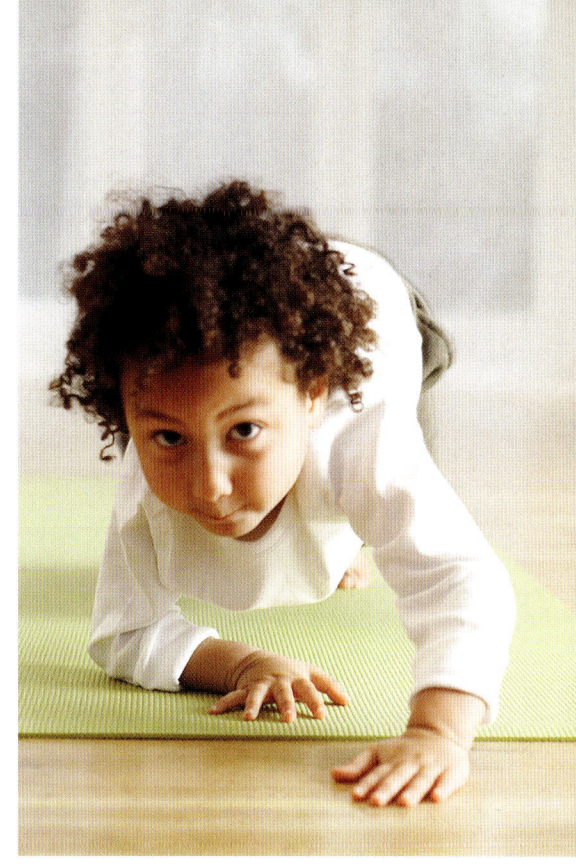

Häschen werden zu Löwen: Als sie die Löwen entdecken, machen die Häschen Riesensprünge, um zu entkommen. Die Hasen *sind* aber doch die Löwen! Sie spannen ihre Körper an und machen Krallen, um wilde Löwen zu imitieren. Khiani, hier in der Mitte, möchte kein gefährliches Tier sein und stellt lieber eine Katze dar.

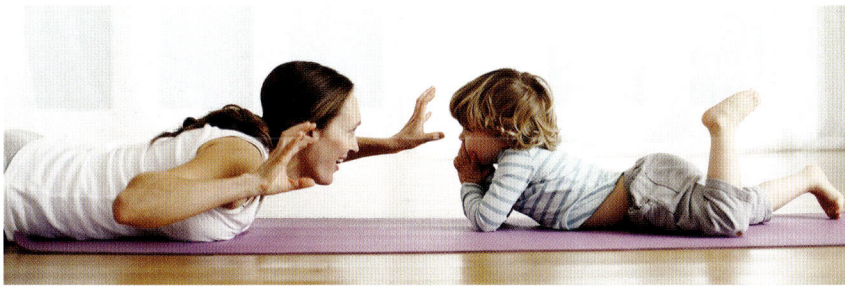

Hütet Euch vor Löwen-Krokodilen: Zwischenzeitlich hat die Mutter unten beim Fluss ein Krokodil entdeckt und zeigt, wie weit es schnappen kann. Alvar erinnert sich hier an das Lied

„Ru-, Ru-, Ruderboot",

das er mit seiner Mutter in einer Baby-Yoga-Gruppe gesungen hat. Seine Vorstellung eines Schreis, der die Krokodile abwenden soll, wirkt hier mit einer furchterregenden Löwendarstellung zusammen.

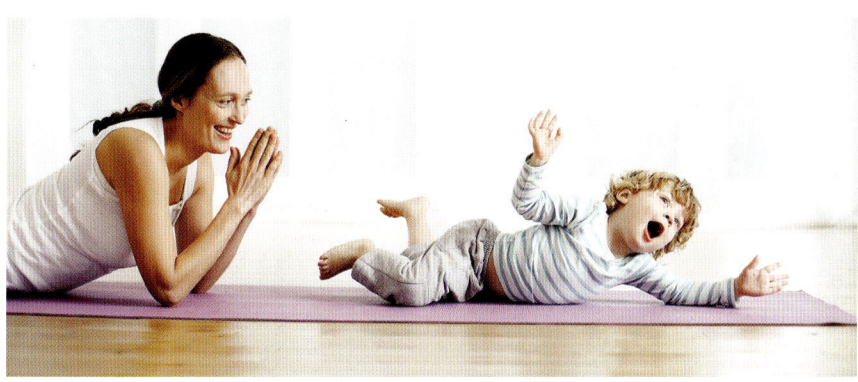

Entspannung mit Kleinkindern

In dem Abschnitt um das zweite Lebensjahr herum, sezt sich Ihr Kind in seinem Wunsch nach Unabhängigkeit immer mehr durch und bringt Sie an die Grenzen Ihrer Geduld und Ihres Verständnisses. Hier sind gemeinsame Momente der Entspannung äußerst wichtig. Häufig nehmen Kleinkinder eine Massage gerne an, da diese eine Verbindung zu früheren Zeiten und somit Kontinuität bringt. Danit wird nicht nur jede Yogaübung abgeschlossen, Entspannungstechniken bieten Ihnen beiden zudem eine strukturierte Methode, um nach Konfrontationen zu Ruhe und Harmonie zurückzukehren. Außerdem können liebevolle Gefühle wieder an die Oberfläche kommen. Sie können diese Techniken jederzeit anwenden, wenn es nötig ist. Ihrem Kind dadurch eigene, körpergestützte Ressourcen zu geben, mithilfe derer es sich beruhigen, zentrieren und den eigenen Frieden wiederherstellen kann, stattet ihn mit unschätzbarer Lebenskompetenz aus.

Geborgener Halt, Beschluss und Entspannung

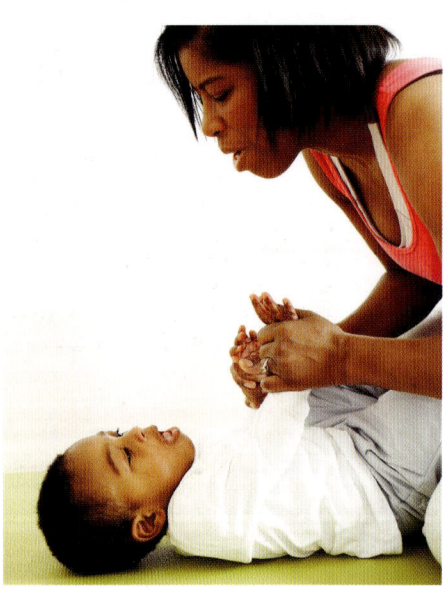 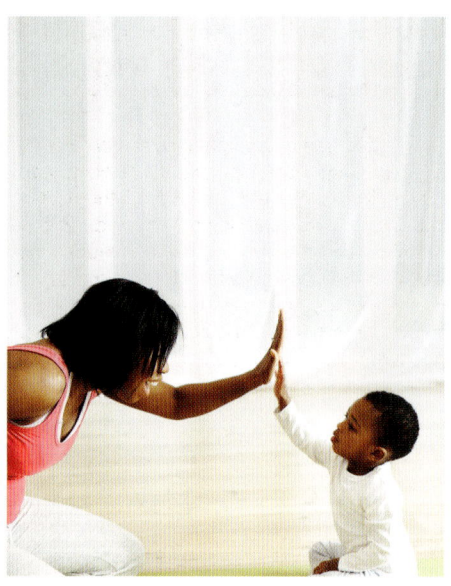 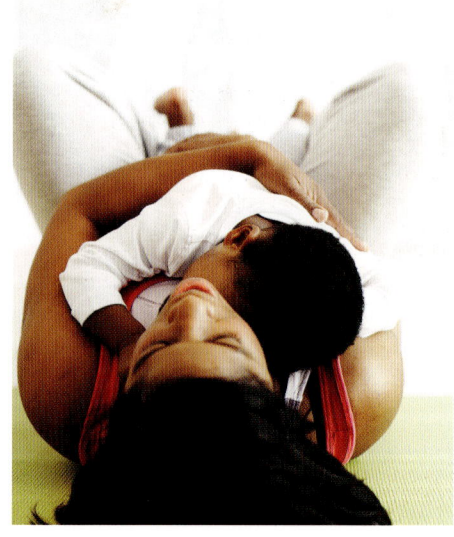

Nach einem Wutausbruch kann ein umschließender Halt Ihr Kind aus dieser Not und Aufgebrachtheit heraus wieder in das Hier und Jetzt zurückbringen und ihm Geborgenheit geben. Dies hat ihm schon als ganz kleines Baby geholfen. Achten Sie darauf, dass Ihr Griff fest und liebevoll sowie frei von Wut und Ärger ist. Beruhigen Sie sich selbst so, wie Sie auch Ihr Kind beruhigen: Verlangsamen Sie Ihre Atmung. Sollte Ihr Kind dabei noch schreien, können Sie bei jedem Ausatmen zu ihm sagen: „Alles ist wieder gut".

Einen Entschluss aktiv zu bekunden, ist positiv für ein Kleinkind. Die „High Five"-Handgeste kann unterschiedlich eingesetzt werden: um aufgestaute Energie freizusetzen, um verbleibende Aggression spielerisch zum Ausdruck zu bringen und hauptsächlich um durch die verbundenen Handflächen freundschaftlichen Kontakt herzustellen.

Kleinkinder sind häufig nach Konfrontationen mit ihren Eltern erschöpft. Dies ist der Zeitpunkt, an dem sie das Bedürfnis nach einer liebevollen Umarmung spüren. Sie nehmen die Entspannung ganz nah an Ihrem Körper, so freudig an, wie es noch vor einigen Momenten unvorstellbar schien. Nutzen Sie diese Gelegenheit, um tief zu entspannen und die liebende Verbindung zwischen Ihnen und Ihrem Kind würdigend wahrzunehmen.

Seifenblasen

Handmassage mit Lied

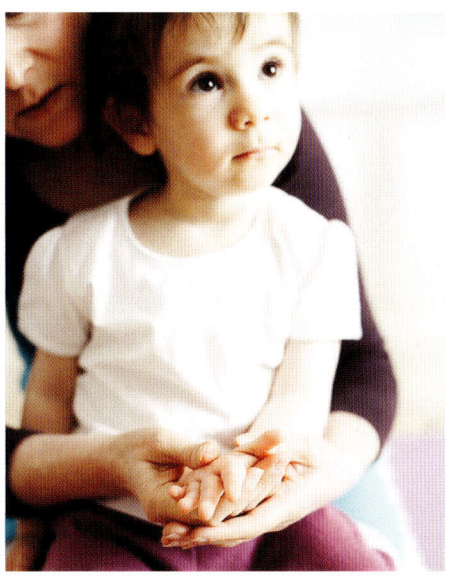

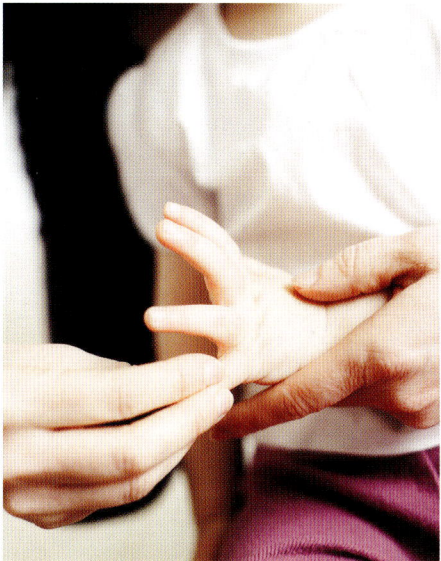

In einem ruhigen Zustand ist Ihr Kind bereit für die Erweiterung seines Atembewusst-seins. Seifenblasen können ihm dabei helfen, seine Ausatmung auf „Yoga-Art" zu verlän-gern, um seine Lungenkapazität optimal zu nutzen. Langes Ausatmen ist wirkungsvoller als kraftvolles Einatmen, wenn es darum geht, sauerstoffreiche Luft in den hinteren Bereich der Lungen zu ziehen.

Sollten Sie wenig Zeit haben oder sich nicht in einer geeigneten Umgebung für die Entspan-nung im Liegen befinden, kann eine Handmassage Ihr Kleinkind sofort beruhigen. Beginnen Sie mit der linken Hand. Reiben Sie mit Ihrem Daumen die Handflächen in kreisförmigen Bewegun-gen, vom inneren Handgelenk bis in die Mitte der Innenfläche. Das ist hier besonders wirkungs-voll. Während Sie die Finger Ihres Kindes massieren, können Sie einige Fingerspiel-Lieder, die Sie möglicherweise früher gesungen haben, wiederaufleben lassen. Die Kombination von Handmassage und Singen fördert die Oxytocinausschüttung (siehe Seite 12) sowohl in Ihren als auch in den Blutkreislauf Ihres Kindes. Dies hat einen kumulativen Effekt: Jede Praktik ergänzt und vergrößert die Wirkung der vorangegangenen.

Ihre Entspannung ist wichtig

Kurze Entspannungsphasen können in Ihrem gemeinsamen Tagesablauf Mini-Rhythmen erzeugen. Dies ist hilfreich für Sie, damit Sie in regelmäßigen Abständen Kräfte tanken können. Ihr Kind wird lernen, Entspannung auf flexible und doch stabilisierende Art zu integrieren, mit Yoga als Bezugspunkt des Lebens. In Harmonie mit den uralten Prinzipien des Yoga und anderen Traditionen, die dieses Buch inspiriert haben, können auch Sie liebevoll für Ihre gesamte Fami-lie sorgen – indem Sie mit sich selbst achtsam und gut umgehen.

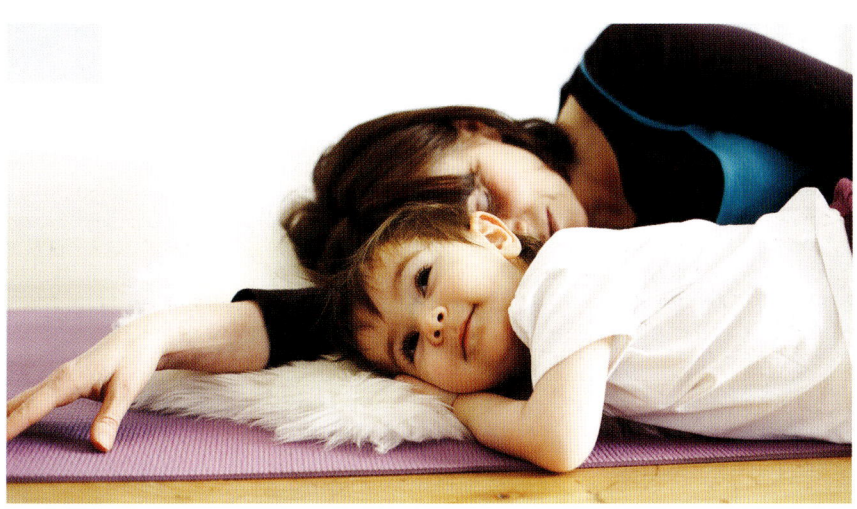

Der Sonnengruß

In fließender Bewegung und mit Achtsamkeit für den Atem ausgeführt, stimuliert dieser Gruß an die Sonne innerhalb von zwei oder drei Minuten den gesamten Körper. Ab drei Jahren können sich kleine Kinder die Sequenz merken. Die frühe Praxis dieser Übung entwickelt Kraft, Beweglichkeit und Koordination. Gemeinsam mit einem Freund praktiziert, fördert sie Synchronisierung ohne Konkurrenzdenken. Hier finden Sie einige einfache Hinweise, um Ihre Kinder anzuleiten.

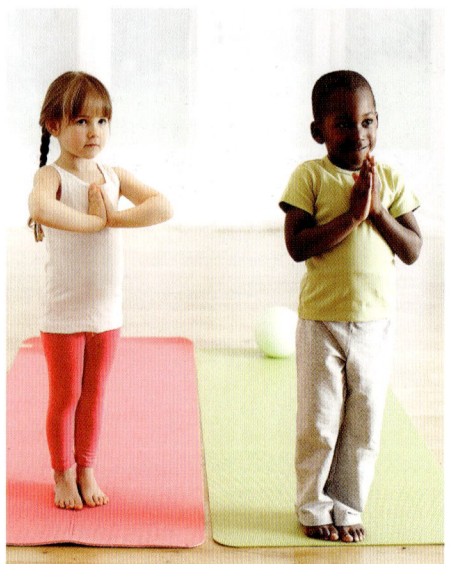

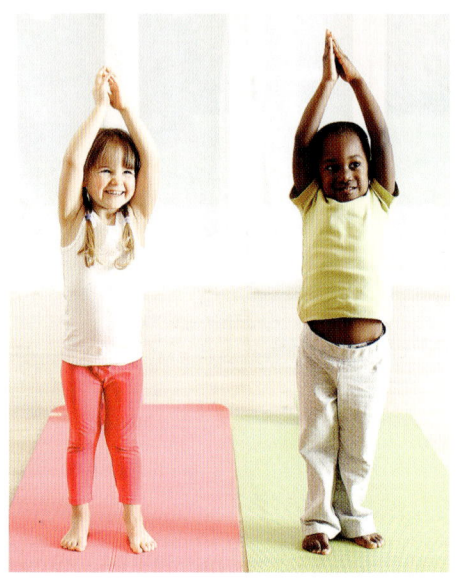

1 Gebetshaltung: Stehen Sie gerade und versuchen Sie, Ihre Füße zusammenzuhalten. Bringen Sie die Hände vor Ihrem Herzen zueinander, die Handflächen dabei zusammen. Fühlen Sie sich stark und zugleich ruhig.

2 Große Dehnung nach oben: Strecken Sie Ihre Arme nach vorn und heben Sie sie während eines tiefen Atemzugs über Ihren Kopf. Halten Sie, falls Sie können, die Füße zusammen, während Sie die Arme nach oben ausstrecken.
Die nächste Bewegung ist „Kopf zu den Knien": Atmen Sie aus, während Sie sich mit gestreckten Beinen nach vorne beugen. Schauen Sie Ihre Knie an und platzieren Sie Ihre Hände oder Finger außen, neben Ihre Füßen auf dem Fußboden.

3 Ausfallschritt rückwärts: Halten Sie Ihre Hände auf dem Fußboden, während Sie sich auf einen Rückwärts-Ausfallschritt vorbereiten. Holen Sie Luft, beugen Sie ein Bein und strecken Sie das andere Bein rückwärts hinter sich aus. Hierbei ist es in Ordnung, das Knie Ihres hinteren Beines auf dem Boden aufzusetzen.
Bewegen Sie sich von dort in den „nach unten schauenden Hund". Drücken Sie Ihre Hände (siehe Schritt 5) in den Boden und strecken Sie Ihren vorderen Fuß nach hinten zu Ihrem hinteren Fuß. Heben Sie die Hüften hoch und versuchen Sie, die Arme und Beine gerade zu machen. Drücken und atmen Sie kraftvoll.

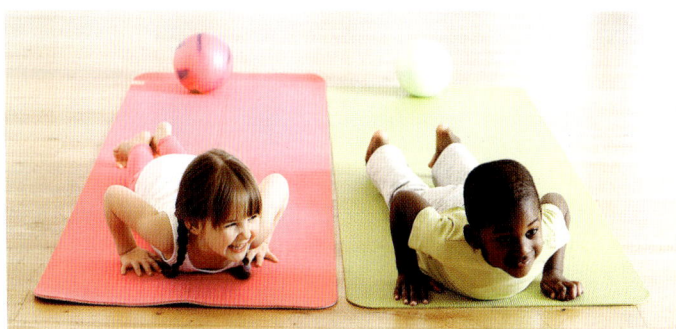

4 Achtgliedrige Kriechstellung: Halten Sie Ihre Hände in derselben Position wie beim „nach unten schauenden Hund" und kommen Sie auf die Knie. Bringen Sie dann Ihren Brustkorb und, falls Sie können, auch das Kinn zum Boden.
Gehen Sie dann in die „Kobra": Gleiten Sie auf Ihrem Bauch vorwärts und drücken Sie mit Ihren gebeugten Armen in die Hände, um die Schultern und den Brustkorb zu heben. Atmen Sie kraftvoll bei dieser Kobrahaltung.

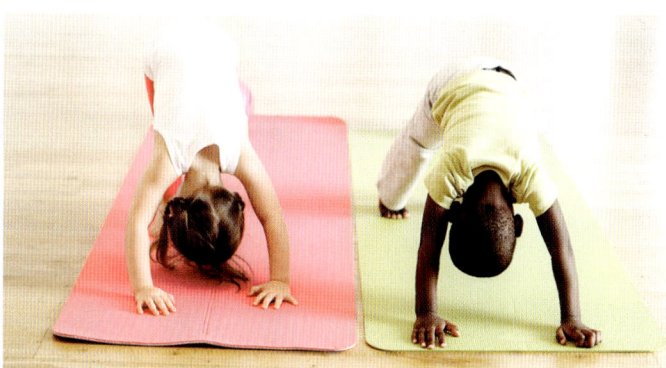

5 „Nach unten schauender Hund": Drücken Sie mit den Händen gegen den Boden und stellen Sie die Zehen auf. Heben Sie Ihre Hüften wieder hoch nach oben in die Haltung des „nach unten schauenden Hundes". Atmen Sie kraftvoll.

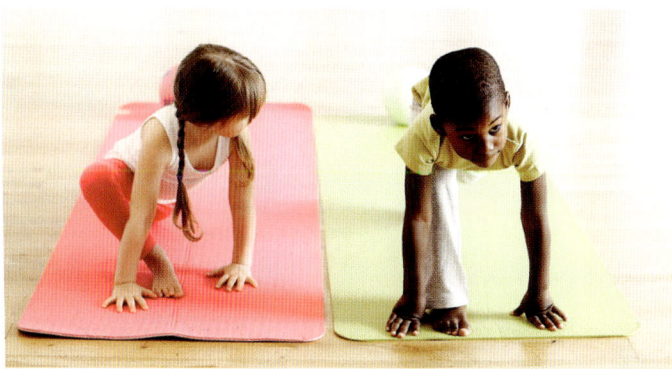

6 Ausfallschritt vorwärts: Holen Sie Luft und bringen Sie einen Ihrer Füße nach vorn zwischen Ihre Hände. Senken Sie Ihr hinteres Knie in diesem Ausfallschritt zum Boden und schauen Sie, falls Sie können, nach oben.

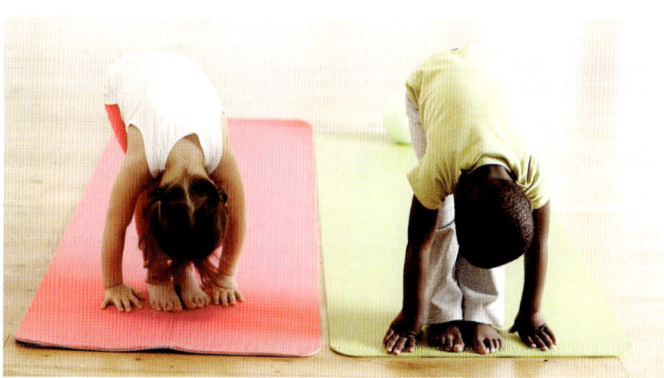

7 „Kopf zu den Knien": Atmen Sie aus, während Sie sich mit gestreckten Beinen nach vorn beugen. Schauen Sie Ihre Knie an und platzieren Sie, sollten Sie soweit herunter kommen, Ihre Hände oder Finger neben Ihre Füßen auf dem Fußboden. Während eines tiefen Atemzugs strecken Sie Ihre Arme nach vorn und heben Sie diese hoch über Ihren Kopf. Halten Sie, falls möglich, die Füße (wie in Schritt 2) während des Ausstreckens nach oben parallel zusammen. Zum Abschluss – oder Beginn einer neuen Runde – kehren Sie in die Gebetshaltung zurück (Schritt 1). Zwei Runden sind für dreijährige Kinder ausreichend.

Register

Adressen, die weiterhelfen

Birthlight- und Partnerzentren weltweit:

Birthlight Deutschland
www.birthlight.de

Birthlight Holland
www.yogamoves.nl

Birthlight-Zentrum Zürich
www.birthlight.ch

Birthlight-Institut Singapur
www.inspiremumbaby.com

Birthlight New Zealand
www.essentialmidwife.co.uk

Birthlight Taiwan
www.in-mommy.com

Birthlight UK
www.birthlight.com

Birthlight-Zentrum Moskau
www.birthlight.ru

Birthlight Ungarn
www.jogaszules.info

Danksagung

Dank der Autorin

Ich möchte mich bei Sally Lomas bedanken, der Birthlight-Ausbilderin, die am stärksten dazu beigetragen hat, Birthlight-Baby-Yoga, zusammen mit den Ausbildern Melanie Hamilton Davies und Liz Doherty voranzubringen. Mein Dank geht an Jay Ehrlich, die dieses Buches ermöglicht hat und an ihre Hingabe zum „Yoga mit besonderen Babys". Danke an Ingrid Lewis und Kirsteen Ruffell für ein inspirierendes Fotoshooting in London, Ian Boddy dafür, die feinen, subtilen Bewegungen der Babys so schön sichtbar zu machen, und dem gesamten CICO-Team für die Zusammenarbeit, durch welche die Freude an diesem Buch erst entstehen konnte.

Dank des Originalverlags

Vielen Dank an unsere Models: Nancy und Lola; Vimmi, Roshan und Raj; Angus, Conor und Rohan; Anna und Juliet; Nadia und Freya; Susan und Oscar; Dean, Emma und Daisy; Philippa und Ines; Akiko und Ellie; Kathryn und Xavier; Tabitha und Sian; Helen und Romy; Naoko und Eiji; Ricardo und Lola; Carmen und Lucas; Vedina und Skyla; Joanne und Charlotte; Nuri; Ariana und Syrifa; Emi und Nina; Freddie und Tillie; Jasper und Christy; Emma und Lois; Jay, Andy und Jack; Kirsteen und Kali; Chloe, Ollie und Pia; Julia und Rufus; Elisabeth, Alvar und Clara; Alice und Millie; Bridget und August; Paulette, Morgan und Ethan; Ori-Shemma und Khiani; Ingrid und Ineya; Natalie und Oscar; Helen und Amie.

Vielen Dank auch an Marion und Jacqui für all ihre harte Arbeit und ihre Bemühungen, die zum Gelingen des Buches und einem reibungslosen Ablauf beigetragen haben.